全国高等学校改革试验创新教材

供假肢矫形工程专业用

假肢矫形实践指导

主　编　卢　山

副主编　马鑫鑫　张　勇

编　者　（以姓氏笔画为序）

刁子龙　首都医科大学附属北京康复医院

马宗浩　延雪平大学

马鑫鑫　首都医科大学附属北京康复医院

卢　山　奥托博克（中国）工业有限公司

白　然　首都医科大学附属北京康复医院

刘　娜　广东省工伤康复医院

李　红　奥托博克（中国）工业有限公司

李　松　中国康复研究中心

张　勇　华中科技大学同济医学院附属同济医院

林永辉　陆军军医大学第一附属医院（重庆西南医院）

弥振刚　奥托博克（中国）工业有限公司

高　峰　十堰市太和医院

高铁成　奥托博克（中国）工业有限公司

谭春梅　河南省康复辅具技术中心

人民卫生出版社

·北京·

图书在版编目（CIP）数据

假肢矫形实践指导 / 卢山主编 . —北京：人民卫生出版社，2020

ISBN 978-7-117-29917-6

Ⅰ.①假… Ⅱ.①卢… Ⅲ.①假肢－矫形外科学－医学院校－教材 Ⅳ.①R318.17②R687

中国版本图书馆 CIP 数据核字（2020）第 062640 号

| 人卫智网 | www.ipmph.com | 医学教育、学术、考试、健康，购书智慧智能综合服务平台 |
| 人卫官网 | www.pmph.com | 人卫官方资讯发布平台 |

假肢矫形实践指导

主　　编：卢　山
出版发行：人民卫生出版社（中继线 010-59780011）
地　　址：北京市朝阳区潘家园南里 19 号
邮　　编：100021
E - mail：pmph @ pmph.com
购书热线：010-59787592　010-59787584　010-65264830
印　　刷：三河市潮河印业有限公司
经　　销：新华书店
开　　本：787×1092　1/16　印张：20
字　　数：461 千字
版　　次：2020 年 12 月第 1 版　2020 年 12 月第 1 版第 1 次印刷
标准书号：ISBN 978-7-117-29917-6
定　　价：120.00 元
打击盗版举报电话：010-59787491　E-mail：WQ @ pmph.com
质量问题联系电话：010-59787234　E-mail：zhiliang @ pmph.com

假肢矫形工程专业改革试验创新教材
出 版 说 明

为深入贯彻《"健康中国 2030"规划纲要》文件精神,落实教育部提出的探索符合新时代需求的新医科人才培养体系要求,推动复合型高级假肢矫形工程本科人才培养,在全面分析假肢矫形工程专业学科特色、人才培养需求的基础上,参照世界卫生组织和国际假肢矫形协会公布的职业假肢矫形师标准,我们推出了我国第一套假肢矫形工程专业改革试验创新教材。

本套教材以"培养具备康复医学、机电技术与材料科学、假肢矫形器设计与制作相关的基本理论以及康复医学与工程技术相结合的基本技能,能在临床康复、假肢矫形工程领域从事设计与技术服务的高级应用人才"为目的,突出了康复与工程技术相结合的特色,在编写过程中坚持"三基"(基本理论、基本知识、基本技能)、"五性"(思想性、科学性、先进性、启发性、适用性)、"三特定"(特定的培养目标、特定的培养对象、特定的限制)的编写原则,旨在为假肢矫形康复工程专业师生提供一套高质量的教材。

本套教材包括医学和工程学基础的相关知识、假肢学和矫形器学的专业理论以及配套的实践指导,贴合国际对假肢矫形工程人才培养的需求,突出了本专业康复与工程技术相结合的特色,助力假肢矫形工程人才培养。

假肢矫形工程专业改革试验创新教材
评审委员会

主任委员

赵正全　席家宁

副主任委员

公维军　方　新　武继祥　喻洪流　卢　山

委　员（按姓氏笔画排序）

马鑫鑫　石　萍　刘夕东　李千波　何建华

张　勇　张志强　孟青云　郗淑燕　侯力刚

徐　静　高铁成　蔡红波

秘　书

马鑫鑫

假肢矫形工程专业改革试验创新教材

目　录

假肢矫形工程医学基础	主　编	公维军　赵正全
	副主编	何建华　张志强　郄淑燕
假肢矫形工程学基础	主　编	席家宁　方　新
	副主编	石　萍　孟青云　蔡红波　李千波
假肢学	主　编	喻洪流
	副主编	刘夕东　侯力刚　高铁成
矫形器学	主　编	武继祥
	副主编	徐　静
假肢矫形实践指导	主　编	卢　山
	副主编	马鑫鑫　张　勇

序　言

假肢和矫形器的应用已有很多年的历史,近年来假肢、矫形器的产品种类日益丰富,适配技术也在不断更新和发展。新产品、新技术的不断涌现使假肢、矫形器用户受益颇多,同时对从业人员的技术水平也提出了更高的要求,专业技术水平的高低会直接影响到假肢、矫形器用户的适配效果。

培养兼具丰富理论知识和专业实践能力的假肢矫形从业人员是我们一直以来的目标。作为假肢矫形工程专业教材,本书以常见假肢和矫形器适配流程为主线,从临床实践入手,按照截肢部位和矫形器适配部位不同进行分类,详细介绍了假肢和矫形器适配过程中从用户适配前的检查、处方的制订到具体适配过程的每个环节,直至适配后用户的训练等全过程,并配以图片说明,使学生和读者能够更清晰地了解和参与临床实践,使理论学习和实践应用能够紧密地结合在一起。同时,本书也是假肢、矫形器领域内首次正式出版的假肢矫形临床实践指导方面的书籍,为临床适配的从业人员提供了重要的参考。

本书的编写汇聚了国内假肢和矫形器领域众多卓越的假肢师、矫形师及康复治疗师,他们丰富的理论知识和多年的临床实践经验,为此书的编写奠定了坚实的基础。在此感谢行业内的专家和各位编者为此书编写付出的努力,同时也祝愿假肢矫形康复工程事业不断发展和进步。

宋宗帅

2020 年 2 月

前　言

近年来,康复工程学得到迅速发展,假肢学与矫形器学在康复工程中的重要作用也日渐凸显,与此同时,假肢与矫形器的适配也在康复医学领域得到广泛的临床应用。新技术的不断涌现,对临床一线从业人员的技能水平也提出了更高的要求,培养兼具丰富的假肢、矫形器临床知识和高水平专业技能的优秀人才也显得尤为迫切。

正是出于上述考虑,我们邀请了国内行业中知名专家和优秀的假肢师、矫形师编写了这本《假肢矫形实践指导》。作为假肢矫形工程专业教材,本书从假肢、矫形器临床实践出发,全面而详细地介绍了临床中常见的假肢和矫形器适配的全过程。本书以假肢截肢部位和矫形器适配部位为分类原则,分为假肢工程实践指导和矫形工程实践指导两篇,共23章,其中假肢工程实践指导9章,矫形工程实践指导14章。每章节的编写都紧紧围绕临床实践,从实践的要求和准备,到患者的检查评估和适配以及适配后对可能存在问题的解决方案等每个步骤都进行了详细介绍,同时书中还配以大量的图片进行说明,使学员和读者可以更容易理解和学习适配过程中的每一个步骤,为临床实践学习和一线假肢、矫形器适配工作提供重要的指导和参考。

本书的编写和出版得到了华中科技大学同济医学院附属同济医院赵正权老师、首都医科大学附属北京康复医院席家宁院长和奥托博克(中国)工业有限公司大中华区总经理宋宗帅先生的指导和支持,同时也是全体编者共同努力的结果,感谢他们总结了假肢矫形理论知识及临床实践的经验,并与读者分享,本书副主编马鑫鑫和编者高铁成、李红、白然、刁子龙为本书文稿做了大量的审阅和整理工作,编者李红完成了最后的组稿和编排,在此对他们卓有成效的工作,一并表示衷心的感谢!

由于编者水平有限,无法精准把握本科生教学内容要求,同时由于假肢、矫形器种类繁多,临床应用越来越广泛,本书虽经多次审校,仍会存在不足之处,恳请读者批评指正。谢谢!

卢　山

2020 年 1 月

目　录

第二篇　矫形工程实践指导

第一篇

假肢工程实践指导

第一章

腕离断假肢的制作与应用

第一节　实践目的与要求

一、实践目的

以腕离断假肢理论知识为基础并将其运用于实践中,从中分析总结整个装配过程以及装配效果,提高对腕离断假肢制作与应用的认识。

二、实践要求

（一）掌握

患者的检查评估及处方制订、测量、取型、修型、内外接受腔成型工艺、对线及适配、适合性检验等制作流程及其要点。

（二）了解

装饰性腕离断假肢、索控式腕离断假肢以及肌电腕离断假肢制作装配工艺的异同点。

第二节　实践前的准备

一、患者部分的准备

初次安装假肢的患者可以提供住院病历、检查报告、X线平片等医学信息;更换假肢的患者可以提供用过的旧假肢。

二、评估设备器具

温度光线适宜的私密性检查室;整洁合适的样品陈列柜;身高体重秤:称重范围 0~150kg、精度 ±0.5kg,身高测量范围 100~200cm、精度 ±0.5cm;医用检查床;不带轮子的靠背椅;打诊锤;医用 X 光观片灯;滑板;假肢肌电测试仪或肌电训练仪,双通道测试和显示(屈、伸)、仪表量程 0~100μV,精度 ±5μV;皮尺;专用量角器。

三、制作设备与工具

打磨机、真空泵、手电钻、热风枪、震动锯、手头专用连接扳手、什锦锉、木平锉、取型记号笔、取型水槽、皮尺、卡尺、石膏剪、裁纸刀、半圆石膏锉、圆石膏锉。

四、材料与零部件

(一) 材料

石膏绷带、石膏粉、聚乙烯醇(PVA)薄膜、聚氯乙烯(PVC)薄膜、贝纶袜套、毛毡、软树脂、快干树脂、硬树脂、齿形垫片、内六角螺钉、碳纤维布、薄丝袜、搭扣带。

(二) 部件

电极、电池、电池盒、连接线、手头、外装饰手皮、腕关节盘。

第三节　实　践　流　程

一、患者检查评估及处方制订

(一) 检查评估

腕离断假肢安装前的检查评定主要包括：

1. 了解患者基本情况

(1) 年龄、性别、身高、体重。

(2) 职业、经济支付能力。

(3) 生活环境。

(4) 是否使用过假肢,以往使用假肢的类型及对旧假肢的评价和新假肢的需求。

(5) 记录目前患者日常生活自理能力情况。

(6) 个人爱好。

(7) 精神面貌。

2. 了解患者病史

(1) 截肢原因、截肢时间、是否有合并伤。

(2) 是否有高血压、糖尿病等。

(3) 是否有过敏史及具体过敏源。

3. 是否合并其他肢体的障碍情况并记录

4. 残肢评定

(1) 肌力评定:通常采用手法肌力检查来判断肌肉的力量,国际普遍应用的肌力分级方法是补充 6 级(0~5 级)分级。手法肌力检查时,必须遵循测试的标准姿势,以提高结果的可比性。检查前,应先用通俗的语言向患者解释,必要时给以示范。检查时先检查健侧上肢后检查残肢,先抗重力后抗阻力,两侧对比。抗阻力必须使用同一强度,阻力应加在被测关节的远端,同时记录双侧上肢各关节主要肌群手法肌力评价结果。具体上肢主要肌肉手法肌力检查方法参见表 1-3-1。

表 1-3-1　上肢主要肌肉手法肌力检查表

肌肉	检查方法		
	1 级	2 级	3~5 级
三角肌前部喙肱肌	仰卧,试图屈肩时可触及三角肌前部收缩	向对侧侧卧,上侧上肢放在滑板上,肩可主动屈曲	坐位,肩内旋,屈肘,掌心向下;肩屈曲,阻力加于上臂端
三角肌后部大圆肌、背阔肌	俯卧,试图伸肩时可触及大圆肌、背阔肌收缩	向对侧侧卧,上侧上肢放在滑板上,肩可主动伸展	侧卧,肩伸展30°~40°,阻力加于上臂远端
三角肌中部冈上肌	仰卧,试图肩外展时可触及三角肌收缩	同左,上肢放滑板上,肩可主动外展	坐位,屈肘,肩外展至90°,阻力加于上臂远端
冈下肌、小圆肌	俯卧,上肢在床缘外下垂,试图肩外旋时在肩胛骨外缘可触及肌收缩	同左,肩可主动外旋	俯卧,肩外展,屈肘,前臂在床缘外下垂,肩外旋,阻力加于前臂远端
肩胛下肌、大圆肌、胸大肌、背阔肌	仰卧,上肢在床缘外下垂,试图肩内旋时在腋窝前、后壁可触及相应肌肉收缩	同左,肩可主动内旋	俯卧,肩外展,屈肘,前臂在床缘外下垂,肩内旋,阻力加于前臂远端
肱二头肌、肱肌、肱桡肌	坐位,肩外展,上肢放滑板上;试图肘屈曲时可触及相应肌肉收缩	同左,肘可主动屈曲	坐位,上肢下垂,前臂旋后(检查肱二头肌)或旋前(检查肱肌)或中立位(检查肱桡肌),肘屈曲,阻力加于前臂远端
三头肌、肘肌	坐位,肩外展,上肢放滑板上,试图肘伸展时可触及肱三头肌收缩	同左,肘可主动伸展	俯卧,肩外展,屈肘,前臂在床缘外下垂,肘伸展,阻力加于前臂远端
肱二头肌、旋后肌	坐位,肩外展,前臂在床缘外下垂,试图前臂旋后时可于前臂上端桡侧触及肌收缩	同左,前臂可主动旋后	坐位,屈肘90°,前臂旋前位。做前臂旋后动作,握住腕部施加反方向阻力
旋前圆肌、旋前方肌	俯卧,肩外展,前臂在床缘外下垂;试图前臂旋前时可在肘下、腕上侧触及肌收缩	同左,前臂可主动旋前	坐位,屈肘90°,前臂旋后位。做前臂旋前动作,握住腕部施加反方向阻力
尺侧腕屈肌	坐位,前臂旋后45°,试图腕掌屈及尺侧偏时可触及其止点活动	同左,前臂旋后,可见大幅度腕掌屈及尺侧偏	同左,屈肘,前臂旋后;腕向掌侧屈并向尺侧偏,阻力加于小鱼际
桡侧屈腕肌	坐位,前臂旋前45°,试图腕背伸及桡侧偏时可触及其止点活动	同左,前臂旋前45°,可见大幅度腕掌屈及尺侧偏	同左,前臂旋后45°;腕向掌侧屈并向桡侧偏,阻力加于大鱼际

续表

肌肉	检查方法		
	1 级	2 级	3~5 级
尺侧伸腕肌	坐位,前臂旋前 45°,试图腕背伸及尺侧偏时可触及其止点活动	同左,前臂旋前 45°,可见大幅度腕掌屈及桡侧偏	同左,前臂旋前;腕背伸并向尺侧偏,阻力加于掌背尺侧
桡侧伸腕长、短肌	坐位,前臂旋后 45°,试图背伸及桡侧偏时可触及其止点活动	同左,前臂旋后 45°,可见大幅度腕背伸及桡侧偏	同左,前臂旋前 45°;腕背伸并向桡侧偏,阻力加于掌背桡侧

　　(2) 各关节活动范围评定(主动、被动):测量时要明确上肢各关节的正常活动范围;熟悉关节的解剖、中立位和关节的运动方向;掌握各关节测量时固定臂、移动臂、轴心的具体规定;同一患者应由专人测量,每次测量应取相同位置,使用同一种量角器,便于比较。具体上肢各主要关节活动范围及检查方法见表 1-3-2。

表 1-3-2　上肢主要关节活动范围测量方法及正常值

关节	运动	体位	量角器放置方法			正常参考值
			轴心	固定臂	移动臂	
肩	屈、伸	坐或立位,臂置于体侧,肘伸直	肩峰	与腋中线平行	与肱骨纵轴平行	屈 0°~180° 伸 0°~50°
	外展	坐和站立,臂置于体侧,肘伸直	肩峰	与身体中线平行	同上	0°~180°
	内旋、外旋	仰卧,肩外展 90°,肘屈 90°	鹰嘴	与腋中线平行	与前臂纵轴平行	各 0°~90°
肘	屈、伸	仰卧或坐或立位,臂取解剖位	肱骨外上髁	与肱骨纵轴平行	与桡骨纵轴平行	0°~150°
桡尺	旋前、旋后	坐位,上臂置于体侧,肘屈 90°,前臂中立位	尺骨茎突	与地面垂直	腕关节背面(测旋前)或掌面(测旋后)	各 0°~90°
腕	屈、伸	坐或站位,前臂完全旋前	尺骨茎突	与前臂纵轴平行	与第 2 掌骨纵轴平行	屈 0°~90° 伸 0°~70°
	尺、桡侧偏移	坐位,屈肘,前臂旋前,腕中立位	腕背侧中点	前臂背侧中线	第 3 掌骨纵轴	桡偏 0°~25° 尺偏 0°~55°

　　(3) 残肢皮肤情况:检查残肢皮肤有无瘢痕、植皮、溃疡、窦道、肿胀、感觉、温度、颜色、骨突等情况及其具体位置、形状等。

　　(4) 残肢疼痛感觉情况:检查有无压痛、神经痛、幻肢痛及疼痛程度,疼痛产生的时间、部位和诱因等。

　　(5) 残肢形状描述:如圆柱形、圆锥形、纺锤形等。

　　(6) 肢体长度的测量:患者取坐位或站立位,上肢自然垂于身体一侧,肘关节 90°

屈曲,测量记录健侧肢体肱骨外上髁分别至桡骨茎突和拇指尖的长度,残肢侧与测量健侧肢体一样的方法测量记录从肱骨外上髁至残肢末端的距离。双侧上肢截肢时,以身高为基准,按公式算出前臂假肢的长度即:

$$前臂长(肱骨外上髁至拇指尖)= 身高 \times 0.21$$

(7) 残肢围长的测量:测量时以肘关节屈曲皱纹处为起点,每隔3cm测量到残肢末端的围长。

(8) 残肢肌电信号的测量情况:测试主要包括残肢拮抗肌最佳放置电极皮肤位置的选择和残肢肌电信号强度的训练两个方面,一般情况,腕离断截肢屈伸肌最佳位置在肘关节下4~5cm,通过反复耐心测量找出最佳点测量肌电信号强度。

(9) 检查判断残肢及残端对纵向拉伸、压迫力的耐受能力、对切向应力的耐受能力。

(二) 处方制订

腕离断假肢主要包括接受腔和手部装置,腕离断假肢的形式主要有装饰性假肢和功能性假肢。处方制订工作人员首先查阅患者提供的病历等医学材料或旧假肢情况,根据对患者的检查评估及腕离断截肢前臂功能几乎全部保留和残肢末端关节隆起形状的特殊性,结合现代不同腕离断假肢的优缺点,与患者及其家属交流沟通,综合分析确定腕离断假肢的形式、结构等,选择相对应的接受腔形式和腕离断假肢专用假手部件,开具满足患者需求的合理腕离断假肢处方,一般情况下配戴腕离断肌电控制假肢是第一选择。腕离断假肢处方要尽量填写具体,包含假肢名称、假肢结构、接受腔形式和要求、手部装置名称、尺寸、型号等。

二、肌电腕离断假肢制作

(一) 测量、取型和修型

1. 在残肢上涂抹凡士林或缠绕保鲜膜,套1层取型袜套,让患者前臂保持内外旋中立位,肘关节屈曲90°,标记出尺骨茎突、桡骨茎突、电极位置、接受腔边缘线(图1-3-1)。

2. 测量肱骨外上髁到残肢末端的距离 测量从桡骨茎突开始,每隔30mm的围长;测量健侧肱骨外上髁到拇指端的长度;用卡尺测量尺、桡骨茎突部位最宽和最窄的宽度。

3. 插入切割条或软管(图1-3-2),做1个4层厚的石膏绷带条,并在中间剪开小

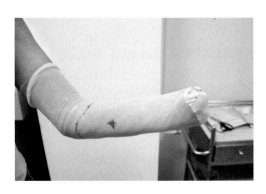

图 1-3-1　做标记

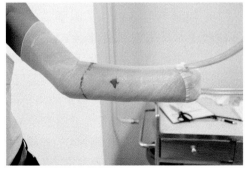

图 1-3-2　安放软管

洞备用。

4. 先将准备好的石膏绷带条浸湿,覆盖于残肢末端,再用石膏绷带从尺、桡骨茎突部位开始缠绕至肘关节,抹匀石膏浆,用电池盒模块在残肢内侧压出放置电池盒位置;待石膏绷带固化后,在切割条或软管处,做切开标记,用刀切开模型,脱下石膏阴型。

5. 将石膏阴型合拢封口,测量尺桡骨茎突部位宽度,根据该宽度标记开窗位置,用刀切出大小适度的窗口,注意窗口留1个边不要完全切断;按照标记的边缘线剪出口型并切出电极位置的窗口。

6. 在患者残肢上均匀涂抹凡士林,套1层薄丝袜或者袜套,在石膏阴型内壁上也均匀地涂1层凡士林,然后将石膏阴型穿到患者残肢上,检查穿脱是否容易,悬吊是否合适,是否能屈肘到最大角度,口型边缘是否合适,电极位置是否正确。

7. 阴型试穿完成后,在石膏阴型上标记出矢状面和冠状面的中线,保持两条中线与地面垂直,用石膏绷带封边并封住开窗部位。

8. 在阴型内涂刷隔离剂,将其置于砂箱内灌注石膏,插管时注意保持管子与两条中线一致。

9. 待石膏固化后,剥除石膏绷带,重新描画标记,用锥子标记出电极位置并复量尺寸;用石膏锉刀将整个模型除骨突区域外修整顺滑,在鹰嘴向以远5mm区域削减3~5mm,锉平电极位置,然后复量尺寸直到所有围长与测量尺寸一致;削减完成后在尺、桡骨茎突部位增补3mm(图1-3-3)。

10. 石膏固化后将模型修整顺滑,并用水砂纸砂光,放入烘箱,温度80℃,时间10~12小时。

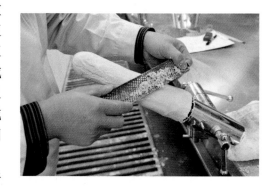

图1-3-3　修整石膏阳型

(二) 内接受腔成型工艺

1. 从烘箱内取出烘干的石膏阳型,用水砂纸砂光粗糙部位,确保没有尖角或锋利的边缘。

2. 用卡尺测量尺桡骨茎突部位宽度,向残肢近端标记出同宽度位置,以该长度做两条宽度25mm、厚度1mm的聚乙烯(PE)板(图1-3-4)。

3. 用湿毛巾将PVA薄膜紧紧包裹5分钟,将PVA薄膜较宽的一端剪下一小块并拉敷于石膏阳型顶端,待PVA薄膜干燥定型后,剪掉多余的PVA薄膜,在剩余的PVA薄膜中撒适量滑石粉(图1-3-5),并将其套在石膏阳型上,将底端绑扎于真空管上,打开真空泵内膜阀门,检查是否漏气。

4. 剪两块稍大于电极模块的涤纶毛毡并按照电极模块大小开窗(图1-3-6),将电极模块固定于模型电极位置并将涤纶毛毡置于其底部。

5. 将4个齿形垫片用M4的丝锥攻丝;根据模型大小缝制涤纶毛毡套,将其拉伸套于模型上,再套1层贝纶袜套,离口型边缘20~25mm的地方,均等放4个齿形垫片,在齿形垫片上贴碳纤维布盖住垫片;在开窗区域放置准备好的1mm厚PE板,在窗口

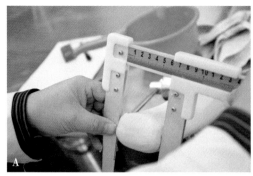
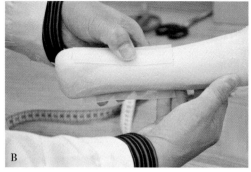

图 1-3-4　预埋件 PE 板的制作
A.确定预埋件 PE 板的尺寸;B.制作预埋件 PE 板

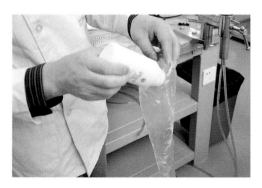

图 1-3-5　套封闭 PVA 薄膜

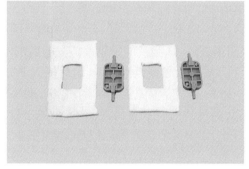

图 1-3-6　准备涤纶毛毡垫块

旁边放 1 个 1mm 厚,25mm 宽,30mm 长的 PE 板(图 1-3-7);再套下 3 层纱套,套外层 PVA 薄膜。

6. 根据模型大小倒适量软树脂,按 2%~3% 比例加入颜色糊搅匀,再按 2% 比例加入固化剂搅匀,然后将调好的软树脂倒入 PVA 薄膜,静置 2 分钟左右,均匀的将树脂赶到模型边缘线位置,保证树脂颜色均匀无气泡。

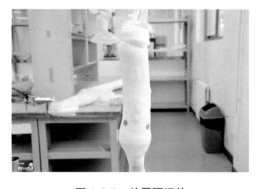

图 1-3-7　放置预埋件

(三)对线、适配

1. 树脂固化后用刀切掉近端边缘线以外的部分,同时画出开窗部位,用刀轻轻切开上半部分的 3 个边,取出 PE 板,再反方向切开下半部分的 3 个边(图 1-3-8)。

2. 在打磨机上轻轻磨出电极模块(图 1-3-9),再将接受腔从模型上取下,取出电极模块,将接受腔边缘及开窗部位的边缘打磨光滑。

3. 在患者残肢远端套 1 个短袜套,将打磨好的接受腔穿戴在患者残肢上,检查穿脱是否容易,屈肘时接受腔边缘是否有影响,尺骨茎突和桡骨茎突部位是否有压痛。

4. 试穿完成后,将接受腔套回原来的模型,用胶带固定开窗的部位,同时将外接受腔抽真空电极模块放置于电极位置。

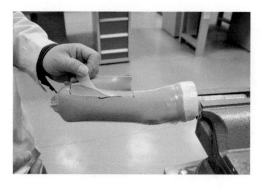

图 1-3-8 切割出 PE 板

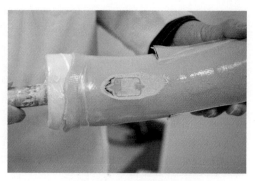

图 1-3-9 打磨电极模块

5. 将 PVC 膜用热风枪加热,撒适量滑石粉,套在内腔上,在末端将膜口扎紧,或者在接受腔外面缠绕保鲜膜。

6. 用泡沫胶带在垫片的位置围一圈,用 1mm 厚 PE 板围在内腔上,形状为圆柱形(图 1-3-10),该圆柱的中轴线应与残肢的中轴线一致。

7. 调适量硬发泡剂,搅匀后倒入 PE 板,发泡应略高于内腔顶部。

8. 待发泡固化后,剥除 PE 板,磨平发泡顶端,保持顶端平面与接受腔中轴线垂直,高度与内腔平齐,将腕关节盘置于发泡顶端,腕关节盘中心点应处于接受腔中轴线上,沿腕关节盘外侧标记其位置(图 1-3-11)。

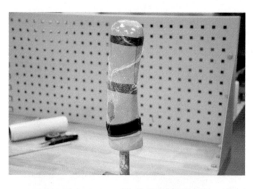

图 1-3-10 粘贴泡沫胶带

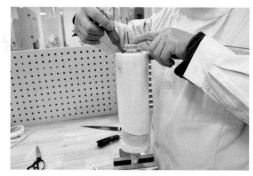

图 1-3-11 确定腕关节盘位置

9. 取下发泡,打磨出形状,远端应打磨至腕关节盘标记;打磨完成后,重新将发泡放置在内腔上;在腕关节盘上涂 1 层凡士林,并在上面涂抹轻腻子,然后将腕关节盘放置在发泡顶端,待腻子固化后取下腕关节盘,将顶端修平。

10. 在打磨好的发泡上薄薄刮 1 层轻腻子,待其固化后将表面打磨光滑并画出电池盒的位置,用锉刀将放置电池盒的部位锉平,深度到内腔表面即可,然后放置电池盒,用橡皮泥固定并过渡电池盒周围(图 1-3-12)。

(四) 外接受腔成型工艺

1. **用手电钻钻出齿形垫片孔** 在模型上套 1 层薄丝袜,用湿毛巾将 PVA 薄膜紧紧包裹 5 分钟,取出后焊接薄膜顶端,吹气检查薄膜有无气孔或破损,检查完毕将其套于模型上,底端绑扎于真空管上,打开真空泵内膜阀门,检查是否漏气(图 1-3-13)。

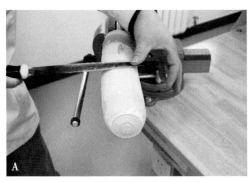
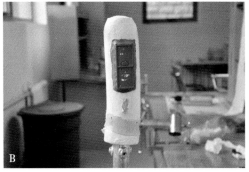

图 1-3-12　电池盒位置的处理
A.修整电池盒位置;B.用橡皮泥圆弧过渡电池盒边缘

2. 将腕关节盘置于模型顶端　注意在腕关节盘保护盖上有 RA 字母的位置应与桡骨位置一致,套 3 层贝纶袜套并在腕关节盘的槽中用细绳将 3 层袜套系牢,之后将 3 层袜套一起翻下形成共 6 层袜套;在第三层与第四层之间的腕关节盘处和 4 个齿形垫片处贴 1 层碳纤维布(图 1-3-14)。

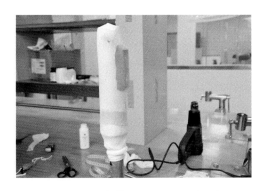
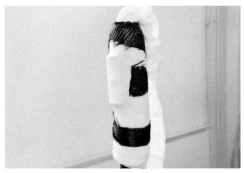

图 1-3-13　套薄丝袜和 PVA 封闭套　　　　**图 1-3-14　粘贴碳纤维的位置**

3. 根据模型大小倒适量硬树脂　按 2%~3% 比例加入颜色糊搅匀,再按 2% 比例加入固化剂搅匀,然后将调好的硬树脂倒入 PVA 薄膜,静置 2 分钟左右,均匀的将树脂赶到模型边缘线位置,保证树脂颜色均匀无气泡。

(五)组装完成

1. 用震动锯或刀沿口型边缘切开(图 1-3-15),掏出接受腔内的石膏,轻轻打磨出电池盒的 4 个边,将电烙铁加热后从内接受腔内部向外烫穿齿型垫片的中心孔,用手电钻钻出 4 个齿形垫片孔,再用 M4 的丝锥攻丝,用内六角螺钉固定,用热风枪适度加热螺钉部位,以便螺钉和外腔过渡平整。

2. 取出电池盒,退出 4 个内六角螺钉,分离内外腔,取出发泡,用刀轻轻撬开腕关节盘保护罩,在打磨机上将内接受腔沿边缘线打磨光滑,外接受腔边缘低于内接受腔边缘 10mm 打磨光滑。

3. 切开内腔窗口旁另一块 PE 板的一端,抽出 PE 板,将切口边缘修整光滑,将调好的快干树脂或者用胶枪将胶水注入预留槽,准备一根 25mm 宽,长度绕内腔一圈半

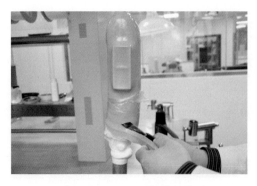

图 1-3-15　切割外接受腔

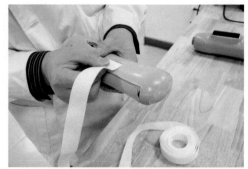

图 1-3-16　粘接悬吊带

的搭扣带,将一端插入预留槽内(图 1-3-16)。

　　4. 在外腔上画出与内腔搭扣带预留槽相对应开口位置,先用手电钻钻出开口的两端,再用震动锯切开,用什锦锉将开口部位修整光滑(图 1-3-17)。

　　5. 将电池模块放入电池盒,再将电池盒放置于外腔对应位置,用胶带将其固定,用快干树脂从外腔内壁粘接固定(图 1-3-18)。

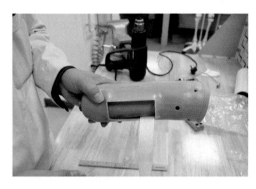

图 1-3-17　确定悬吊带穿出接受腔的位置

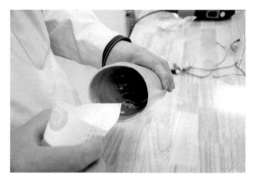

图 1-3-18　粘接电池盒

　　6. 将电极放入电极孔中,连接电极线和电源线(图 1-3-19)。

　　7. 将内腔插入外腔中,从外腔预留的切开口处拉出搭扣带,用 4mm 内六角螺钉连接内外腔。

　　8. 连接手头,先将金属圈上有凸起的一面朝向手头的腕关节并扣紧与手头的腕关节处,再将 2~3 片薄的间隙调整片放置于金属圈的凹槽中,为了容易放置,可以在间隙调整片之间涂抹一点硅油,放置黑色橡胶圈(图 1-3-20)。最后插接手头连接电缆,再用特制扳手将手头拧上(图 1-3-21),调整手头位置,保持虎口朝前。

　　9. 最后,在搭扣带开口处粘接长度适中的勾面搭扣带,套上外装饰手皮,安装电池即可(图 1-3-22)。

三、适合性检验

(一) 检查评估

1. 检查接受腔松紧是否适度。

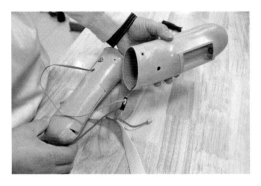

图 1-3-19　连接所有电缆线

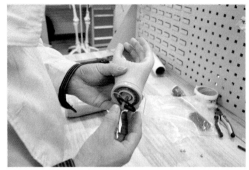

图 1-3-20　手头配件安装顺序

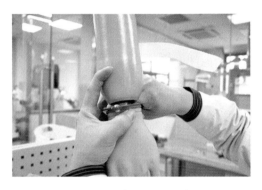

图 1-3-21　用专用扳手安装手头

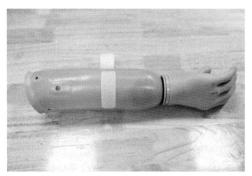

图 1-3-22　腕关节离断肌电控制假肢成品

2. 检查接受腔悬吊是否良好,穿脱是否容易。

3. 检查肘关节屈曲到最大角度是否受限。

4. 检查是否能在任意位置开闭手。

（二）可能出现的问题和修正

1. 接受腔悬吊太松

解决方法:调整内腔开窗部位,贴垫子或者调整搭扣带。

2. 开闭手困难

解决方法:调整开闭手电极增益。

3. 手臂下垂时无法开闭手

解决方法:调整接受腔容积。

（三）基本训练方法

1. 训练患者如何正确穿脱假肢。

2. 训练患者如何正确控制开闭手。

四、思考题

1. 腕离断接受腔是否必须开窗,其悬吊机制是什么?

2. 在组装腕离断假肢时要注意哪些细节?

第二章

前臂假肢的制作与使用

第一节　实践目的与要求

一、实践目的

掌握前臂单自由度肌电控制假肢的制作流程。

二、实践要求

(一) 掌握

中等长度的前臂单自由度肌电控制假肢的制作流程。

(二) 了解

前臂假肢的取型及修型。

第二节　实践前的准备

一、患者部分的准备

初次安装假肢的患者可以提供住院病历、检查报告、X 线平片等医学信息;更换假肢的患者可以提供用过的旧假肢。

二、评估设备器具

温度光线适宜、私密性好的检查室;整洁合适的样品陈列柜;身高体重秤:称重范围 0~150kg、精度 ±0.5kg,身高测量范围 100~200cm、精度 ±0.5cm;医用检查床;不带轮子的靠背椅;打诊锤;医用 X 光观片灯;滑板;假肢肌电测试仪或肌电训练仪,双通道测试和显示(屈、伸),仪表量程 0~100μV,精度 ±5μV;皮尺;专用量角器。

三、制作设备与工具

真空泵、打磨机、烘箱、锯床、热风枪、充电式手电钻、石膏剪、标记笔、圆珠笔、测量表、皮尺、折尺、卡尺、壁纸刀、锥子、橡胶碗、石膏调刀、平面石膏锉、半圆石膏锉、圆石膏锉、木锉、剪刀、发泡围板、切割管、砂箱、石膏阳型用的铁管、风镐、各种打磨辊、抛光轮、电烙铁、M4 的丝锥、铰杠、直径 3.2mm、3.4mm 和 4.2mm 的钻头、锥钻、缝纫机、震动锯、水盆、电子秤、口罩、护目镜、护耳、2mm 的内六角扳手、锤子。

四、材料与零部件

（一）材料

石膏绷带、取型袜套（或保鲜膜）、患者防护用品、一次性手套、凡士林、石膏粉、洗衣粉或洗手液、40 目的砂纸、泡沫胶带、PVA 薄膜套、滑石粉、电工胶带、纱网、200 目水磨砂纸、透明胶带、酒精、系绳、橡皮泥、浴巾、薄丝袜、硬树脂、软树脂、快干树脂、粉状固化剂、肤色颜色糊、聚乙烯发泡围板、硬泡剂、发泡固化剂、轻腻子、轻腻子固化剂、量杯、搅拌棒、涤纶毡、贝纶袜套、碳纤维、双面胶带、铅笔、硅油、润滑油。

（二）零部件

手头、装饰手套、腕关节、电极、电极模块、电池、电池盒、电池盒模块、充电器、各种连接线、齿型垫片、螺丝等。

第三节　实践流程

一、患者检查评估及处方制订

（一）检查评估

前臂假肢安装前的检查评定主要包括：

1. 了解患者基本情况

（1）年龄、性别、身高、体重。

（2）职业、经济支付能力。

（3）生活环境。

（4）是否使用过假肢，以往使用假肢的类型及对旧假肢的评价和新假肢的需求。

（5）目前患者日常生活自理能力的评定。

（6）个人爱好。

（7）精神状态。

2. 了解患者病史

（1）截肢原因、截肢时间、是否有合并伤。

（2）是否有高血压、糖尿病等。

（3）是否有过敏史及具体过敏源。

3. 是否合并其他肢体的障碍情况并记录

4. 残肢评定

（1）肌力评定：通常采用手法肌力检查来判断肌肉的力量，国际普遍应用的肌力分级方法是补充 6 级（0~5 级）分级。手法肌力检查时，必须遵循测试的标准姿势，以提高结果的可比性。检查前，应先用通俗的语言向患者解释，必要时给以示范。检查时先检查健侧上肢后检查残肢，先抗重力后抗阻力，两侧对比。抗阻力必须使用同一强度,阻力应加在被测关节的远端,同时记录双侧上肢各关节主要肌群手法肌力评价结果。上肢主要肌肉手法肌力检查方法参见表1-3-1。

（2）各关节活动范围评定（主动、被动）:测量时要明确上肢各关节的正常活动范围;熟悉关节的解剖、中立位和关节的运动方向;掌握各关节测量时固定臂、移动臂、轴心的具体规定;同一患者应由专人测量,每次测量应取相同位置,使用同一种量角器,便于比较。上肢各主要关节活动范围见表1-3-2。

（3）残肢皮肤情况:检查残肢皮肤有无瘢痕、粘连、植皮、溃疡、窦道、肿胀、感觉、温度、颜色、骨突等情况及这些情况的位置、形状等。

（4）残肢疼痛感觉评定:检查有无压痛、神经痛、幻肢痛及疼痛程度,疼痛产生的时间、部位和诱因等。

（5）残肢形状描述:如圆柱形、圆锥形等。

（6）肢体长度的测量:患者取坐位或站立位,上肢自然垂于身体一侧,肘关节90°屈曲,测量记录健侧肢体肱骨外上髁分别至桡骨茎突和拇指尖的长度,残肢侧测量记录从肱骨外上髁至残肢末端的距离。双侧上肢截肢时,以身高为基准,按公式算出前臂假肢的长度即:

$$前臂长（肱骨外上髁至拇指尖）= 身高 \times 0.21$$

（7）残肢围长的测量:测量方法同腕关节离断截肢。

（8）残肢肌电信号的测量情况。

（9）检查判断残肢及残端对纵向拉伸、压迫力的耐受能力,对切向应力的耐受能力。

（二）处方制订

前臂假肢处方制订的依据方法和腕离断假肢相似。与腕离断假肢处方不同的是前臂假肢在接受腔的形式、腕关节种类、手部装置种类和悬吊方式的选择上更广泛了。不同残长的前臂截肢患者适合的前臂接受腔形式的选择不同,如短残肢比较适合明斯特式接受腔;中长、长残肢较适用诺斯伟思顿式接受腔;超长残肢为了不影响残肢残存旋转功能利用的情况下可以选择依靠吊带的插入式接受腔,同是前臂肌电假肢,不同残长的前臂截肢使用效果也会不同,但相比较其他部位的肌电假肢,前臂肌电假肢整个的使用效果还是相对理想的,但前提都是要求残肢有一定强度的肌电信号,如果有需求为了释放肘关节,也可以选择硅胶套解决悬吊,如果是双上肢截肢,一般至少有一侧建议选择功能性假肢。总之,综合患者基本情况、全身情况和肢体残缺障碍情况,通过与患者及其家属沟通,结合不同种类前臂假肢优缺点,选择制订适合的装配方案,确定前臂假肢种类,假肢处方内容具体还包括假肢接受腔形式、腕关节型号、尺寸等,手部装置种类、型号、尺寸等。

二、前臂假肢制作

（一）测量、取型、修型

1. 准备工作　患者穿上防护用品,在残肢上套上薄丝袜或保鲜膜,重新标记已确定的电极位置。

标记免压部位:尺骨鹰嘴、肱骨内髁、肱骨外髁（图2-3-1）、其他骨突或骨刺增生部位及敏感部位、肘窝处的宽度（图2-3-2）。

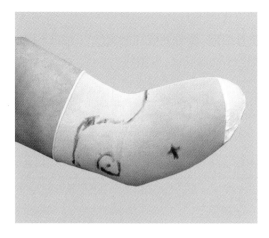

图 2-3-1　做尺骨鹰嘴、肱骨内 / 外髁标记

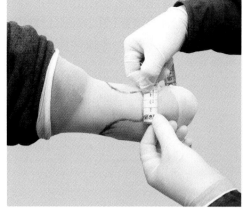

图 2-3-2　测量肘窝处的宽度

画出口型轮廓线、测量线。

2. **测量**　需要测量的位置：按照测量线测量各部位围长、残肢长度、肘窝处的宽度、健侧前臂长度。

3. **取型**　按照图 2-3-3 用 4 层非弹性石膏绷带制作口型片，患者残肢取 90°屈曲位，将口型片浸水后敷在残肢上，其余部位用非弹性石膏绷带缠绕。

待石膏绷带即将固化时，患者残肢不要用力，操作者一手握住残肢末端，稍加用力将残肢推向最大屈曲位；另一只手掌心抵住尺骨鹰嘴、拇指与示指握住肱骨内外髁上沿（图 2-3-4），等待石膏绷带固化。

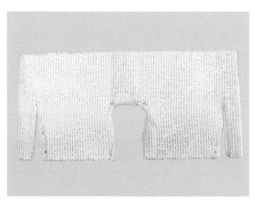

图 2-3-3　口型片

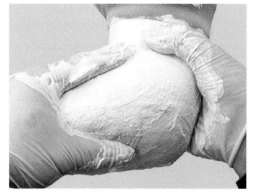

图 2-3-4　塑型手法

石膏绷带固化后，首先沿着接受腔的后沿剪开，使患者残肢能够完全伸展；之后剪开其余部位，将接受腔取下。

修整口型，用刀切开电极位置、残端。

阴型适配：检查口型、电极位置误差、接受腔长度、悬吊、残肢屈曲角度等。

4. **修型**　将剪开的部位用石膏绷带封闭，围裙边；待裙边固化后在阴型内部灌注石膏分离剂（凡士林、肥皂水或洗衣粉水等均可）；灌注石膏阳型。

首先切开电极位置的石膏绷带，在调整后的电极位置中心处用锥子扎 1 个深孔，剥开全部石膏绷带,重新标记所有的划线。

填补石膏的位置(图2-3-5):尺骨鹰嘴、肱骨内髁、肱骨外髁和肘窝线以远的区域。

修整石膏的部位:电极位置(图2-3-6)及电极位置以远、口型线。

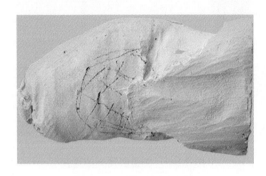
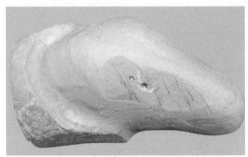

图2-3-5　填补石膏的位置　　　　　　　　图2-3-6　修整电极的位置

打磨光滑后,将石膏阳型放入烘箱内烘干。烘箱设置温度为90℃,时间至少12小时,请务必将烘箱的排风通道打开。

(二)内接受腔成型工艺

1. **准备工作**　将石膏阳型从烘箱中取出,用200目的砂纸将阳型再次打磨光滑,在电极位置用平锉修平。

2. **制作内接受腔**　将PVA薄膜袋用湿浴巾浸润,剪一小块浸润的PVA薄膜用力覆盖的阳型末端,并用电工胶带固定,减掉多余的PVA薄膜,将滑石粉倒入剩余的PVA薄膜袋内并套在石膏阳型上,拉紧,绑扎牢固。打开真空泵,将真空度调整到60%,打开内膜通道;撕开内接受腔电极模块的双面胶带,将电极模块粘贴于石膏阳型的电极位置;用涤纶毛毡按图2-3-7所示放置于电极模块下面;用缝纫机将按照石膏阳型的形状裁剪好的涤纶毛毡缝合,套在石膏阳型上;套2层贝纶袜套,并在两层之间按图示放置齿型垫片(图2-3-8)。套PVA薄膜袋,并绑扎牢固。

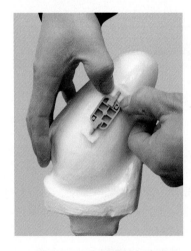
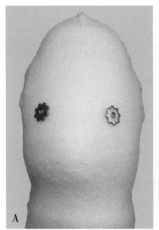
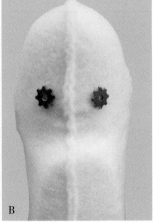

图2-3-7　电极模块与涤纶毡　　　　　　　图2-3-8　垫片的位置

树脂配方:快干树脂 + 颜色糊(按照 3%)+ 粉状固化剂(按照 1%)调匀,并倒入。

按照图 2-3-9 所示将快干树脂均匀覆盖。

树脂固化后,将表面的 PVA 薄膜袋去除,用木锉或 40 目的砂纸将表面打毛;套 2 层贝纶袜套,然后将浸湿的 PVA 薄膜袋套好。

树脂配方:软树脂 + 颜色糊(按照 3%)+ 粉状固化剂(按照 2%)调匀,并倒入。在口型边缘处可以适度多留下一些树脂。

(三)对线、适配

待软树脂固化后,将模型移至台钳并夹紧;模型在台钳上的位置图所示。矢状面:模型背侧与地面垂直;冠状面:模型的前面与地面垂直。

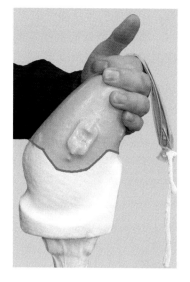

图 2-3-9 快干树脂的位置

用保鲜膜在模型上包好,在垫片位置粘贴一圈泡沫胶带(图 2-3-10),用聚乙烯发泡围板围好并用透明胶带固定,保证发泡剂不会泄漏。

发泡剂配方:硬泡剂与发泡固化剂按照 1:1 的比例搅拌均匀,并迅速倒入发泡围板之内,务必使发泡均匀。

拆除发泡围板,按照健侧前臂长度用带锯截取长度;用壁纸刀将接受腔口型割开,用风镐将石膏拆除。将硬泡与接受腔分离,用打磨机打磨电极位置至图 2-3-11 所示。

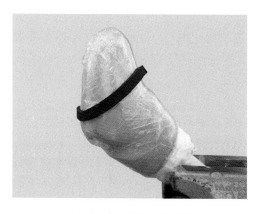

图 2-3-10 粘贴泡沫胶带

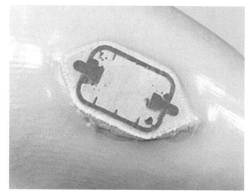

图 2-3-11 打磨电极位置

从接受腔内侧向外用力,将电极模块推出并修整电极安放处的边缘。

患者穿上接受腔。

检查内容:悬吊、压痛点、肱骨内髁、肘关节活动范围、假肢长度、腕关节位置及假肢侧与健侧的对称性。

(四)外接受腔成型工艺

放置外接受腔电极模块,请注意电极模块的方向,标记点如图 2-3-12 所示朝向近端。用透明胶带从接受腔里面将电极模块密封,围裙边。灌石膏。

将腕关节处的直径按照所用腕关节部件的尺寸修整;确定电池盒的位置并用橡皮泥将电池盒模块固定。

在齿型垫片的中心钻直径 3.2mm 的孔,套 1 层薄丝袜。

打磨硬泡模型至所有连接部位圆滑过渡,外形优美、自然。在硬泡外面涂刮轻腻子并打磨光滑。轻腻子配方:轻腻子 + 轻腻子固化剂(3%)的比例调匀。

将浸湿的 PVA 薄膜套在模型上,并绑扎牢固、不漏气。

套 2 层贝纶袜套;在腕关节、外接受腔的口型处既齿型垫片的位置粘贴碳纤维条(图 2-3-13)。

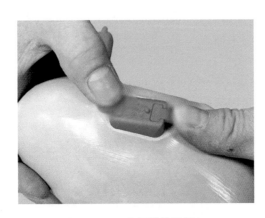
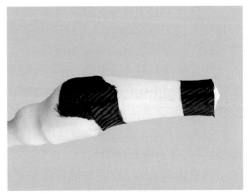

图 2-3-12　电极模块的朝向　　　　　　　图 2-3-13　粘贴碳纤维

再套 4 层贝纶袜套,套 PVA 薄膜袋。

树脂配方:硬树脂 + 肤色颜色糊(3%)+ 粉状固化剂(3%),调匀并倒入 PVA 薄膜袋中,封口。

确保树脂均匀、无气孔、无爆聚。

(五)组装、完成

将模型固定在台钳上,拆除外层 PVA 薄膜,用铅笔画出外接受腔口型裁剪线,用刀子沿着图 2-3-14 所示的裁剪线切割。

打磨电池盒模块位置,直至模块外形全部露出;打磨腕关节端部至硬泡模型露出;用风镐将全部石膏去除;用电烙铁从内接受腔内部烫穿齿型垫片中心,烫一下电极模块调节孔位置的凸起标志。

攻丝:先用直径 3.4mm 的钻头在齿型垫片中心钻孔,之后用铰杠将 M4 的丝锥固定,在齿型垫片中心攻丝,用 M4 的螺丝固定内外接受腔,热风枪加热固定螺丝,再次拧紧固定螺丝,使螺丝略陷入外接受腔表面(图 2-3-15)。用锥子在电极模块调节孔位置从外往里面推出模块。

拆出内接受腔,将硬泡模型从外接受腔中打出。

打磨边缘线至光滑,修整固定螺丝长度。

安装牵引孔:在内接受腔底部打直径 19mm 的孔,将弯管穿入孔中,再将内接受腔装入外接受腔中,从电池盒处观察以确定弯管穿出外接受腔的位置,并在外接受腔外

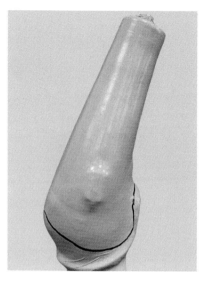
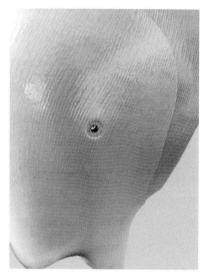

图 2-3-14　裁剪线　　　　　　图 2-3-15　固定螺丝孔

部的相应位置做出标记,在外接受腔处打直径 19mm 的孔。

安装内外接受腔、弯管,保证内接受腔内部的弯管处弯管不外露,弯管多余部分露出到外接受腔外部;拧紧至少 3 颗固定螺丝,从电池盒孔处用快干树脂粘接弯管与内接受腔外部。快干树脂固化后,将外部多余的弯管锯掉,并打磨光滑。

粘接腕接圈:将腕接圈保护模块安放到腕接圈内部,对正卡槽。把腕接圈放入外接受腔的腕关节处,并用透明胶带密封,以防止快干树脂流出。用快干树脂从电池盒孔处将快干树脂倒入腕接圈与外接受腔的连接处(图 2-3-16)。

粘接电池盒:将电池盒保护模块安放到电池盒内部。把电池盒放入电池盒孔处,并用透明胶带固定,以防止快干树脂流出。用快干树脂从弯管孔处将快干树脂倒入电池盒与外接受腔的连接处(图 2-3-17)。

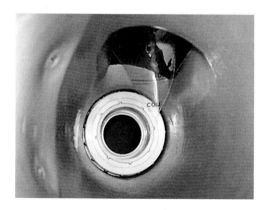
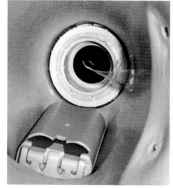

图 2-3-16　粘接腕接圈　　　　　图 2-3-17　粘接电池盒

安装电极:检查电缆线的端部应当与线路方向垂直,在电极的插线口处注入硅油(图 2-3-18);将电缆线插入连接块的开口槽,之后再一同插入电极连接处,用力按压时确

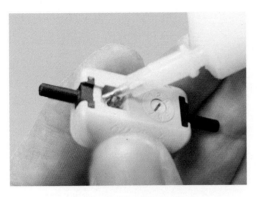

图 2-3-18　注入硅油

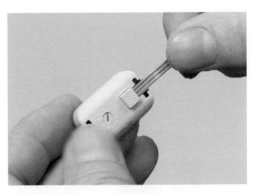

图 2-3-19　安装电极电缆线

保电极连接柱的位置正确(图 2-3-19)。将两只电极分别装入内接受腔的电极安装口处。

安装接线柱与齿圈:将接线柱插入齿圈内,注意接线柱的凸起对准齿圈的缺口;再将锁紧环卡入接线柱的槽中。

安装电池电缆线:将电池电缆线从电池盒的长槽中穿过,并扣紧。电池电缆线的插头应当注入硅油。

将内接受腔(连同电极)装入外接受腔内,把电极电缆线、电池电缆线从腕关节处引出,分别插入接线柱的相应位置,拧紧锁紧螺母。之后将连接线组件一起装入腕接圈内并卡在卡槽中,最后将锁紧圈安装到位。

插入手头,并小角度旋转一下手头,以确保手头安装到位。

安装装饰手套:将装饰手套按照患者要求截短,应尽量保持手套的长度,以不影响更换电池为好;在手套外侧均匀抹好润滑油,将手套套入手头用力拉手套,使之套好,在此过程中应保持五指分别在正确位置。

三、适合性检验

(一) 检查评估(表 2-3-1)

表 2-3-1　检查评估具体内容

项目	检查方法	检查标准	修改方法
假肢长度	测量假肢侧的长度并比较双侧对称性	假肢侧长度与健侧一致或不短于 10mm	
假肢外观	观察双侧的外观对称性	外形美观、双侧对称、患者基本满意	
肘关节活动度	比较穿戴假肢与残肢的肘关节屈曲度、前臂旋转角度	肘关节屈曲度应一致、前臂旋转角度损失最少	修改接受腔口型
力量耐受	用力向下拉假肢	无明显的压痛点(特别是肱骨内髁处)	修改适配接受腔

注:上述中肘关节活动度一项,如患者残肢较短,肘关节活动度减少属于正常现象。
表格中空白处表示从技术上没有修改和调整的方法。

（二）可能出现的问题和修正（表 2-3-2）

表 2-3-2　可能出现的问题和修正

现象	产生的原因	解决方法
无法开手	开手电极的增益太低	增加开手电极增益
	闭手电极增益太高	降低闭手电极增益
	患者肌电信号拮抗太高	加强患者肌电信号训练
无法闭手	闭手电极增益太低	增加闭手电极增益
	开手电极的增益太高	降低开手电极增益
	患者肌电信号拮抗太高	加强患者肌电信号训练
手持物体屈肘时手头自动开手	开手电极的增益太高	降低开手电极增益
	电池电量太低或无电	
无法开手和闭手	电缆线反向连接	充电
	接受腔太松	改正电缆线连接方向
假肢垂直时无法开闭手	接受腔容积问题	用泡沫板调整接受腔的容积

（三）基本训练方法

1. 假肢装配前的训练　训练是专为截肢者设计的,其目的是为了发挥残肢正常支配假肢动作功能所需要的肢体上的锻炼。

（1）肘关节的屈伸训练:在前臂残肢上负重,进行屈伸的训练,每次训练以不超过10 分钟为好,时间过长患者会感觉假肢酸痛,影响训练效果;待休息恢复一定的时间后再次训练。

（2）肌电信号训练:需在肌电测试仪上进行,屈腕控制假肢闭合,伸腕控制假手打开;握拳控制假肢信号切换。

2. 假肢装配后的训练

（1）抓握空纸杯训练:主要是让患者掌握力度的控制,使纸杯既不能从手中滑落,又不能将纸杯捏的过度变形。

（2）硬币拾取训练:将硬币置于桌面上,用假肢抓取。主要训练患者抓取细小物体的方法和能力。

（3）持重训练:手持一重物,将重物抓住,然后肘关节反复做屈伸动作。主要训练患者持重物时残肢的耐受能力。重物的质量可由小变大,逐步增加,同时有可能需要对开手电极的增益进行重新设置。

四、思考题

1. 为什么内接受腔的口型处要使用软树脂?

2. 小弯管的主要作用是什么?

第三章

上臂假肢的制作与使用

第一节 实践目的与要求

一、实践目的

掌握上臂索控式假肢的制作流程。

二、实践要求

（一）掌握

上臂索控式假肢的制作流程。

（二）了解

三重力带的安装调试方法。

第二节 实践前的准备

一、患者部分的准备

初次安装假肢的患者可以提供住院病历、检查报告、X 线平片等医学信息；更换假肢的患者可以提供用过的旧假肢。

二、评估设备器具

温度光线适宜、私密性好的检查室；整洁合适的样品陈列柜；身高体重秤：称重范围 0~150kg、精度 ±0.5kg，身高测量范围 100~200cm，精度 ±0.5cm；医用检查床；不带轮子的靠背椅；滑板；医用 X 光观片灯；假肢肌电测试仪或肌电训练仪，双通道测试和显示（屈、伸），仪表量程 0~100μV，精度 ±5μV；皮尺；专用量角器。

三、制作设备与工具

真空泵、打磨机、烘箱、锯床、热风枪、充电式手电钻、石膏剪、标记笔、圆珠笔、测量表、皮尺、折尺、卡尺、壁纸刀、锥子、橡胶碗、石膏调刀、平面石膏锉、半圆石膏锉、圆石膏锉、木锉、剪刀、发泡围板、风镐、各种打磨辊、抛光轮、电烙铁、M4 的丝锥、铰杠、直径 3.2mm、3.4mm、3.5mm 和 4.2mm 的钻头、锪钻、锥钻、缝纫机、震动锯、水盆、电子秤、特制尼龙绳固定钳、口罩、护目镜、护耳、2mm 和 2.5mm 的内六角扳手、锤子等。

四、材料与零部件

(一) 材料

石膏绷带、取型袜套(或保鲜膜)、患者防护用品、一次性手套、凡士林、石膏粉、洗衣粉或洗手液、40 目的砂纸、泡沫胶带、PVA 薄膜套、滑石粉、电工胶带、纱网、200 目水磨砂纸、透明胶带、酒精、系绳、橡皮泥、浴巾、薄丝袜、硬树脂、软树脂、快干树脂、粉状固化剂、肤色颜色糊、聚乙烯发泡围板、硬泡剂、发泡固化剂、轻腻子、轻腻子固化剂、量杯、搅拌棒、涤纶毡、贝纶袜套、碳纤维、双面胶带、铅笔、硅油、润滑油。

(二) 零部件

手头、装饰手套、腕关节、肘关节、三重力带、齿型垫片、螺丝等。

第三节　实践流程

一、患者检查评估及处方制订

(一) 检查评估

上臂假肢安装前的检查评定主要包括：

1. 了解患者基本情况

(1) 年龄、性别、身高、体重。

(2) 职业、经济支付能力。

(3) 生活环境。

(4) 是否使用过假肢,以往使用假肢的类型及对旧假肢的评价和新假肢的需求。

(5) 目前患者日常生活自理能力的评定。

(6) 个人爱好。

(7) 精神状态。

2. 了解患者病史

(1) 截肢原因、截肢时间、是否有合并伤。

(2) 是否有高血压、糖尿病等。

(3) 是否有过敏史及具体过敏源。

3. 合并其他肢体的障碍情况并记录

4. 残肢评定

(1) 肌力评定:通常采用手法肌力检查来判断肌肉的力量,国际普遍应用的肌力分级方法是补充 6 级(0~5 级)分级。手法肌力检查时,必须遵循测试的标准姿势,以提高结果的可比性。检查前,应先用通俗的语言向患者解释,必要时给以示范。检查时先检查健侧上肢后检查残肢,先抗重力后抗阻力,两侧对比。抗阻力必须使用同一强度,阻力应加在被测关节的远端,同时记录上肢各关节主要肌群手法肌力评价结果。具体上肢主要肌肉手法肌力检查方法参见表 1-3-1。

（2）各关节活动范围评定（主动、被动）：测量时要明确上肢各关节的正常活动范围；熟悉关节的解剖 / 中立位和关节的运动方向；掌握各关节测量时固定臂、移动臂、轴心的具体规定；同一患者应由专人测量，每次测量应取相同位置，使用同一种量角器，便于比较。上肢各主要关节活动范围见表 1-3-2。

（3）残肢皮肤情况：检查残肢皮肤有无瘢痕、粘连、植皮、溃疡、窦道、肿胀、感觉、温度、颜色、敏感点、骨突等情况及这些情况的位置、形状等。

（4）残肢疼痛感觉评定：检查有无压痛、神经痛、幻肢痛及疼痛程度，疼痛产生的时间、部位和诱因等。

（5）残肢形状描述：如圆柱形、圆锥形等。

（6）肢体长度的测量：患者取坐位或站立位，让残肢放松，测量记录从肩峰到残肢末端及从腋窝到残肢末端的长度；同时测量记录健侧上臂长（肩峰至肱骨外上髁）、前臂长（肱骨外上髁至桡骨茎突），以及上肢的全长（肩峰至中指末端）和健侧的手长（尺骨茎突至中指指尖）。对双侧上肢截肢患者，以身高为基准，按公式算出前臂假肢长度即：

$$前臂长 = 身高 \times 0.21$$
$$上臂长 = 身高 \times 0.19$$

（7）残肢围长的测量：测量时以腋下为起点，每隔 3cm 测量到残肢末端的围长。

（8）记录残肢肌电信号的测量情况。

（二）处方制订

上臂假肢主要由上臂部接受腔、肘关节组件、前臂部、腕关节、手部装置、背带及控制索系统组成。上臂假肢的形式主要有装饰性上臂假肢、索控式上臂假肢、肌电控制上臂假肢及混合型上臂假肢，其中肌电控制和混合型上臂假肢的前提条件是要有足够强的肌电信号。充分了解不同形式上臂假肢的特点和要求，综合患者基本情况、全身情况和肢体残缺障碍情况，通过与患者及其家属沟通，结合不同种类上臂假肢特点，制订适合的装配方案，确定上臂假肢种类；假肢处方内容具体还包括上臂接受腔的要求，肘关节型号和尺寸、腕关节型号和尺寸、手部装置种类、型号、尺寸，背带及控制索系统要求等。

二、上臂假肢制作

（一）测量、取型、修型

1. 准备工作　患者穿上防护用品，在残肢上套上薄丝袜或保鲜膜，在腋下涂抹凡士林。

标记免压部位：肩峰、喙突、锁骨、肩胛冈及其他骨突或骨刺增生部位及敏感部位（图 3-3-1）；画出口型轮廓线、测量线。

2. 测量　需要测量的位置：按照测量线测量各部位围长、残肢长度（图 3-3-2）；健侧前臂长度和健侧全臂长度。

3. 取型　用非弹性石膏绷带缠绕残肢，患者残肢取垂直位或少许外展。

待石膏绷带即将固化时，患者残肢不要用力，操作者将双手拇指置于患者腋下，其余四指置于接受腔前后侧，手掌在上臂前外侧和后外侧分别稍加用力向里压（图

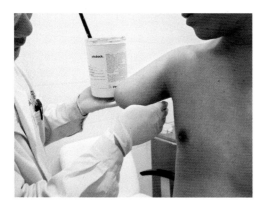

图 3-3-1 标记免压部位和划线

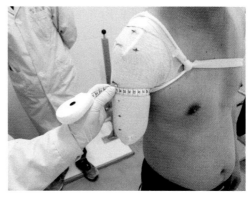

图 3-3-2 测量尺寸

3-3-3)。此时让患者尽量将残肢内收,等待石膏绷带固化。

石膏绷带固化后,将接受腔取下,修整口型。

阴型适配:检查口型、腋下、接受腔长度、悬吊、残肢屈曲角度等。特别要检查三角肌位置的空隙。

4. 修型 围裙边;待裙边固化后在阴型内部灌注石膏分离剂(凡士林、肥皂水或洗衣粉水等均可);灌注石膏阳型。

首先在外侧切开石膏绷带,随后剥开全部石膏绷带,重新标记所有的划线。

填补石膏的位置:肩峰、肩胛冈、锁骨和腋下压痕的区域。

修整石膏的部位:肩峰到上口型边缘、三角肌部位、肱二头肌外侧和肱三头肌外侧(图 3-3-4)。

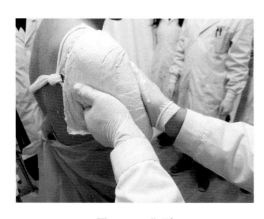

图 3-3-3 塑型

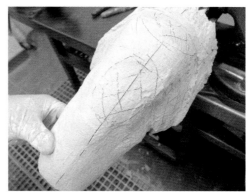

图 3-3-4 修整部位

打磨光滑后,将石膏阳型放入烘箱内烘干。烘箱设置温度为 90℃,时间至少 12 小时,请务必将烘箱的排风通道打开。

(二)内接受腔成型工艺

1. 准备工作 将石膏阳型从烘箱中取出,用 200 目的砂纸将阳型再次打磨光滑。

2. 制作内接受腔 将 PVA 薄膜袋用湿浴巾浸润,剪一小块浸润的 PVA 薄膜用力覆盖的阳型末端,并用电工胶带固定(图 3-3-5),减掉多余的 PVA 薄膜,将滑石粉倒入剩余的 PVA 薄膜袋内并套在石膏阳型上,拉紧,绑扎牢固。

打开真空泵,将真空度调整到 60%,打开内膜通道。

用缝纫机将按照石膏阳型的形状裁剪好的涤纶毛毡缝合,套在石膏阳型上;套 2 层贝纶袜套,并在两层之间按图 3-3-6 所示放置齿形垫片。

套 PVA 薄膜袋,并绑扎牢固。

树脂配方:快干树脂 + 颜色糊(按照 3%)+ 粉状固化剂(按照 1%)调匀,并倒入。

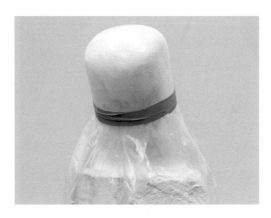

图 3-3-5　制作内膜帽

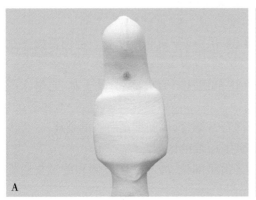

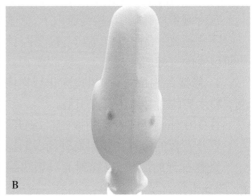

图 3-3-6　齿型垫片位置

按照图 3-3-7 所示将快干树脂均匀覆盖。

树脂固化后,将表面的 PVA 薄膜袋去除,用木锉或 40 目的砂纸将表面打毛;套 2 层贝纶袜套,然后将浸湿的 PVA 薄膜袋套好。

树脂配方:软树脂 + 颜色糊(按照 3%)+ 粉状固化剂(按照 2%)调匀,并倒入。

(三) 对线、适配

待软树脂固化后,将模型移至台钳并夹紧。

矢状面:模型背侧与地面垂。

冠状面:模型的前面与地面垂直。

用保鲜膜在模型上包好,在垫片位置粘贴一圈泡沫胶带(图 3-3-8),用聚乙烯发泡围板围好并用透明胶带固定,保证发泡剂不会泄漏。

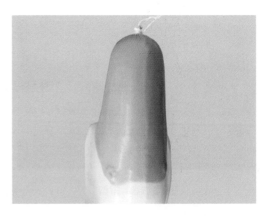

图 3-3-7　快干树脂的位置

发泡剂配方:硬泡剂与发泡固化剂按照1:1的比例搅拌均匀,并迅速倒入发泡围板之内,务必使发泡均匀。

拆除发泡围板,参考健侧上臂长度用带锯截取长度;用壁纸刀将接受腔口型割开,用风镐将石膏拆除。将硬泡与接受腔分离,打磨接受腔边缘。

患者穿上接受腔。

对线:上臂假肢的对线原则是与健侧对称,肘关节外展5°(图3-3-9)。

检查内容:悬吊、压痛点、肩关节活动范围、假肢长度、腕关节位置及假肢侧与健侧的对称性。

确定肘关节安装位置。

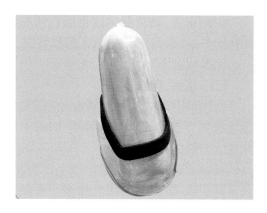

图 3-3-8　粘贴泡沫胶带

（四）外接受腔成型工艺

首先将肘关节摩擦力调整螺母旋松,拆除肘关节限位块。拆开肘关节连接盘,在肘关节连接盘保护装置上涂抹凡士林,以防止树脂进入,随后盖紧保护装置。打磨硬泡模型至所有连接部位圆滑过渡,外形优美、自然。在硬泡外面涂刮轻腻子并打磨光滑(图3-3-10)。轻腻子配方:轻腻子 + 轻腻子固化剂(3%)的比例调匀。

围裙边,灌石膏。

在齿型垫片的中心钻直径3.2mm的孔。套1层薄丝袜。

将浸湿的PVA薄膜套在模型上,并绑扎牢固、不漏气。放置肘关节连接盘,请注意连接盘的方向。

套1层贝纶袜套,在肘关节连接盘的第一道槽中用细绳系牢,将贝纶袜套翻下来形成第二层;外接受腔的口型处即齿形垫片的位置、肘关节连接盘和装配牵引带处粘贴碳纤维条(图3-3-11)。

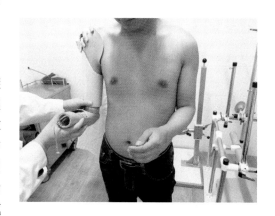

图 3-3-9　肘关节外展

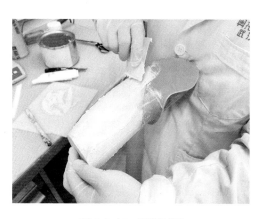

图 3-3-10　刮轻腻子

再套第三层贝纶袜套,在肘关节连接盘的第二道槽中用细绳系牢,将贝纶袜套翻下来形成第四层。再套第五层贝纶袜套,在肘关节连接盘的第三道槽中用细绳系牢,将贝纶袜套翻下来形成第六层。套PVA薄膜袋。

树脂配方:硬树脂+肤色颜色糊(3%)+粉状固化剂(3%),调匀并倒入PVA薄膜袋中,封口。

确保树脂均匀、无气孔、无爆聚。

(五)组装、完成

将模型固定在台钳上,拆除外层PVA薄膜,用铅笔画出外接受腔口型裁剪线,用刀子沿着这条裁剪线切割(图3-3-12)。

用锤子敲打肘关节保护盖上已固化的树脂,直至露出全部保护盖,用克丝钳子夹住保护盖的端部凸起,将保护盖拆除;之后再用克丝钳子将内保护盖拆除。

用风镐将全部石膏去除;用电烙铁从内接受腔内部烫穿齿型垫片中心(图3-3-13)。

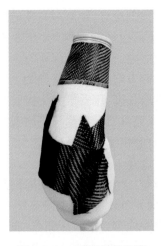

图3-3-11　碳纤维的位置

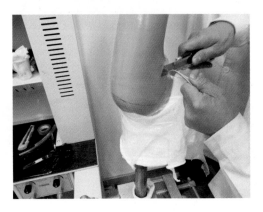

图3-3-12　切割外接受腔

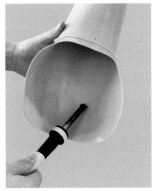

图3-3-13　烫垫片孔

攻丝:先用直径3.4mm的钻头在齿型垫片中心钻孔,之后用M4的丝锥在齿型垫片中心攻丝,用M4的螺丝固定内外接受腔,热风枪加热固定螺丝,再次拧紧固定螺丝,使螺丝略陷入外接受腔表面。用锥子在电极模块调节孔位置从外往里面推出模块。

拆出内接受腔,将硬泡模型从外接受腔中打出。

打磨边缘线至光滑,修整固定螺丝长度。

安装牵引孔:在内接受腔底部打直径21mm的孔,将弯管穿入孔中,再将内接受腔装入外接受腔中,从肘关节处观察以确定弯管穿出外接受腔的位置,并在外接受腔外部的相应位置做出标记,在外接受腔处打直径21mm的孔。

安装内外接受腔、弯管,保证内接受腔内部的弯管处弯管不外露,弯管多余部分露出到外接受腔外部;拧紧至少3颗固定螺丝,从肘关节处用快干树脂粘接弯管与内接受腔外部。快干树脂固化后,将外部多余的弯管锯掉,并打磨光滑。

安装腕关节:按照测量尺寸将肘关节的前臂筒截短至适当长度,将端部磨平、打磨光滑。使用固态快干树脂将腕接圈与前臂筒粘接(图3-3-14);固态快干树脂配方:固态快干树脂+粉状固化剂(3%)。用电烙铁从里面将腕接圈的4个安装孔烫穿,在安装孔处钻直径 3.5mm 的孔,用锪钻将安装孔倒角 90°。

安装手头:将手头部位的尼龙牵引索截短至适当长度,安装索道连接器。在手头的腕部将黑色摩擦力调整橡胶圈放置到手头腕部;将尼龙腕关节连接件在腕部拧至松紧适度(图 3-3-15);最后将组装好的手头、调整橡胶圈和尼龙腕关节连接件一起安装到腕关节部位,并用 4 颗螺丝固定(图 3-3-16)。

安装肘关节:将肘关节旋进到接受腔,安装肘关节限位装置及螺钉。调整肘关节摩擦力至适当程度。

安装调整三重力带:用回线套分别固定开手牵引索和锁肘牵引索的起点;用打孔钳分别在开手牵引带和锁肘牵引带的起点打孔,在外接受腔的前后适当位置打直径 4mm 的孔,并分别用铆钉将锁肘牵引带(图 3-3-17)和开手牵引带固定(必须与索道固定器一起固定)(图 3-3-18);在前臂筒的内侧打 3 个直径 2.2mm 的孔,将屈肘牵引索穿过 D 型环,之后再顺序穿过 3 个直径 2.2mm 的孔,并用屈肘锁扣固定长度(图 3-3-19)。

在屈肘牵引带与锁肘牵引带的连接处用止血钳固定(注意:同时固定锁肘牵引索起点);在屈肘牵引带与开手牵引带的连接处用止血钳固定(注意:同时固定开手牵引索起点)。

在前臂筒适当位置打直径 4mm 的孔,用铆钉在此处将另一只索道固定器铆接(图 3-3-20)。将开手牵引索与手头连接。

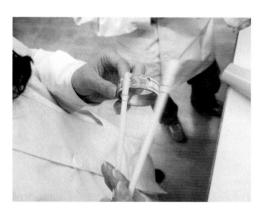

图 3-3-14　涂抹固态快干树脂

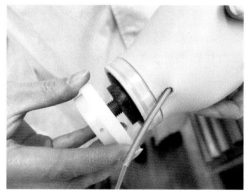

图 3-3-15　腕关节部件安装顺序

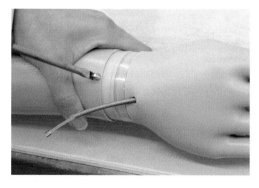

图 3-3-16　安装手头

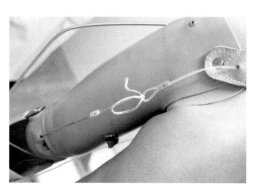

图 3-3-17　固定锁肘牵引带

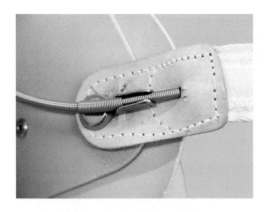

图 3-3-18　固定开手牵引带

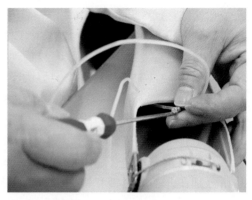

图 3-3-19　锁紧屈肘螺钉

在指导患者训练的同时,随时调整各个牵引索的松紧度,直至合适为止。

将止血钳固定点换成铆钉固定。

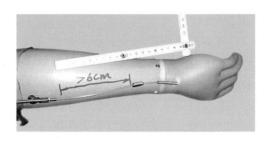

图 3-3-20　固定索道固定器

三、适合性检验

(一) 检查评估

1. 检查处方要求　对照前一次检查的修改要求检查。

2. 检查穿戴是否容易和是否能够穿戴到正确位置　一般应以患者感觉到残肢末端已接触到接受腔底部为准。

3. 检查接受腔与残肢是否服帖和受压的耐受程度　操纵假肢应无疼痛感,向接受腔施加压力,患者不应出现疼痛或不适。可对假肢施加一定的力量,模拟假肢提、拿、推、拉动作,残肢无疼痛,取下假肢应无变色现象。

4. 检查假肢与健侧的对称性。

5. 肘关节在摆动时不应受大转子的影响。

6. 检查假肢长度,上臂应与健侧等长,前臂部允许比健侧短,但不小于 10mm。

7. 肘关节屈曲角度应当达到 135°。

8. 当肘关节屈曲 90° 时,假手应能完全张开;肘关节屈曲 5° 时,假手应能完全闭合。

9. 肘关节锁在任意位置应能锁定和解锁。

(二) 可能出现的问题和修正(与上述检查项一一对应)

1. 重新修改。

2. 残肢穿戴不到位　有可能是接受腔容积不够大,或残肢出现水肿等原因引起体积变大。

3. 对压痛点进行加热修改　如接受腔边缘不适,可重新打磨至适当位置并抛光处理。

4. 对线问题,无法修改。

5. 如前臂过长,重新截短。

6. 调紧屈肘牵引索或 D 型环的位置。

7. 调整开手牵引索的松紧度或前臂部锁定固定器的位置。

8. 如果只能锁定、不能解锁时,将肘关节索道调松;如果既不能锁定也不能解锁,则将肘关节索道调紧。

(三) 基本训练方法

1. **开手**　双肩做前屈动作。

2. **屈肘**　残肢肩关节固定不动,使残肢以肩关节轴为转动中心做屈曲动作。

3. **锁肘**　颈部向后平动,不得使头部向后仰。

第四章

肩关节离断假肢的制作与应用

第一节　实践目的与要求

一、实践目的

将肩关节离断相关的理论知识更好地与实际操作相结合,提高对肩关节离断假肢制作的认识,并以此不断优化工艺流程及标准,使装配达到更好的适配性。

二、实践要求

(一)掌握

装配前评估检查、测量取型、模型修整、树脂积层成型工艺、对线适配、外装饰制作、成品检查等工艺流程及各部分的制作要点和原则。

(二)了解

不同残肢情况的肩关节离断假肢设计原则、各种类型的制作方法及其差异。

第二节　实践前的准备

一、患者部分的准备

初次安装假肢的患者可以提供住院病历、检查报告、X线平片等医学信息;更换假肢的患者可以提供用过的旧假肢。

二、评估设备器具

温度光线适宜、私密性好的检查室;整洁合适的样品陈列柜;身高体重秤:称重范围 0~150kg、精度 ±0.5kg,身高测量范围 100~200cm、精度 ±0.5cm;医用检查床;滑板;医用 X 光观片灯;假肢肌电测试仪或肌电训练仪,双通道测试和显示(屈、伸),仪表量程 0~100μV,精度 ±5μV;皮尺;专用量角器。

三、制作设备与专用工具

打磨机、钻床、真空泵、手电钻、震动锯、热风枪、激光对线仪、板材剪、马口扳手、丝锥、取型水槽、取型记号笔、皮尺、石膏剪、石膏半圆锉、石膏圆锉、裁纸刀。

四、材料与零部件

(一) 材料

石膏绷带、石膏粉、石膏隔离剂、PVA 薄膜、软树脂、硬树脂、齿形垫片、毛毡、贝纶袜套、薄丝袜、碳纤维布、内六角螺钉、搭扣带。

(二) 零部件

手头、外装饰手皮、肘关节、肩关节、外装饰海绵、外装饰袜套。

第三节 实 践 流 程

一、患者检查评估及处方制订

(一) 检查评估

肩关节离断假肢安装前的检查评定主要包括:

1. 了解患者基本情况

(1) 年龄、性别、身高、体重。

(2) 职业、经济支付能力。

(3) 生活环境。

(4) 是否使用过假肢,以往使用假肢的类型及对旧假肢的评价和新假肢的需求。

(5) 目前患者日常生活自理能力的评定。

(6) 个人爱好。

(7) 精神状态。

2. 了解患者病史

(1) 截肢原因、截肢时间、是否有合并伤。

(2) 是否有高血压、糖尿病等。

(3) 是否有过敏史及具体过敏源。

3. 合并其他肢体的障碍情况并记录

4. 残肢评定 内容主要包括患者病历和放射学检查,观察、确定截肢者具体的截肢部位,检查记录截肢者残肢皮肤情况、肩部肌肉活动状况及肌电信号测量数据。

(二) 处方制订

肩关节离断假肢主要由肩部接受腔、肩关节、上臂部、肘关节组件、前臂部、腕关节、手部装置、背带及控制索系统组成。肩关节离断假肢是为肩关节离断、上臂极短残肢和上肢带解脱术的截肢患者装配的假肢,由于截肢部位不同,假肢的肩部接受腔和肩关节的形式也有明显不同。肩关节离断假肢的形式主要有装饰性、索控式和混合型假肢,装饰性肩关节离断假肢特别适合于放弃配戴功能型假肢的患者以及控制功能型假肢有困难的截肢患者;索控式肩关节离断假肢尤其适合于不可能配戴体外力源型假肢而又需要使用功能型假肢的患者,但是这种假肢非常难以控制;混合型肩关节离断假肢的前提条件是需要有足够强的肌电信号。所以在开具具体处方前与患者及其家属沟通,综合临床检查评定、假肢特点、患者意愿确定处方假肢形式,填写具体部件型号和要求。

二、肩关节离断假肢制作

(一)测量、取型、修型

1. 首先用贝纶袜套缝制 1 件取型衣穿于患者身上,要保证取型衣与残肢部位贴合无褶皱,然后用石膏笔标记出残肢末端骨突点、锁骨、肩胛冈、与健侧腋窝平齐线以及接受腔轮廓线(图 4-3-1)。

2. 准备两条石膏绷带条,每个绷带条为 4 层,第一条长度为前侧底端边缘线至后侧底端边缘线;第二条长度为矢状面肩部上边缘线至腋窝下边缘线。

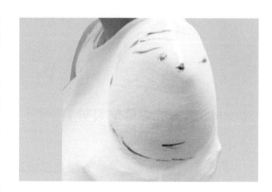

图 4-3-1　做标记

3. 将第一个石膏绷带条放入取型水槽浸湿,从前后位置覆盖于患者残端部位并抹平,然后将第二个石膏绷带条从肩上部覆盖于患者残端并抹平。

4. 双侧拇指置于腋下位置,双侧手指分别置于前侧锁骨下部和后侧肩胛骨部位,施加适度压力塑型,待其未完全固化时一侧手从前后位置,另一侧手从肩上部按压塑型,保证石膏阴型与整个残肢完全贴合(图 4-3-2)。

5. 石膏绷带固化后在石膏阴型上分别标出矢状面和冠状面的基准线,矢状面的基准线通过肩峰且垂直于地面,冠状面的基准线在双肩保持等高的情况下通过肩峰并与地面垂直(图 4-3-3)。

6. 剪开取型袜套,取下石膏阴型,将取型袜套和石膏阴型分离,按照标记的边缘线修整石膏阴型,用石膏绷带封边。

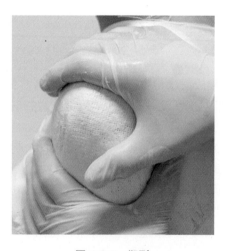

图 4-3-2　塑型

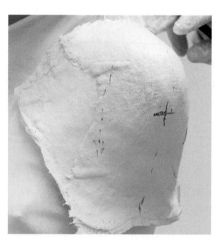

图 4-3-3　画垂线

7. 待石膏绷带固化后在阴型内层涂刷隔离剂并灌注石膏阳型。15~20分钟后石膏固化，从砂箱取出石膏模型，剥除石膏绷带，重新描画标记的骨突点，然后用石膏锉刀将整个模型除骨突区域外修整顺滑，同时削减前侧锁骨下区域、后侧肩胛骨区域以及内侧腋下部位3~5mm。削减完成后调少量石膏增补锁骨、残端骨突点、肩胛冈3~5mm（图4-3-4）。

8. 石膏固化后将整个模型修整顺滑并用水砂纸磨光，放入烘箱，温度调整为80~90℃，时间8~10小时。

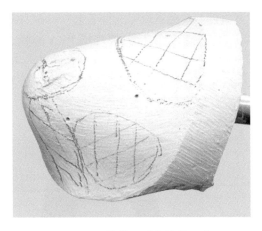

图4-3-4　修整区域和填补区域

（二）内接受腔真空成型工艺

1. 从烘箱内取出烘干的石膏阳型，用砂纸打磨光滑，将其固定在真空管上并用纱套缠绕真空管与石膏模型接口处。

2. 裁一张大小适度的PVA薄膜，用湿毛巾裹住薄膜3~5分钟，取出薄膜并拉伸套于石膏阳型上（图4-3-5），注意边缘线以内不要出现褶皱，将PVA薄膜绑扎在真空管上。打开真空泵内膜阀门，检查薄膜有无漏气。

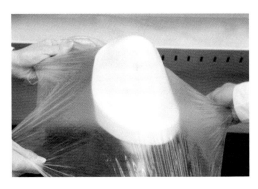

图4-3-5　拉封闭PVA薄膜

3. 测量石膏模型上端围长、下端围长和纵向长度，依据该尺寸裁切一张涤纶毛毡，将毛毡缝合并套在石膏阳型上，在模型前侧和后侧各放置两个已攻丝的齿形垫片，务必在此处用碳纤维加强。

4. 在毛毡外面再套4层贝纶纱套，套1层PVA薄膜，打开外膜真空泵阀门检查是否漏气。

5. 根据模型大小倒适量软树脂，按3%比例加入颜色糊搅匀，再按2%~3%比例加入固化剂搅匀，然后将调好的软树脂倒入PVA薄膜，均匀的将树脂推送模型边缘线位置，保证树脂颜色均匀无气泡。

（三）外接受腔真空成型工艺

1. 树脂固化后去除PVA薄膜，用直径3.2mm钻头钻出4个垫片孔，套1层薄丝袜。

2. 套1层PVA薄膜，套3层贝纶袜套，然后放置肩关节，肩关节中心点的位置应处于肩峰下60mm向后10mm，弯制肩关节连接板并锯掉多余的部分，保持肩关节处于正确的位置。连接板弯制完成后拆除肩关节其余部分，将肩关节连接板放在调整好的位置，在连接板下方贴1层碳纤维布，再在连接板上方贴1层碳纤维布，肩关节中心的间隙用毛毡填充（图4-3-6）。

3. 再套3层袜套，套PVA薄膜，调适量硬树脂，将树脂倒入PVA薄膜，均匀的将树脂推送模型边缘线位置，保证树脂颜色均匀无气泡，同时注意在推送树脂过程中不要改变肩关节的位置。

（四）连接罩真空成型工艺

1. 树脂固化后去掉外层 PVA 薄膜，套 1 层薄丝袜，再套 1 层 PVA 薄膜，套 2 层贝纶袜套，在肩峰下 10~20mm 放置齿形垫片，在腋下前部和后部分别放置 1 个齿形垫片，3 个齿形垫片呈等腰三角形放置（图 4-3-7），此 3 个齿型垫片的位置与连接罩裁剪后的边缘线距离为 10mm。

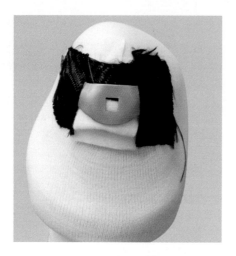
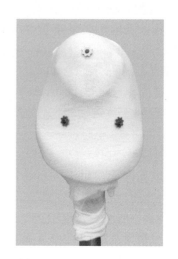

图 4-3-6　放置肩关节连接板　　　　图 4-3-7　连接罩的齿型垫片位置

2. 再套 2 层贝纶袜套，套 PVA 薄膜，调适量硬树脂，将树脂倒入 PVA 薄膜，均匀地将树脂推送到模型边缘线位置，保证树脂颜色均匀无气泡。

（五）对线、组装

1. 树脂固化后，用震动锯沿边缘线切开，第 1 层内腔按边缘线打磨光滑。

2. 外接受腔边缘比内接受腔边缘短 10mm，打磨光滑，并分别在肩关节中心点内侧和外侧用直径 22mm 的钻头钻孔（图 4-3-8）。

3. 连接罩以 3 个齿形垫片形成的三角形为基准向外扩大 10mm 打磨光滑，并在肩关节中心点用直径 36mm 的钻头钻孔（图 4-3-9）。

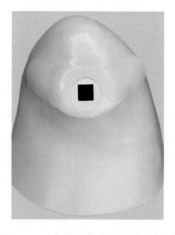
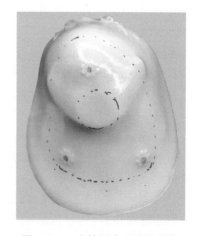

图 4-3-8　在肩关节连接板中心钻孔　　　　图 4-3-9　连接罩中心孔的位置

4. 将外接受腔和连接罩叠加，确保两层接受腔之间完全吻合，用直径 3.5mm 的钻头钻出 3 个齿形垫片孔。

5. 将拆下的肩关节组件重新与外接受腔组装，再用 M4 螺丝连接内外接受腔、肘关节、手头及肩关节。

6. 准备一根棉质弹性带，以 8 字缠绕方式将连接好假肢，用止血钳将假肢固定在患者身上；检查固定带的松紧、接受腔的位置以及贴合度，是否有压痛或不适感（图 4-3-10）。

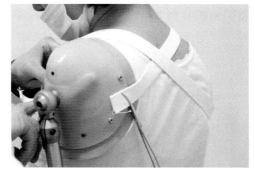

图 4-3-10　检查固定带

7. 让患者自然站立，双肩保持等高，双侧肘关节保持屈曲 90°，从后侧检查双侧上臂长度差（图 4-3-11），检查完毕将假肢肘关节伸直，让患者健侧肘关节自然伸展，测量双侧拇指指尖高度差（图 4-3-12）。

8. 取下假肢，拧松前臂连接管和上臂连接管的锁紧螺丝，根据测量的上臂和前臂长度差，用割管器割掉多余的连接管（图 4-3-13），用倒角器将连接管的边缘打磨光滑，重新组装手头、肘关节、肩关节。

9. 重新让患者穿戴调整好的假肢，检查假肢的长度是否合适，肘关节以及手头的角度是否和健侧对称，用尺子测量从脊柱中心线到健侧上臂外缘的长度（图 4-3-14），

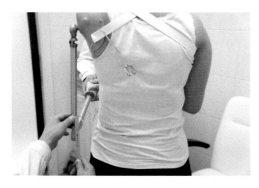

图 4-3-11　检查上臂长度

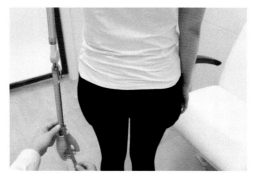

图 4-3-12　检查全臂长度

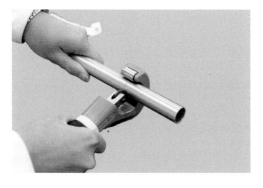

图 4-3-13　截掉多余的连接管

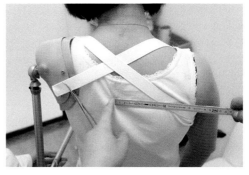

图 4-3-14　测量脊柱中线到健侧上臂外缘的长度

作为制作海绵外装饰的参考。

10. 打磨外装饰海绵上半部分,使之与连接罩相吻合,在连接罩和海绵上涂刷胶水,待胶水晾干后将其黏合(图 4-3-15)。

11. 在外装饰海绵上半部和下半部的连接面上涂刷胶水(图 4-3-16),将其黏合;拆除肩关节和手头,将肘关节和连接管插入海绵外装饰,再次连接肩关节并用内六角螺丝固定连接罩和外接受腔(图 4-3-17)。

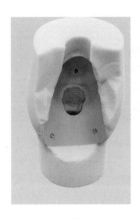 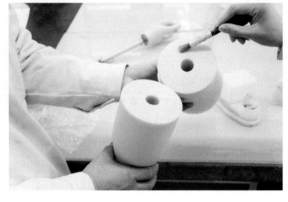

图 4-3-15   粘接连接罩   图 4-3-16   粘接装饰海绵的上下部分

12. 根据患者健侧手臂外形打磨出海绵外装饰形状(图 4-3-18),拆分连接罩和外接受腔,套 1 层外装饰袜套于外装饰海绵上,将其近端部分用胶水粘接于连接罩内侧(图 4-3-19),重新组装内外接受腔、连接罩及手头,并安装棉质固定带。肩关节离断假肢的成品见图 4-3-20。

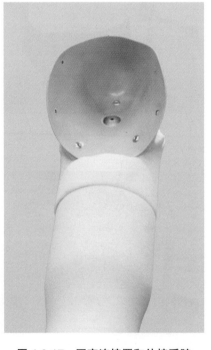 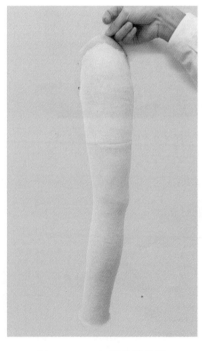

图 4-3-17   固定连接罩和外接受腔   图 4-3-18   打磨装饰海绵

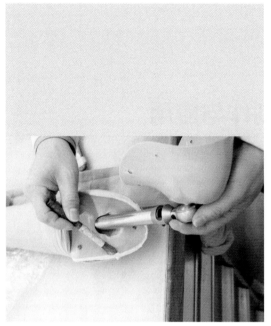

图 4-3-19　粘接装饰袜套

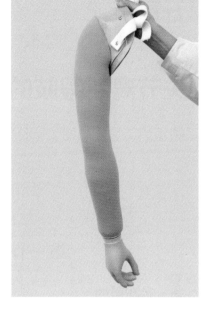

图 4-3-20　肩关节离断装饰假肢成品

三、适合性检验

（一）检查评估

1. 检查接受腔是否和残端贴合无压痛。
2. 检查假肢的整体长度和上臂以及前臂的长度是否和健侧一致。
3. 检查棉质固定带松紧是否适合。
4. 检查外装饰整体形状是否和健侧一致。

（二）可能出现的问题和修正（与检查评估一一对应）

1. 用热风枪加热后进行修整。
2. 用割管器切除多余的臂管并将边缘打磨光滑。
3. 适度调整固定带的松紧。
4. 用打磨机再次修整多余部位。

（三）基本训练方法

1. 如何正确穿脱假肢。
2. 如何锁定或解锁肘关节。

第五章

踝关节离断假肢的制作与应用

第一节　实践目的与要求

一、实践目的

掌握踝关节离断假肢的制作方法、穿戴假肢后的基本训练方法及假肢穿戴后的效果评价。

二、实践要求

掌握常见踝关节离断假肢的制作方法、穿戴假肢后的基本训练方法、假肢穿戴后的效果评价。

了解不同种类踝关节离断假肢制作工艺的区别及特点。

第二节　实践前的准备

一、患者部分的准备

初次安装假肢的患者可以提供住院病历、检查报告、X 线平片等医学信息;更换假肢的患者可以提供用过的旧假肢。

二、评估设备器具

温度光线适宜、私密性好的检查室;样品陈列柜;身高体重秤:称重范围 0~150kg、精度 ±0.5kg,身高测量范围 100~200cm、精度 ±0.5cm;医用检查床;不带轮子的靠背椅;打诊锤;医用 X 光观片灯;高度板,皮尺;专用量角器。

三、制作设备与专用工具

制作设备包括:台钳、抽真空管、真空泵、电动震动锯、电子天平、激光对线仪、打磨机、打磨头、砂箱及固定架、专用真空泵、热风枪、抽真空管夹具。

专用工具包括:橡皮锤、剪刀、游标卡尺、内六角扳手、管子刮边器、水性记号笔、圆锉、半圆锉、垫高板、软尺、残肢长度测量尺、石膏剪刀、石膏调刀、石膏碗、石膏搅拌器、壁纸刀等。

四、材料与零部件

1. **材料**　石膏绷带、石膏粉、PE 泡沫板、PVA 膜、贝纶纱套、丙烯酸树脂、颜色糊、固化剂、快干胶、锯末。

2. **零部件**　假脚（赛姆假肢专用木连接假脚）。

第三节　实　践　流　程

一、患者检查评估及处方制订

（一）检查评估

踝关节离断假肢安装前的检查评定主要包括：

1. **患者基本情况的评定**

（1）年龄、性别、身高、体重。

（2）职业、经济支付能力。

（3）生活环境。

（4）是否使用过假肢，以往使用假肢的类型及对旧假肢的评价和新假肢的需求。

（5）目前患者日常生活自理能力的评定。

（6）活动量和运动需求的评定。

（7）个人爱好。

（8）精神面貌、康复信心。

2. **全身状况的评定**

（1）截肢原因、截肢时间、是否有合并伤。

（2）是否有高血压、糖尿病、血栓、脉管炎等，或其他传染病史。

（3）是否有过敏史及具体过敏源。

3. **其他肢体的评定**　其他肢体残缺或功能障碍情况。

4. **残肢评定**

（1）肌力评定：通常采用手法肌力检查来判断控制残肢肌肉的力量，国际普遍应用的肌力分级方法是补充 6 级（0~5 级）分级。手法肌力检查时，必须遵循测试的标准姿势，以提高结果的可比性。检查前，应先用通俗的语言向患者解释，必要时给以示范。检查时先检查健侧下肢后检查残肢，先抗重力后抗阻力，两侧对比。抗阻力必须使用同一强度，阻力应加在被测关节的远端，同时记录双侧下肢各关节主要肌群手法肌力评价结果。具体检查方法参见表 5-3-1。

（2）各关节畸形及活动范围评定（主动、被动）：测量时要明确下肢各关节的正常活动范围；熟悉关节体位和关节的运动方向；掌握各关节测量时固定臂、移动臂、轴心的具体规定；同一患者应由专人测量，每次测量应取相同位置，使用同一种量角器，便于比较。具体测量方法及正常参考值见表 5-3-2。

表 5-3-1　下肢主要肌肉手法肌力检查

肌肉	检查方法		
	1 级	2 级	3~5 级
髂腰肌	仰卧,试图屈髋时于腹股沟上缘可触及肌活动	向同侧侧卧,托住对侧下肢,可主动屈髋	仰卧,小腿悬于床缘外,屈髋,阻力加于骨远端前面
臀大肌	仰卧,试图伸髋时于臀部及坐骨结节可触及肌活动	向同侧侧卧,托住对侧下肢,可主动伸髋	俯卧,屈膝(测臀大肌)或伸膝(测臀大肌和股后肌群),髋伸 10°~15°,阻力加于骨远端后面
大收肌、长收肌、短收肌、股薄肌、耻骨肌	仰卧,分腿 30°,试图内收时于股内侧部可触及肌活动	同左,下肢放滑板上可主动内收髋	向同侧侧卧,两腿伸,托住对侧下肢,髋内收,阻力加于骨远端内侧
臀中肌、臀小肌、阔筋膜张肌	仰卧,试图髋外展时于大转子上方可触及肌活动	同左,下肢放滑板上可主动外展髋	向对侧侧卧,对侧下肢半屈,髋外展,阻力加于骨远端外侧
股方肌、梨状肌、臀大肌	侧卧,腿伸直,试图髋外旋时于大转子上方可触及肌活动	同左,主动外旋髋	仰卧,小腿在床缘外下垂,髋外旋,阻力加于小腿下端内侧
上/下孖肌、闭孔内/外肌、臀小肌、阔筋膜张肌	仰卧,腿伸直,试图髋内旋时于大转子上方可触及肌活动	同左,可主动内旋髋	仰卧,小腿在床缘外下垂,髋内旋,阻力加于小腿远端外侧
腘绳肌	俯卧,试图屈膝时可于腘窝两侧触及肌腱活动	向同侧侧卧,托住对侧下肢,可主动屈膝	俯卧,膝从伸直位开始到屈曲,阻力加于小腿远端后侧
股四头肌	俯卧,试图伸膝时可触及髌韧带活动	向同侧侧卧,托住对侧下肢,可主动伸膝	仰卧,小腿在床缘外下垂,伸膝,阻力加于小腿远端前侧
腓肠肌	俯卧,试图踝跖屈时可触及跟腱活动	同左,踝可主动跖屈	仰卧,膝伸(检测腓肠肌)或膝屈(检测比目鱼肌),踝跖屈,阻力加于足跟
胫前肌	仰卧,试图踝背伸、足内翻时触及跟腱活动	侧卧,可主动踝背伸并足内翻	坐位,小腿下垂,踝背屈并足内翻,阻力加于足背内缘
胫后肌	仰卧,试图足内翻时于内踝后方可触及跟腱活动	同左,可主动踝跖屈并足内翻	向同侧侧卧,足在床缘外,足内翻并踝跖屈,阻力加于足内缘
腓骨长、短肌	仰卧,试图足外翻时于外踝后方可触及跟腱活动	同左,可主动踝跖屈并足外翻	向对侧侧卧,使跖屈的足外翻,阻力加于足外缘

表 5-3-2 下肢主要关节活动范围测量方法及正常值

关节	运动	体位	量角器放置方法			正常参考值
			轴心	固定臂	移动臂	
髋	屈	仰卧或侧卧,对侧下肢伸直	股骨大转子	与身体纵轴平行	与股骨纵轴平行	0°~125°
	伸	侧卧,被测下肢在上	同上	同上	同上	0°~15°
	内收外展	仰卧	髂前上棘	左右髂前上棘连线的垂直线	髂前上棘至髌骨中心的连线	各0°~45°
	内旋外旋	仰卧,两小腿于床缘外下垂	髌骨下端	与地面垂直	与胫骨纵轴平行	各0°~45°
膝	屈、伸	俯卧、侧卧或坐在椅子边缘	股骨外踝	与股骨纵轴平行	与胫骨纵轴平行	屈:0°~150° 伸:0°
踝	背屈跖屈	仰卧,踝处于中立位	腓骨纵轴线与足外缘交叉处	与腓骨纵轴平行	与第5跖骨纵轴平行	背屈:0°~20° 跖屈:0°~45°
	内翻外翻	俯卧,足位于床缘外	踝后方两踝中点	小腿后纵轴	轴心与足跟中点线	内翻:0°~35° 外翻:0°~25°

(3) 残肢皮肤情况:检查残肢皮肤有无瘢痕、植皮、溃疡、窦道、不愈合伤口等以及皮肤感觉、温度、颜色等情况,并与正常皮肤对照,记录这些情况的具体位置、形状等。

(4) 残肢皮下组织情况:检查软组织的多少、软硬,是否有赘肉、肿胀;残肢有无骨突及骨突的部位等情况。

(5) 残肢残端能否负重并评定负重能力。

(6) 残肢疼痛感觉评定:检查残肢有无压痛、神经痛、幻肢痛及疼痛程度,疼痛产生的时间、部位和诱因等。

(7) 残肢形状描述:如圆柱形、球根形等。

(8) 肢体长度的测量及双侧下肢长度差距。

(9) 残肢围长的测量:以髌韧带中间点为起点,每隔3cm测量到残肢末端的围长,比较判断残肢末端球根部与小腿中部周径的大小,测量时皮尺不能拉太紧或太松,以皮肤没有起皱褶为准;皮尺保持水平。

(二) 处方制订

踝关节离断假肢处方制订最关键问题就是残肢末端负重情况、皮肤耐受情况和与健侧肢体的长度差。针对不同的情况选择最适合残肢形状的接受腔和假脚部件。常见的踝关节离断假肢的接受腔有不开口全接触式、内侧开口式、后侧开口式和传统系带式,如果残肢末端不能良好负重也可以用PTB式小腿假肢接受腔形式。总之,综合截肢患者各方面的检查评估、患者对假肢的要求、各种不同形式接受腔和假脚特点制订最合适的处方方案。

二、踝关节离断假肢制作

(一) 测量、取型、修型

1. **残肢保护**　患者端坐位,复查患者残肢末端是否能够承重,如不能负重可采用小腿 PTK 假肢的取型方法。给患者穿戴取型用的袜套。

2. **描绘标记点**　用水性记号笔依次标记出需要进行免荷或施加压力的区域。描绘出髌骨轮廓、髌韧带中线(MPT)、胫骨粗隆轮廓、胫骨走向及胫骨轮廓、内外踝突起、腓骨小头、膝间隙;并在 MPT 下方每 5cm 位置、悬吊部位、压痛点和骨突部(如骨刺,神经瘤,皮肤瘢痕组织等压痛点或易破损区域)做标记。

3. **测量**　从 MPT 开始,每隔 5cm 使用皮尺测量一次残肢围长;使用卡尺测量残肢末端及悬吊部位的前后径(A-P)和内外径(M-L)尺寸;使用残肢长度测量尺测量残肢长度;在保持骨盆水平的前提下,用海绵和承重板垫在残端下方,用直尺测量承重板和海绵压缩后的高度、健侧 MPT 到地面的高度,健侧脚的长度,膝间隙高度,并将所测量尺寸统一记录在赛姆假肢取型记录卡上。

4. **取型**

(1) 将袜套剪出 1 个口子,用绳子或塑料管穿进去,为石膏固化后取下阴型做准备。

(2) 按照残肢长度和围长准备石膏绷带卷若干。

(3) 确定患者坐姿,膝关节屈曲角度,以及取型人员的位置(应正对患者残肢)。

(4) 取石膏绷带卷浸水拧干,并自股骨内侧髁上缘向上 40~50mm 处开始向下缠绕绷带,石膏绷带的缠绕顺序应为前 - 内 - 后 - 外,这是因为从前面向内侧面缠绕软组织移动量小,可以使支撑体重的重要部位内侧面的形状准确做出,根据选择石膏绷带的不同,缠绕层数也有区别,通常为 3~5 层。

(5) 石膏绷带缠绕完成后应迅速抹匀,并反复挤压、按压胫骨嵴两侧,残端上方悬吊部位区域,以达到准确做出相关区域形状的目的。

(6) 在石膏绷带发热固化之前,双手拇指指尖按压髌韧带两侧(两拇指分别与髌韧带长轴呈 45°);让患者踩在海绵上,承重板放于海绵下方,保持骨盆水平。

(7) 石膏固化后在冠状面和矢状面画出垂线,作为假肢对线参考。

(8) 在石膏阴型前侧画出 4~6 条对合线,并沿绳子使用石膏剪刀将石膏阴型剪开后取下。

5. **灌型**

(1) 取下石膏阴型中的袜套,将石膏阴型对合,用 3~4 层石膏绷带缠绕使其闭合,倒入脱模剂。

(2) 将石膏阴型埋入灌型砂箱中,注意应使石膏阴型按之前描绘的垂线垂直于水平面放置。

(3) 将调好的石膏浆注入石膏阴型,并将修型管插入石膏浆中上下提拉,带出石膏浆中的气泡,保证石膏阳型的光整度。

(4) 将修型管按照接受腔参考线走向放置好(即在矢状面和冠状面均平行于残肢中线),并保证修型管末端与石膏阴型末端至少留出 20mm 的距离。

6. 修型

（1）将固化的石膏阳型取出，固定于台钳上，用壁纸刀划开绷带，描画标记点并复查尺寸。

（2）削减石膏：修整石膏阳型原则上需要按照先削减后填补的顺序，在所有需要削减的部位修整到位并核对尺寸达到目标值后，再进行填补操作，在修整过程中应时刻注意从水平面进行检查，保证石膏阳型从水平面看近似三角形，抵抗残肢在接受腔内旋转。

（3）需要削减的部位：包括髌韧带区域，将取型中按压的痕迹削减平整即可，修整过程中注意所修区域应与阳型冠状面保持平行；胫骨嵴两侧区域；残肢后侧软组织；对于髌韧带平面以上的区域，在保留残肢原有形状的基础上削减到测量值即可。

（4）需要填补的部位：包括胫骨粗隆，胫骨内、外侧髁，胫骨嵴，胫骨末端，腓骨小头，腓骨末端，其他骨刺神经瘤等压痛点。

（5）阳型后侧内侧通道的高度一般要低于外侧通道。内外侧通道之间高点位置应与髌韧带高度稍低。

（6）纱网光滑石膏阳型。

（二）接受腔第一次成型工艺

1. 内衬套制作

（1）在石膏阳型上测定最上部和最下部的周径，将测定的周径加上 1.5cm 作为封口部分宽度，残肢长度延长 5cm，在周径及长度增加 1.5cm 的泡沫板的伸缩量，做成等腰梯形下料。

（2）将封口部分用砂轮打磨出倾斜平面，并用氯丁胶将内衬套两端沿一条直线粘好，将泡沫板垫在接口处，用橡皮锤砸实，使其牢固。

（3）将滑石粉涂在石膏阳型表面，将内衬套放到加热箱中加热，待内衬套变软后套在石膏阳型上，穿戴隔热手套塑出悬吊部位和口型部位的形状，待内衬套温度降至室温后，取下内衬套并将多余的部分剪下，用砂轮将边缘部分磨薄。

（4）剪出 1 个合适尺寸的方形泡沫板，放到加热箱中加热，待加热变软后，取出套在石膏阳型底部，穿戴隔热手套用手掌塑出底端形状，待泡沫板温度降低变硬后，剪去多余部分，注意不要有褶皱，用砂轮将泡沫板外面边缘磨薄，将"帽子"与内衬套用氯丁胶粘贴牢固。

（5）裁剪若干个方型泡沫板，用砂轮将四边尽量磨薄，放在悬吊部位的凹陷处，将凹陷填补，使弧度平滑，用氯丁胶粘贴牢固，在用砂轮将凹凸部分磨平，使连接部分过渡尽量平滑。

2. 接受腔制作

（1）将内衬套套入石膏阳型，并一同插入真空管中，将方形 PVA 膜用湿毛巾包裹备用，待 PVA 内膜富有一定弹性张力后套在内衬套底部，用胶带粘好，将多余的 PVA 内膜剪下。

（2）将 PVA 内膜用湿毛巾包裹备用，在内衬套上撒一些滑石粉，将 PVA 内膜套在内衬套上，不要有褶皱，将石膏阳型与真空管连接处用袜套包好，注意避免划伤 PVA 内膜，将 PVA 内膜下端绑在真空抽气气孔上，缠绕完后不要漏气，打开气泵，真空度 60%，内膜收缩即可，注意焊缝放在阳型后侧。

（3）套 8~10 层贝纶袜套,两侧放置 1~2 层碳纤维增强,将 PVA 外膜用湿毛巾包裹备用,待富有弹性张力后套在袜套上,PVA 外膜下端绑在气孔下,密封好,真空度 40%,打开外泵抽真空,膜收缩即可,将 PVA 外膜上部用胶带粘好。

（4）调配树脂,根据患者残肢长度及围长,将丙烯酸树脂、固化剂、颜色糊调匀,从 PVA 外膜顶端注入,静置片刻,尽量将气泡赶出,用拇指按压上端的树脂,将膜顶部粘好密封,将底下的胶带松开,使丙烯酸树脂浸透贝纶袜套以及碳纤维或玻纤等增强材料。

（5）用细线或袜套将树脂赶下,薄厚尽量均匀,防止爆聚,待树脂分布均匀后将上部再粘贴密封,防止多余树脂流入。

（6）待树脂发热固化,局部过热可用酒精涂抹表面散热,防止发生爆聚,待树脂冷却后取下即可。

（7）用震动锯沿切割线切开,将石膏敲碎取出,分别将外接受腔和软内衬套打磨到所需位置并抛光;将接受腔底端打磨圆滑、粗糙。软内衬套的边缘需高于外接受腔 5mm,以达到保护皮肤的目的。

（三）对线、适配

1. 工作台对线   根据残肢长度先在假脚上画基准线,用钻或锯进行粗加工,在用砂轮将木连接座打磨符合接受腔末端形状,将接受腔放置至合适位置,根据测量尺寸,将假肢高度调整至合适。

将假脚前面、后面及侧面打磨平滑,在矢状面和小腿假肢对线基本一致,矢状面垂直力线通过假脚中间 1/3 的后 1/3 区域、接受腔在中线基础上加 5° 屈曲角对线,冠状面髌韧带中点通过假脚踇趾与第二趾中间,水平面需保证假脚的行进方向相对于接受腔行进方向有 5° 的外旋角度。

2. 静态对线

（1）调快干胶加木屑和固化剂将接受腔与假脚粘贴牢固,让患者穿上假肢,双脚间隔在 5~10cm 之间,在均等承重的状态下进行对线调整。

（2）检查残肢末端承重状况如何,假肢悬吊是否充分(残肢末端球根部近端适配情况),接受腔中间是否存在间隙等。

（3）对接受腔适配性进行判断,首先解决由于接受腔适配性不良造成的残肢不适。

（4）确定假肢侧假脚外旋角度与健侧一致。

（5）通过对骨盆是否水平的检查确定假肢高度是否合适。

（6）令患者坐下,对假肢坐位的适配性进行检查。检查后侧腘窝处是否过高等。

3. 动态对线   动态对线可参考小腿假肢动态对线方法。

（1）冠状面观察

1）现象:鞋底平面着地,接受腔上缘向外侧偏移,残肢内侧近端和外侧远端有压迫感。

原因:接受腔相对假脚位置偏向外侧。

解决办法:接受腔向内侧调整。

2）现象:鞋底平面着地,接受腔上缘向内侧偏移,残肢外侧近端和内侧远端有压迫感。

原因:接受腔相对假脚位置偏向内侧。

解决办法:接受腔向外侧调整。

3)现象:鞋底内侧离地,假肢向外侧倾斜,残肢内侧近端和外侧远端压迫感强。

原因:接受腔内收角度不够。

解决办法:增大接受腔内收角度并将接受腔向内侧调整。

4)现象:鞋底外侧离地,假肢向内侧倾斜,残肢外侧近端和内侧远端有压迫感。

原因:接受腔内收角度过大。

解决办法:减小接受腔内收角度并将接受腔向外侧调整。

(2)矢状面观察

1)现象:足跟着地时,膝部被推向前方,从跟着地到足放平的时间短;站立后期,身体重心下降,假肢站立期变短,患侧与健侧步频不协调;膝关节不稳定,有打软腿感觉。足跟着地时,假脚趾比健侧足趾高。

原因:接受腔初始屈曲角度过大或接受腔相对假脚过于靠前。

解决办法:重新进行静态对线,若足趾抬起过高,由于接受腔初始屈曲角度过大,需减少屈曲角度;若接受腔屈曲角度合适,则将接受腔向后方平移调整。

2)现象:膝部被推向后方,在站立中期有上坡的感觉;身体重心上下移动明显,在摆动期,脚尖触碰地面,有假肢过长的感觉,健侧步幅减少,残肢前方近端和后方远端有压迫感。

原因:接受腔初始屈曲角度不足或接受腔相对假脚位置过于靠后。

解决办法:重新进行静态对线,若假脚脚尖触地,由于接受腔屈曲角度不足,需增大接受腔屈曲角度;若接受腔屈曲角度合适,可将接受腔向前方平移调整。

(3)对线调整合适后,用玻璃珠加固化剂加快干胶将连接凹陷部分填平。

(4)用砂轮将假脚固定的部位打磨平滑。

(5)对于球根形状严重的残肢,需要在内衬套内侧中线切开一纵向缝,以便穿脱。

(四)接受腔第二次成型工艺

1.完成假肢对线以及适配性调整后,将接受腔外表面打磨粗糙。将石膏浆倒入接受腔内并插入钢管。

2.进行第二次接受腔成型(即抽表层树脂)。首先为防止抽真空时树脂进入假脚造成损害,用弹性胶带缠绕假脚1周。选取大小合适的碳纤维放在假脚连接处两侧,再套2层贝纶袜套,加套PVA外膜后灌注树脂进行抽真空操作(参考外接受腔成型工艺)。

3.树脂固化后取下接受腔,沿内层接受腔边缘将外层树脂切割并打磨光滑。

(五)组装完成

比对患者健肢相应尺寸以及外部轮廓,若尺寸有较大偏差,则需进行打磨调整,调整后完成踝关节离断假肢制作。

三、适合性检验

(一)检查评估

1. 穿戴假肢后的检查

(1)站立位的检查:双脚足跟之间保持5~10cm的距离,在双腿均匀承重状态下进

行以下检查:

1) 穿用感觉:有无不适感,若有不适感,要检查残肢在接受腔内的状况。如果残肢与接受腔适配良好,则应找寻其他原因。对线不良也会引起穿用假肢时的不适感。全面检查后要确定是接受腔适配问题还是对线问题。

2) 内外侧的对线:足底内外侧有无离地现象;接受腔上缘的内外侧有无缝隙或压迫感。若存在以上问题,应检查是由于残肢与接受腔适配不良还是因为对线问题。

3) 前后对线:膝部呈轻度屈曲,看后方有无压迫感;有无打软腿的感觉;足跟部和足趾有无离地现象。

4) 假脚:鞋跟高度是否与假脚一致;足跟部硬度是否合适;假脚与鞋的配合状态如何。

5) 假肢长度:若残肢末端完全收纳入接受腔,或者接受腔屈曲角度不合适,以及对线等问题,都会影响下肢假肢长度,应加以注意;假脚方向是否与健侧相对称;残肢和接受腔之间的活塞运动是否控制在最小限度;检查接受腔的前、内、外侧上缘修整形状是否合适。

(2) 坐位的检查(膝关节屈曲 90°)

1) 腘窝部软组织有无挤出现象。

2) 接受腔后壁上缘有无顶住肢体的情况。

3) 大腿后侧肌腱通道位置、走向以及隆起程度是否合适。

4) 接受腔内外壁后缘有无挤压现象。

(3) 步行时的检查

1) 步态:从冠状面以及矢状面观察截肢者的步行,若发现步行异常,则应找出原因。特别应注意足底着地状态,膝关节的动作和左右侧步频。

2) 残肢和接受腔之间有无活塞运动。

3) 上下坡是否顺利:上下坡容易受前后方向对线,假脚足跟部和足趾部状态等因素的影响,应仔细观察膝部动作加以判断。

4) 能否上下楼梯:考虑到残肢的长度,观察脚能否交替迈出,脚尖有无擦地和膝关节是否稳定等情况。

5) 步行中的穿用感觉:因站立时和行走时的穿用感觉不同,所以需由截肢者说明,若有问题,应确认是在步行周期的哪个时期,并找出原因。

6) 步行时的异常声音:检查是否有活塞运动导致的空气抽吸声音和金属部件的摩擦或撞击声。

2. 脱下假肢后的检查

(1) 脱下假肢后立即查看残肢有无变色及擦伤;若患者并未感觉不适,只是皮肤发红变色并在 10 分钟内恢复正常即可认为没有问题。

(2) 观察承重部位以及免压部位颜色变化是否如预期:承重部位皮肤颜色应该发红变色,并可在短时间内恢复正常;免压部位则不应有颜色变化。

(二) 可能出现的问题和修正

根据检查中出现问题,对假肢的接受腔、对线、悬吊、口形轮廓、高度进行调整。

(三) 基本训练方法

对于赛姆截肢患者,可参考小腿假肢训练方法。基本的训练分为两个阶段,安装

假肢前的训练和穿戴假肢的训练。安装假肢前的各项训练内容可同时进行,而穿戴假肢的训练应按照以下项目逐项进行:

1. 安装假肢前的训练　早期使用弹力绷带。

(1) 截肢术后残端的微小血管有可能存在渗血,加上肌肉活动减少造成的血液循环不良等原因会造成残肢水肿。为了控制这种现象,将残肢用弹力绷带加压包裹,可以促进残肢萎缩定型,以便尽早安装假肢。

(2) 弹力绷带缠绕方法:从末端向近端呈 8 字形缠绕;远端紧,近端松;绷带缠绕要超过近端关节,但不能影响关节活动。

(3) 为了维持效果,可以每隔 4 小时缠绕一次,夜间可持续包裹。

保持正确体位,避免出现挛缩畸形。

由于小腿截肢患者膝关节伸展和屈曲肌力的不平衡,容易出现膝关节的屈曲挛缩畸形,为避免畸形的出现,应在平时生活中注意避免长时间的膝关节屈曲,多做膝关节伸展运动,必要时可将膝关节伸直,在关节上施加压力进行牵拉。

2. 整体身体功能的训练　由于患者进行手术,并长期卧床或使用轮椅,缺乏运动,常常会导致整体身体功能较差,为更好地进行假肢的装配和训练,应在装配之前进行全方位的训练,以便更快地恢复整体身体功能,提高心肺功能。

3. 肌肉力量强化训练　肌肉力量的强化训练包括:

(1) 健侧下肢、双上肢和背腹肌的强化训练。

(2) 截肢侧膝关节伸展肌力和屈曲肌力的训练。

(3) 具体方法均为对抗相应阻力的训练,而训练强度可根据患者具体情况随时调整确定。

4. 关节活动度训练　术后应尽早进行主动维持或扩大关节活动度训练。对于小腿截肢患者应主要进行患侧膝关节的屈曲和伸展训练(正常膝关节活动范围:0°~130°)。若膝关节出现挛缩畸形则应进行被动牵张。

5. 穿戴假肢的训练

(1) 穿戴赛姆假肢训练:在残肢上套 1 层尼龙袜套,可以减少对残肢皮肤的摩擦,再套上 1~2 层残肢棉线袜套,用来吸汗和调节接受腔内容积,如残肢形状发生变化,可适当增减袜套。套上内衬套,再在内衬套外面套上 1 层尼龙袜套,保护内衬套并方便穿脱接受腔。最后将残肢插入接受腔,如果插入困难可在接受腔内侧面撒一些滑石粉。

(2) 平行杠内重心的左右移动和前后移动:患者穿戴假肢,双腿平行站立,原地进行重心的左右和前后移动(初期可双手或单手扶平行杠,后期不要扶平行杠)。

(3) 健侧在前的重心前后移动:患者穿戴假肢,健侧在前假肢侧在后站立,原地进行重心的前后移动(可双手或单手扶平行杠)。

(4) 假肢侧在前的重心前后转移:患者穿戴假肢,假肢侧在前,原地进行重心的前后移动(可双手或单手扶平行杠)。

(5) 假肢侧单脚站立:患者穿戴假肢,在平行杠内用假肢侧单脚站立,单脚站立时长可随训练逐渐延长(初期可双手或单手扶平行杠,后期不要扶平行杠)。

(6) 平衡训练:患者穿戴假肢,双脚平行站立均匀负重,进行接抛球训练,接抛球的角度、高度、力量可做多种变化;患者掌握好平地接抛球后可站在平衡板上进行相同训练。

（7）平行杠内行走：患者穿戴假肢，在平行杠内进行行走训练（初期可双手扶平行杠，中期单手扶平行杠，后期不扶杠）。

（8）平行杠外室内行走训练：患者穿戴假肢，在平行杠外室内其他区域进行行走训练（首先进行平地行走，然后进行上下坡和上下楼梯行走训练）。

注意：上坡以及上楼梯时身体重心应向前；下坡以及下楼梯时身体重心应向后。

（9）室外综合路面行走训练：室外综合路面包括柏油路、石子路、草地、不同角度的坡路以及土路等等，使患者真正达到适应各种路面行走的目的。

四、思考题

如果赛姆截肢患者末端无法承重，应采取何种办法制作假肢？

第六章

小腿假肢的制作与应用

第一节　实践目的与要求

一、实践目的

学习小腿假肢的制作方法以及患者穿戴小腿假肢的训练方法。

二、实践要求

（一）掌握

PTK 小腿假肢接受腔的制作方法；小腿假肢的对线。

（二）了解

PTB、KBM、PTS 接受腔的形式和特点；小腿假肢患者的训练方法。

第二节　实践前的准备

一、患者部分的准备

初次安装假肢的患者可以提供住院病历、检查报告、X 线平片等医学信息；更换假肢的患者可以提供用过的旧假肢。

二、评估设备器具

温度光线适宜、私密性好的检查室；样品陈列柜；身高体重秤：称重范围 0~150kg、精度 ±0.5kg，身高测量范围 100~200cm、精度 ±0.5cm；医用检查床；不带轮子的靠背椅；打诊锤；医用 X 光观片灯；滑板；皮尺；专用量角器。

三、制作设备与专用工具

1. **制作设备**　修型台、灌型砂箱、高温烤箱、打磨机、真空泵、激光对线仪、对线转移架。

2. **专用工具**　M-L 测量尺、A-P 测量尺、残长尺、卷尺、角度尺、直尺、记号笔、取型袜套、腘窝楔块、石膏剪刀、石膏锉刀(圆锉刀,半圆锉刀)、石膏调刀、曲线锯、六角组套扳手、平调方盘。

四、材料与零部件

1. **材料** 石膏绷带、石膏粉、PE 泡沫板、PVA 膜、贝纶纱套、丙烯酸树脂、颜色糊、固化剂、快干胶、锯末。

2. **零部件** 四爪(或木连接座和四棱台连接盘)、管接头、小腿一体化管、假脚(静踝脚配静踝关节、动踝脚配动踝关节或碳纤维储能脚)。

3. **其他** 患者情况记录表等。

第三节 实 践 流 程

一、患者检查评估及处方制订

(一) 检查评估

小腿假肢安装前的检查评定主要包括:

1. **患者基本情况的评定**

(1) 年龄、性别、身高、体重。

(2) 职业、经济支付能力。

(3) 生活环境。

(4) 是否使用过假肢,以往使用假肢的类型及对旧假肢的评价和新假肢的需求。

(5) 目前患者日常生活自理能力的评定。

(6) 活动量和运动需求的评定。

(7) 个人爱好。

(8) 精神面貌、康复信心。

2. **全身状况的评定**

(1) 截肢原因、截肢时间、是否有合并伤。

(2) 是否有高血压、糖尿病、血栓、脉管炎等。

(3) 是否有过敏史及具体过敏源。

(4) 传染病调查。

3. **其他肢体残缺或功能障碍情况**

4. **残肢评定**

(1) 肌力评定。

(2) 检查各关节有无畸形及活动范围评定(主动、被动):评定时要明确下肢各关节的正常活动范围;熟悉关节体位和关节的运动方向;掌握各关节测量时固定臂、移动臂、轴心的具体规定;同一患者应由专人测量,每次测量应取相同位置,使用同一种量角器,便于比较。具体参考方法及正常参考值见表5-3-2。

(3) 残肢皮肤情况:检查残肢皮肤有无瘢痕、植皮、溃疡、窦道、伤口、敏感点以及皮肤感觉、温度、颜色等情况,与正常皮肤对照,记录这些情况的具体位置、形状等。

(4) 残肢皮下组织情况:软组织的多少、软硬,是否有赘肉、肿胀;残肢有无骨突、

骨刺及其他部位等情况。

（5）检查残肢胫腓骨残端位置及残端能否负重并评定负重能力。

（6）残肢疼痛感觉评定：检查残肢有无压痛、神经痛、幻肢痛及疼痛程度，疼痛产生的时间、部位和诱因等。

（7）残肢形状描述：如圆柱形、球根形、圆锥形等。

（8）肢体长度的测量：健侧肢体主要测量髌韧带高度、脚长，残肢尺寸主要测量残肢骨性长度和残肢长度。

（9）残肢围长的测量：测量方法同踝关节离断。

（二）处方制订

小腿假肢处方内容主要包括假肢结构、接受腔形式和材料、假脚的种类及组件式假肢附加的小腿假肢组件。小腿假肢接受腔形式、材料多样，不同患者情况适配的接受腔也不同，假脚的结构、材质、功能也有很多种选择，立足于现在假肢技术和产品种类，根据患者不同身体状况、残肢条件、运动能力、功能等级的要求有目的地选择小腿假肢结构和相匹配的假脚及组件，同时还要综合考虑患者的生活环境、年龄、工作性质和经济能力。

二、PTK 小腿假肢的制作

（一）测量、取型、修型

1. 测量

（1）患者体位：坐位，要求患者正直坐，患侧大腿平放于椅面，且应保持大腿中线与椅面前缘线垂直，髌骨正面朝上。将患侧膝关节置于20°左右屈曲位，因为在这一屈曲角度上，关节裂缝最大，方便取型操作者在取型过程中压住髌韧带两侧，也便于突出髌韧带、骨的突出部位以及大腿后股二头肌肌腱以及半腱半膜肌肌腱的形状（具体屈曲角度也应参考残肢长度，对于中等长度残肢而言屈曲20°左右合适，残肢越长屈曲角度越小，残肢越短屈曲角度越大）。为充分暴露股骨髁部以及大腿后侧肌群，应要求患侧膝关节与椅面前缘保持足够距离（10~15cm），此举同时可为取型操作留出足够空间。（图6-3-1）

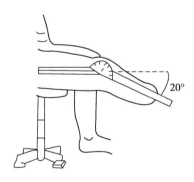

图 6-3-1　患者测量体位

（2）做标记：请患者穿戴好取型袜套，保持正确体位。用石膏记号笔依次标记出需要进行免荷或施加压力的区域。包括：①髌骨的轮廓；②髌韧带的中线以及两侧轮廓；③胫骨粗隆的轮廓；④胫骨脊；⑤胫骨末端；⑥腓骨小头的轮廓；⑦腓骨末端；⑧胫骨内侧髁下缘；⑨胫骨外侧髁；⑩其他，如骨刺、神经瘤、皮肤瘢痕组织等压痛点或易破损区域；⑪股骨内侧髁上缘（图6-3-2）。

（3）从髌韧带中线向下10mm开始每间隔30mm添加标记线：首道标记定于髌韧带中点下10mm是为了避免修型过程中对髌韧带局部削减石膏造成的误差，同时根据不同长度残肢可适当增加或者减小相邻标记线的间隔距离，原则上残肢越长可增加距离，反之则减小距离（图6-3-3）。

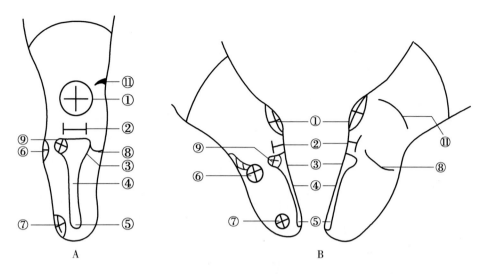

图 6-3-2　做标记

（4）测量

1）用 M-L 测量尺测量股骨髁上内外径：需测量 3 个距离，分别为前侧点、中间点和后侧点，测量过程中需施加一定压力，并与患者沟通寻求不给患者造成痛苦的较大压力（图 6-3-4A）。

2）用 M-L 测量尺测量膝关节内外径最大处的内外径（图 6-3-4B）。

3）用 A-P 测量尺测量髌韧带处前后径，测量过程中需施加一定压力，并与患者沟通寻求不给患者造成痛苦的适度压力（图 6-3-4C）。

4）用卷尺按照髌韧带下 10mm 开始的标记线逐条测量残肢围长，每条围长都需要测量两个尺寸，分别为不施加任何压力的尺寸 A 以及尽最大力牵拉卷尺所得到的尺寸 B（图 6-3-4D）。

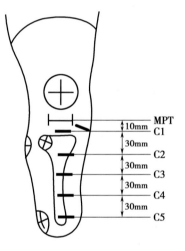

图 6-3-3　添加标记线

5）用残长尺测量残肢长度（图 6-3-4E）。

6）如果残肢存在屈曲挛缩，则需要用角度尺测量膝关节屈曲挛缩角度，角度尺固定臂与大腿矢状面中线平行，转动中心置于膝间隙上 20mm 处，移动臂与残肢矢状面中线平行（图 6-3-4F）。

7）如果残肢存在外展畸形，则需要用角度尺测量外展畸形角度，角度尺固定臂与大腿冠状面中线平行，转动点置于髌骨中点，移动臂与残肢冠状面中线平行；通常由于胫骨骨性生理对线的关系，使得短残肢容易出现外观上的外展畸形，所以需要区分外展畸形是否是由于肌肉力量的不平衡所引起（图 6-3-4G）。

8）用直尺测量健侧腿髌韧带到地面的垂直距离，应使足平放于地面，小腿中线垂直于地面（图 6-3-4H）。

9）测量健侧小腿最粗处和最细处围长以及健侧脚长（图 6-3-4I）。

10）测量残肢末端到健侧足底的距离差：仰卧位，骨盆无倾斜（图 6-3-4J）。

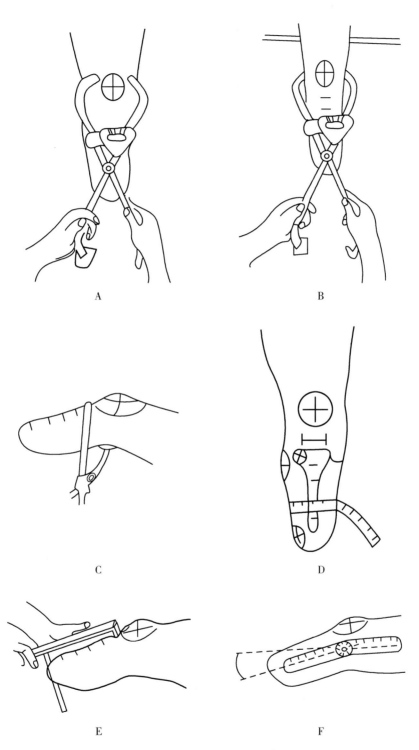

图 6-3-4　测量尺寸

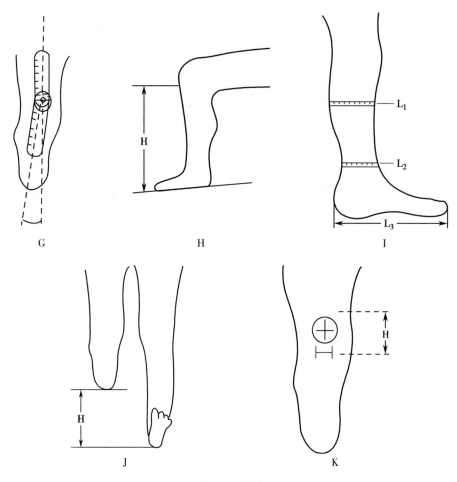

图 6-3-4(续)

11) 测量股骨髁上缘到髌韧带中线的距离差(图 6-3-4K)。

将以上所有测量数据按照相应位置填写到患者情况记录表上,并针对第 4 项所得围长进行计算,得到目标值 C。目标值即为下一步修阳型时的指导目标尺寸,具体公式为:C=(A+B)/2。传统修型方法里只测量 1 个围长尺寸,在修型过程中根据不同长度、不同围长、不同软组织软硬程度的残肢来设定不同的削减石膏百分比,较为复杂。而本次介绍的方法则在测量环节就把残肢围长大小以及软组织软硬程度考虑在内,在修型过程中只需要根据不同长度残肢对目标值进行微量的增加或减小即可。

2. **取型**

(1) 按照残肢长度和围长准备两条石膏绷带条,石膏绷带卷若干。

(2) 再次确定患者坐姿,膝关节屈曲角度,以及取型操作人员的位置(应正对患者残肢)。

(3) 将事先准备好的两条石膏绷带条浸水拧干,由前侧到后侧,由内侧到外侧敷于残肢表面,并抹匀(注意不要使标记点移动),双手拇指指尖按压髌韧带两侧,两拇指分别与髌韧带长轴构成 45°角。此举的目的一方面可保证末端软组织不会因为稍后缠绕石膏绷带而过度隆出,也可提高缠绕速度,同时还能保证所做标记点不会移位(图 6-3-5)。

（4）稍事片刻，取石膏绷带卷浸水拧干，并自股骨内侧髁上缘向上 40~50mm 处开始向下缠绕绷带，石膏绷带的缠绕顺序应为前 - 内 - 后 - 外，这是因为从前面向内侧面缠绕软组织移动量小，可以使支撑体重的重要部位，内侧面的形状准确做出。根据选择石膏绷带的不同，缠绕层数也有区别，通常为 3~5 层。

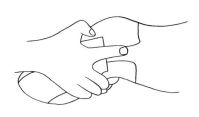

图 6-3-5　取型

（5）石膏绷带缠绕完成后应迅速抹匀，并反复挤压、按抹胫骨脊两侧，胫骨内侧髁下缘等负重区域，以达到准确做出相关区域形状的目的。

（6）在石膏绷带发热固化之前，双手拇指指尖按压髌韧带两侧两拇指分别与髌韧带长轴构成 45°角)；处于患者残肢内侧的手的示指用力扣入股骨内侧髁上缘凹陷，另一侧的示指则在外侧辅助施加对抗力；双手中指、无名指与小拇指按压后侧腘窝软组织（注意：切忌按压股二头肌肌腱以及半腱半膜肌肌腱）。保持该姿势直至石膏绷带固化（图 6-3-6）。

（7）取出后侧腘窝楔块，将上口多余取型袜套翻于石膏阴型外表面，在膝关节屈曲，肌肉放松的状态下将残肢脱出，对石膏阴型上口进行简单修整完成取型。

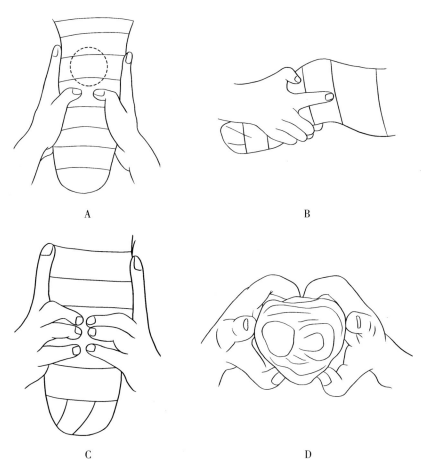

A

B

C

D

图 6-3-6　塑型

（8）取下石膏阴型后可直接灌注石膏浆，也可先进行口型的修整并为患者进行试穿调整（此方法可更准确把握口型形状以及位置）。

注意：若想要为患者进行石膏阴型的试穿调整，需保证石膏绷带的质量即石膏阴型的强度，否则容易损坏阴型。

3. 灌注石膏浆（图 6-3-7）

（1）根据阴型上口高于股骨内侧髁的多少决定是否需要做裙边，原则上保持口型上缘高于股骨内侧髁 40~50mm。若需要做裙边，则需要用 3 层石膏绷带围于阴型上口。

（2）将石膏阴型埋入灌型砂箱中，注意石膏阴型应垂直于水平面放置。

（3）将调好的石膏浆注入石膏阴型，并将修型管插入石膏浆中上下提拉（目的是带出石膏浆中的气泡，保证石膏阳型的光整度）。

（4）除泡工作后将修型管按照残肢走向放置好（即在矢状面和冠状面均平行于残肢中线），并保证修型管末端距离石膏阴型末端至少留出 20mm 的距离。

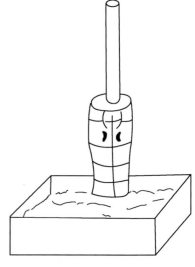

图 6-3-7　灌注石膏浆

4. 修阳型

（1）将固化的石膏阳型取出，固定于修型架上（注意阳型冠状面平行于地面），描画标记点并复查尺寸。

（2）削减石膏：修整石膏阳型原则上需要按照先削减后填补的顺序，在所有需要削减的部位修整到位并核对尺寸达到目标值后，再进行填补操作。

（3）需要指出的是，现在对小腿假肢的承重方式强调全面接触，尽可能利用一切可利用区域进行承重（当然也有相对主要的承重区域，包括髌韧带，胫骨脊两侧平面区域，胫骨内侧髁下方的近圆形区域以及残肢后侧软组织等），在取型步骤中我们已经用手法塑型对需要重点受力的区域进行了预压缩，在修型步骤中，在明确目标尺寸的前提下，对主要承重部位进行重点削减，其他非免荷部位兼顾削减，达到目标值即可，在这里不对各部位的削减量做量化要求，但基本的形状和区域还是应该有所明确的（图 6-3-8）。

（4）需要削减的承重部位通常按照一定的顺序进行修整，依次为：

1）髌韧带区域：将取型中按压的两个拇指指痕削减平整即可（对于长残肢也可留下一些指痕，在后边填补石膏时补平），修整过程中注意所修区域应与阳型冠状面保持平行。

2）胫骨脊两侧平面区域。

3）胫骨内侧髁下方的近圆形区域：此区域是一个很好的承重部位，但因为此处软组织较少，所以不能一味削减，应根据目标值以及其他相关削减区域整

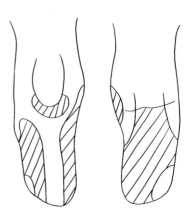

图 6-3-8　石膏阳型修整区域

体考量。

4）残肢后侧软组织：对此区域进行修整时应注意保持此区域与阳型冠状面平行，将取型过程中的手指压痕削减平整即可。

5）在对以上各区域进行削减石膏操作后，对其他非免荷区域进行削减操作，一方面可使阳型达到目标尺寸，另一方面将整个阳型修整平顺。

6）对于髌韧带平面以上的区域，在保留残肢原有形状的基础上应根据我们测量得到的各组 M-L 数值进行削减操作，具体形状和区域图 6-3-9 所示。削减到测量值即可。在修整过程中应时刻注意从水平面进行检查，保证石膏阳型从水平面看近似三角形（图 6-3-10）。

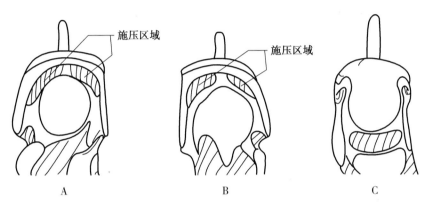

图 6-3-9 髌韧带平面以上区域的修整

7）在所有削减石膏操作完成后，进行填补石膏工作，填补前用水对阳型进行冲洗可避免填补的石膏脱落。

8）对所有标画出的免荷区域进行石膏填补操作：具体包括胫骨粗隆、胫骨内侧髁、胫骨外侧髁、胫骨脊、胫骨末端、腓骨小头、腓骨末端、其他骨刺神经瘤等压痛点（图 6-3-11）。

9）根据患者具体情况，填补石膏的量从 3~10mm 不等。患者软组织较多，耐受性强则可少量填补，反之则增大填补量。

10）需要强调：由于腓骨小头的后方到其下方为腓总神经的通路，若受到压迫则

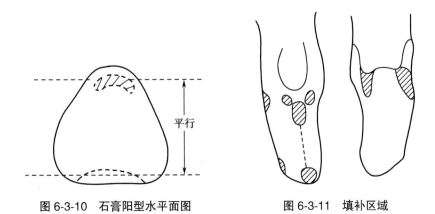

图 6-3-10 石膏阳型水平面图　　　图 6-3-11 填补区域

会发麻疼痛,而在步行过程中残肢难免会上下运动,所以在腓骨小头区域,填补石膏应向后方以及下方稍稍延伸。

11) 由于大腿后侧股二头肌肌腱止于腓骨小头,半腱半膜肌肌腱止于胫骨粗隆内侧,所以在膝关节屈曲时,半腱半膜肌比股二头肌的张出量大,因此内侧通道的高度一般要低于外侧通道。而内外侧通道之间连接点的高度是相对于髌韧带的高度而定的,在考虑初始屈曲角度的前提下,此点位置应与髌韧带高度平齐或稍低(长残肢可降低,最多可低于髌韧带高度 10mm)。此外,考虑到膝关节屈曲的需要,后侧壁上缘应做出外展翻边(图 6-3-12)。

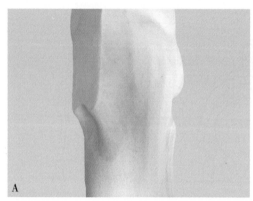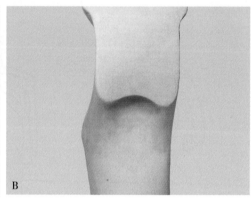

图 6-3-12　后侧翻边形状示意图

12) 填补石膏操作完成后,用纱网光滑石膏阳型。

13) 检查石膏阳型,检查内容包括:阳型各个尺寸;髌韧带形状是否与模型力线垂直,且与腘窝平面平行;腘窝与肌腱通道形状以及高度差是否符合要求;内外侧髁上悬吊是否等高。

(二) 接受腔第一次成型工艺

1. 内衬套的制作

(1) 分别测量石膏阳型最粗和最细部位的围长 L_1 和 L_2,阳型的全长 H(图 6-3-13)。

(2) 按照所测量的尺寸,在泡沫板上画出所需板材形状(通常为等腰梯形);在梯形的一条斜边外需要增加 15mm 的宽度(稍后打磨成楔边用于粘贴);在对侧斜边的背面向梯形内部标画 15mm 的宽度用作相同用途。

注意:所画板材图形的高度需要在测量高度的基础上增加 50mm,围长是否增加则需要根据所使用泡沫板的特性而定,如果所用泡沫板受热会收缩,则需要将围长相应加长(图 6-3-14)。

(3) 切割下所需泡沫板,并将两侧的楔边打磨平滑,然后用氯丁胶粘接成筒状(涂抹好氯丁胶后等待胶水晾干至不黏手时再粘贴,粘贴效果更好)。

(4) 将内衬套筒放入 120℃左右高温烤箱加热 5 分钟左右,软化后套在阳型表面塑型。阳型表面和内衬套筒内部都应事先

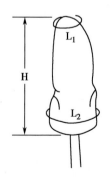

图 6-3-13　尺寸测量

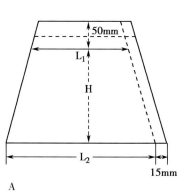
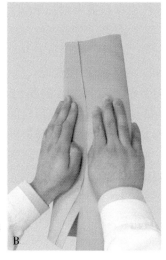
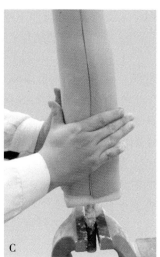

图 6-3-14　内衬套制作

涂抹滑石粉,可减小操作过程中的摩擦力;内衬套筒接缝应置于阳型后侧中间位置;套筒拉到位后迅速用手塑出髌韧带,股骨髁上悬吊区域的形状,最后将残肢末端套筒抱紧使泡沫板尽量与阳型贴服。

(5)沿垂直于阳型轴线的平滑周线将阳型末端多余软板切割掉,从切口向下15mm 处画一条周线,打磨成楔形。另取一块与阳型末端面积适当的泡沫板加热后敷于阳型末端按压服帖成型。沿按压痕迹将多余软板剪掉,并将帽子磨出楔边,按照塑型原位将帽子与内衬套粘接(图 6-3-15)。

(6)通常使用的泡沫板厚度为 4~6mm,具体厚度,强度以及硬度应根据不同患者的体重,活动级别以及耐受能力而定,一些残端骨突或压痛点明显的患者可能需要做

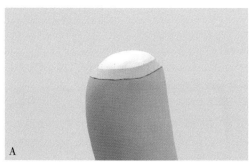
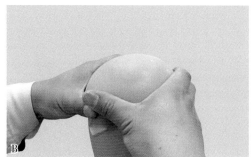
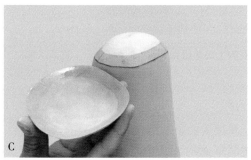

图 6-3-15　远端板材的处理

两个末端软帽（可增加末端弹性也可在需要增加末端空间时取下内帽达到目的）。

2. 外接受腔的制作

（1）目前主要以丙烯酸树脂为主体，使用贝纶袜套，碳纤维（或玻纤维）作为增强材料。采用抽真空负压成型技术来制作外接受腔。

（2）在套有软内衬套的阳型表面套上 PVA 薄膜，并打开真空泵抽真空；套 8~10 层贝纶袜套，贝纶袜套层间可在阳型末端以及两侧放置 1~2 层碳纤维增强；套上外层 PVA 薄膜，将薄膜结扎封口，并打开外泵抽真空；将丙烯酸树脂加入适量颜色糊以及固化剂调匀，从外层 PVA 薄膜顶端注入，静置片刻，打开外膜封口，使丙烯酸树脂浸透贝纶袜套以及碳纤维或玻纤维等增强材料（图 6-3-16）。

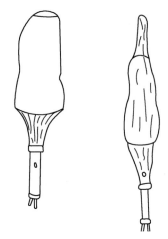

图 6-3-16 树脂真空成型

（3）注意

1）增强材料的层数需综合考虑患者体重、活动级别以及患者的主观感受，层数越多接受腔强度越大，但弹性越小同时也会越重。

2）树脂会随着抽真空的进行逐渐浸透所有增强材料，也可人为帮助其尽快浸透，但不能过快，以免混杂气泡，影响接受腔使用寿命。

3）注入树脂后打开外膜封口之前静置片刻是为了使树脂脱泡，也可在注入之前用脱泡器进行脱泡处理。

4）为了使外接受腔表面颜色更加光亮柔和，可在树脂已经浸透增强材料微微发热时进行第二遍赶树脂操作。

（4）待树脂固化后取下，用震动锯沿切割线切开，将石膏敲碎取出，分别将外接受腔和软内衬套打磨到所需位置并抛光；将接受腔底端打磨圆滑、粗糙。上口边缘位置如图 6-3-17 所示。软内衬套的边缘需高于外接受腔 5mm，以达到保护皮肤的目的。

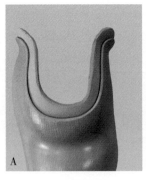
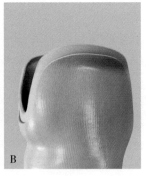

图 6-3-17 接受腔上口边缘

（三）对线、适配

1. 工作台对线

（1）取接受腔髌韧带平面的 M-L 中点，以及接受腔下三分之一处平面的 M-L 中点，相连接得到接受腔冠状面中线；同理取上述两平面的 A-P 中点相连接得到接受腔矢状面中线。

(2) 根据测量得到的患者残肢屈曲挛缩以及外展畸形角度,确定力线。在冠状面上,因为生理情况下的膝关节是不允许胫骨相对股骨出现内收或者外展角度的,所以在对线过程中不应刻意进行内收或者外展对线,而是应该根据患者残肢的实际情况来对线,若残肢没有外展畸形,则接受腔中线即为参考力线,若有外展畸形则应以中线和外展角度为参照画出参考力线。

(3) 在矢状面上,对于中等长度残肢,若无屈曲挛缩的情况下则应在中线上加 5° 屈曲角作为力线(长残肢可适量减小,通常在 0°~5° 范围内;短残肢应适量增加;这样对线的目的是将残肢的前侧承重面从垂直姿势转到倾斜姿势,同时承重方式从垂直的锥形压迫转化为平面支撑,减小局部面积所受压力)。若患者自身有屈曲挛缩,则应在其挛缩角度基础上再加 5° 屈曲角度作为参考力线。如患者有 6° 屈曲挛缩,则最后参考应力线为 11° 屈曲。这样做的目的首先是给患侧膝关节初始屈曲角度,可使其更容易摆动,其次因截肢患者踝关节不能背屈,合理的初始屈曲角度可避免患者在假肢侧摆动过程中足尖擦地(图 6-3-18)。

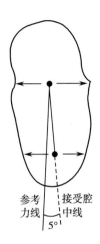

图 6-3-18 标画接受腔矢状面上中线及参考力线

(4) 确定好冠状面以及矢状面的参考力线:按照力线将接受腔粘接在四爪连接器上。用快干胶调锯末粘接,注意将四爪连接器水平置于桌面,并保证两条力线垂直于水平面。对于长残肢而言还应特别注意接受腔与四爪连接器之间的水平面对线,即保证接受腔与四爪连接器行进方向平行或参考患者健侧脚外旋角度设定一定的外旋角度(图 6-3-19)。

(5) 连接假脚与接受腔:将假脚与接受腔通过一体化管、管接头、平调方盘等连接部件连接。

1) 首先需要确定高度:假肢侧从髌韧带中点到地面的高度应等于健侧该高度,假

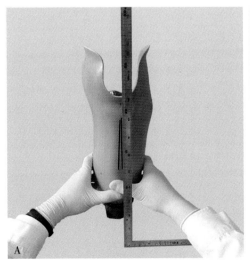
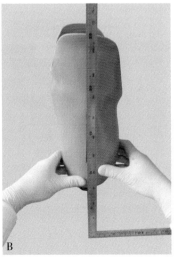

图 6-3-19 粘接四爪连接器

肢侧也可略低。

2）其次选择与患者所穿鞋的有效跟高等高的跟高块垫于假脚足跟部；确定 3 个面的对线，分别为水平面、矢状面和冠状面。水平面需保证假脚的行进方向相对于接受腔行进方向有 5°的外旋角度。

3）矢状面则应保证接受腔的矢状面参考力线垂直于地面并通过假脚的中三分之一的后三分之一的区域。

4）冠状面则应保证接受腔的冠状面参考力线垂直于地面并通过假脚第一、二脚趾的指缝。

5）注意：一些假脚有特有的对线标准，需根据说明做相应调整；在对线过程中应选择平调方盘，可满足接受腔相对于假脚在内外以及前后方向上的调节要求，对于挛缩畸形严重的患者尤其应该使用（图 6-3-20）。

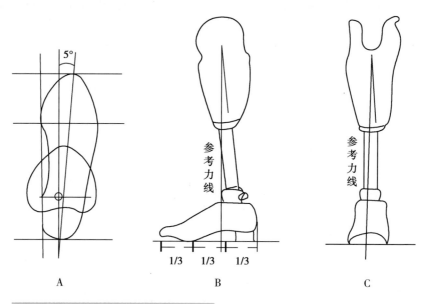

A   B   C

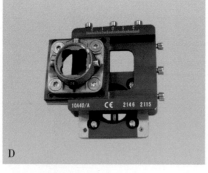

图 6-3-20   对线

A. 假肢水平面工作台对线；B. 假肢矢状面工作台对线；C. 假肢冠状面工作台对线；D. 假肢工作台对线平调方盘

2. 静态对线

（1）让患者穿戴好假肢，双脚足跟相距 100mm 的距离，令其双脚均匀承重，进行检查对线调整。

（2）对接受腔适配性进行初步判断，首先解决由于接受腔适配性不良造成的残肢不适。

（3）适度保持假脚外旋角度。

（4）通过对骨盆是否水平的检查确定假肢高度是否合适。

（5）患者坐位，对假肢坐位的适配性进行检查。检查后侧腘窝处是否过高或由于翻边不够导致膝关节屈曲受限，髁上悬吊部位是否过紧导致膝关节屈曲受限等（图6-3-21）。

3. **动态对线**　在完成静态对线之后，请患者穿戴假肢进行步行练习，待其习惯步行之后，观察其步态，并对不良对线情况进行调整，最终确定对线位置。

4. **异常步态及调整**　在小腿假肢的静态对线以及动态对线过程中，常见的因对线不良引起的步态异常状况以及调整措施如下：

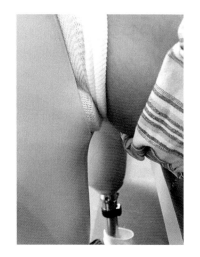

图 6-3-21　患者坐位检查腘窝

（1）从冠状面进行观察：我们需要确定患者在站立以及步行过程中侧方稳定性是否足够，侧方稳定性主要受接受腔内收角度以及接受腔相对假脚的内外侧位置关系影响。若出现以下情况则需要做相应调整：

1）接受腔外侧上缘过松，残肢内侧近端和外侧远端有压迫感，鞋底内侧离地，假肢向外侧倾斜。

原因：接受腔内收角度不够（图6-3-22）。

措施：增大接受腔内收角度，并将接受腔平行向内侧调整。

2）接受腔外侧上缘过松，残肢外侧远端和内侧近端有压迫感，鞋底全面着地。

原因：接受腔位置相对假脚过于偏外（图6-3-23）。

措施：将接受腔向内侧调整。

3）接受腔内侧上缘过松，残肢外侧近端和内侧远端有压迫感，鞋底外侧离开地面，假肢向内侧倾斜。

原因：接受腔内收角度过大（图6-3-24）。

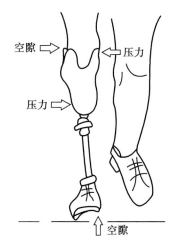

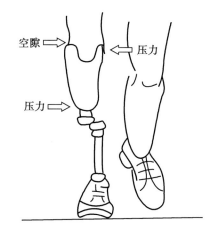

图 6-3-22　接受腔内收角度不够　　　图 6-3-23　接受腔位置相对假脚过于偏外

措施：减小接受腔内收角度，并将接受腔平行向外侧调整。

4）接受腔内侧上缘过松，残肢外侧近端和内侧远端有压迫感，鞋底全面着地。

原因：接受腔相对假脚位置过于偏内（图6-3-25）。

措施：将接受腔向外调整。

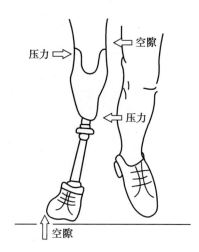 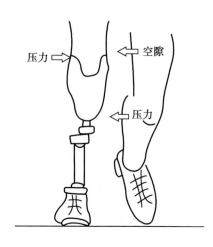

图 6-3-24   接受腔内收角度过大   图 6-3-25   接受腔相对假脚位置过于偏内

（2）从矢状面进行观察：我们需要确定患者在站立以及步行过程中前后方向的稳定性是否足够。前后方向的稳定性主要受接受腔屈曲角度以及接受腔相对假脚的前后位置关系影响。若出现以下情况则需要做相应调整：

1）膝关节受到向后方的推力，在假肢侧支撑中期有上坡的感觉，身体重心上下移动明显，在假肢摆动期脚尖擦地面，有假肢过长的感觉，健侧腿步幅较小。而且残肢的前方近端和后方远端有压迫感。

原因：接受腔相对假脚位置过于靠后，或者接受腔屈曲角度不够（图6-3-26）。

措施：将接受腔向前调整，或者增大接受腔屈曲角度。

2）在假脚足跟触地时，膝关节受到向前的推力，从假脚足跟触地到全足着地的时间较短。在假肢侧支撑后期，身体重心下降，假肢支撑期短，假肢侧和健肢侧步频不协调。通常伴有膝关节不稳定，打软腿的感觉。有时残肢前方远端和腘窝部有压迫感。并且足跟触地时，假脚趾比健侧抬起更高。

原因：接受腔相对假脚位置靠前，或者接受腔初始屈曲角度过大（图6-3-27）。

措施：将接受腔向后调整，或者减小接受腔屈曲角度。

（3）注意：在进行对线调整的过程中，对接受腔的内收角度调整的同时需要将接受腔相对假脚的内外位置也做相应的调整（需要保证冠状面的参考力线能够通过假脚的第一、二趾缝）；同理，在进行接受腔的屈曲角度调整的同时也需要将接受腔相对假脚的前后位置进行调整，保证矢状面参考力线通过假脚的相应区域。

（4）非对线原因引起的异常步态

1）足跟触地时假脚旋转：足跟触地时，假脚前部产生左右摆动的原因有以下几种：①单轴脚的后缓冲器弹力过强，或者是SACH脚的后跟过硬；②SACH脚和鞋的适

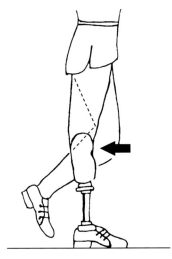

图 6-3-26　接受腔相对假脚位置
过于靠后或接受腔屈曲角度不够

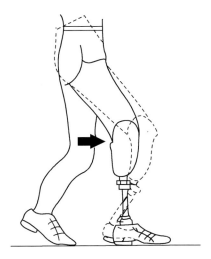

图 6-3-27　接受腔相对假脚位置靠前
或接受腔初始屈曲角度过大

配不良,后跟没有下沉的余地;③鞋后跟过硬;④接受腔腘窝部形状不正。

2) 摆动期的甩腿:在摆动期,足跟产生内甩或者外甩,多是由于接受腔的髌韧带部位与后壁不平行,导致施加在残肢上的压力不均等。

3) 身体重心明显上下移动:步行过程中有明显的重心上下移动,除对线不良可能引起外,还有以下几种原因,截肢者通常会有上坡的感觉。①假脚的跖趾关节过于靠前;②SACH 脚的后跟过软;③假脚前部材质过硬;④假脚和鞋的适配不好,跖趾关节难于屈曲。

(四) 接受腔第二次成型工艺

1. 完成假肢对线以及适配性调整后,将接受腔外表面打磨粗糙。从假脚踝关节部位将连接部件以及接受腔一同取下(注意:在旋松内六角顶丝时一定要松开相邻的两个,另外两个顶丝不能旋动,以保证力线不会改变)。

2. 将取下的接受腔以及连接部件一起固定于对线转移架上,旋紧刚刚松开的两颗顶丝,另外两个不要旋动(将我们经过调整确定的力线完全复制到对线转移架上)。

3. 给接受腔做好石膏绷带裙边,确定可移动横杆所在刻度并记录,灌注石膏。此时所用灌型杆是经过特殊处理的,在横截面直径方向上用钻头钻穿,并将一根钢杆穿过,用模块限制钢杆放置角度以便保证能精确复制假肢力线。

4. 取下接受腔,并通过先打磨再加热的方式将四爪连接器取下,将接受腔底部残余锯末打磨干净,重新固定于对线转移架上。

5. 将平调方盘去掉,并更换一体化管;将一体化管固定于对线转移架上并和管接头四爪连接器相连接。此时所有内六角顶丝需回归到均匀对称的位置,不需要添加任何角度;而一体化管的选择,则需要将可移动横杆还原到此前所记录的刻度,要求此时四爪连接器恰好能与接受腔底部相接触。

6. 将接受腔以及连接部件分别固定,重新用快干胶调锯末将四爪与接受腔粘接(注意:需把四爪连接器内部都填满锯末,避免出现空隙)。

7. 锯末固化后取下接受腔,将锯末打磨平滑,进行第二次接受腔成型(即二次树脂真空成型)。选取大小合适的碳纤维敷于四爪连接器区域表面,再套 2 层贝纶袜套,加套 PVA 外膜后灌注树脂进行抽真空操作(第二次调树脂时所加颜色糊比例需与第一次保持一致)。

8. 树脂固化后取下接受腔,沿内层接受腔边缘将外层树脂切割并打磨光滑(图6-3-28)。

(五) 组装、完成

1. 将确定好高度的连接件从对线转移架上取下与假脚连接,在考虑假脚有效跟高的前提下保证小腿连接管垂直于水平面。

2. 将进行完第二次树脂成型的接受腔通过连接件与假脚相连接,保证紧靠接受

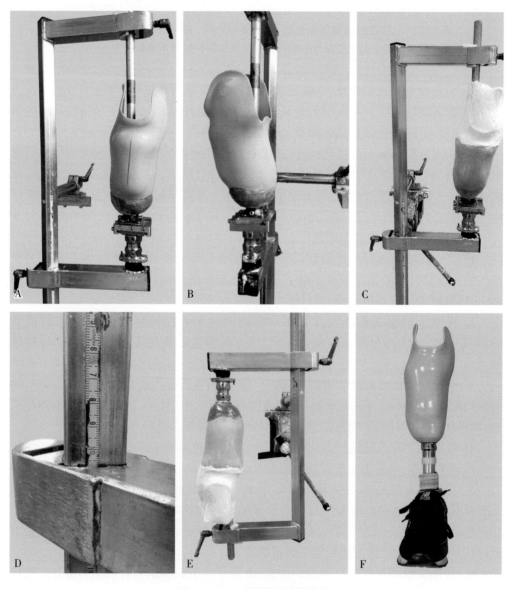

图 6-3-28 对线转移架的使用

腔的四颗顶丝处于相对平均位置。

3. 请患者再次穿戴假肢行走,确保力线转移正确。

4. 通过比对患者健肢相应尺寸以及外部轮廓,打磨海绵外包装;为假肢穿戴装饰袜,完成假肢制作。

三、适合性检验

(一)检查评估、可能出现的问题和修正方法

通过假肢矫形器技师自身的观察和听取截肢者意见的方式进行小腿假肢的最终检查。

1. 假肢接受腔的检查 穿戴假肢前对接受腔本体进行观察,检查内容包括:①外观颜色是否均匀;②接受腔口型边缘走向是否合适;③接受腔翻边与边缘加工是否圆滑;④内衬套与接受腔形状是否适配;⑤内衬套边缘是否圆滑,表面是否干净;⑥接受腔内衬套高度是否合适。

2. 穿戴假肢后的检查 包括站立位和坐位。

(1)站立位的检查:双脚足跟之间保持5~10cm的距离,在双腿均匀承重状态下进行以下检查。

1)穿用感觉:有无不适感,若有不适感,要检查残肢收纳在接受腔内的状况。如果残肢与接受腔适配良好,则应找寻其他原因。对线不良也会引起穿用假肢时的不适感。全面检查后要确定是接受腔适配问题还是对线问题。

2)内外侧的对线:足底内外侧有无离地现象;接受腔上缘的内外侧有无缝隙或压迫感。若存在以上问题,应检查是由于残肢与接受腔适配不良还是因为对线问题。

3)前后对线:膝部呈轻度屈曲,看后方有无压迫感;有无打软腿的感觉;足跟部和足趾有无离地现象。

4)假脚:鞋跟高度是否与假脚一致;足跟部硬度是否合适;假脚与鞋的配合状态如何。

5)假肢长度:若残肢末端完全收纳入接受腔,或者接受腔屈曲角度不合适,以及对线等问题,都会影响下肢假肢长度,应加以注意;假脚方向是否与健侧相对称;残肢和接受腔之间的活塞运动是否控制在最小限度;检查接受腔的前、内、外侧上缘修整形状是否合适。

(2)坐位的检查(膝关节屈曲90°)

1)腘窝部软组织有无挤出现象。

2)接受腔后壁上缘有无顶住肢体的情况。

3)大腿后侧肌腱通道位置、走向以及隆起程度是否合适。

4)接受腔内外壁后缘有无挤压现象。

3. 步行时的检查

(1)步态:如动态对线一节所述,从冠状面以及矢状面观察截肢者的步行,若发现步行异常,则应找出原因。特别应注意足底着地状态,膝关节的动作和左右侧步频。

(2)残肢和接受腔之间有无活塞运动。

(3)上下坡是否顺利:上下坡容易受前后方向对线,假脚足跟部和足趾部状态等

因素的影响,应仔细观察膝部动作加以判断。

（4）能否上下楼梯:考虑到残肢的长度,观察脚能否交替迈出,脚尖有无擦地和膝关节是否稳定等情况。

（5）步行中的穿用感觉:因站立时和行走时的穿用感觉不同,所以需由截肢者说明,若有问题,应确认是在步行周期的哪个时期,并找出原因。

（6）步行时的异常声音:检查是否有活塞运动导致的空气抽吸声音和金属部件的摩擦或撞击声。

4. 取下假肢后的检查

（1）脱下假肢后立即查看残肢有无变色及擦伤:若患者并未感觉不适,只是皮肤发红变色并在10分钟内恢复正常即可认为没有问题。

（2）观察承重部位以及免压部位颜色变化是否如预期:承重部位皮肤颜色应该发红变色,并可在短时间内恢复正常;免压部位则不应有颜色变化。

（二）基本训练方法

对于小腿截肢患者,基本的训练分为两个阶段,安装假肢前的训练和穿戴假肢的训练。安装假肢前的各项训练内容可同时进行,而穿戴假肢的训练应按照下面的项目逐项进行。

1. 安装假肢前的训练

（1）早期使用弹力绷带

1）截肢术后残端的微小血管有可能存在渗血,加上肌肉活动减少造成的血液循环不良等原因会造成残肢水肿。为了控制这种现象,将残肢用弹力绷带加压包裹。可以促进残肢萎缩定型,以便尽早安装假肢。

2）弹力绷带缠绕方法:从末端向中枢呈8字型缠绕;远端紧,近端松;绷带缠绕要超过近端关节,但不能影响关节活动（图6-3-29）。

3）为了维持效果,可以每隔4小时缠绕一次,夜间可持续包裹。

（2）保持正确体位,避免出现挛缩畸形:由于小腿截肢患者膝关节伸展和屈曲肌力的不平衡,容易出现膝关节的屈曲挛缩畸形,为避免畸形的出现,应在平时生活中注意避免长时间的膝关

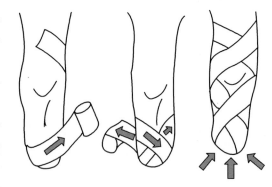

图6-3-29 弹力绷带缠绕方法

节屈曲,多做膝关节伸展运动,必要时可将膝关节伸直,在关节上施加压力进行牵拉。

（3）整体身体功能的训练:患者由于进行手术,并长期卧床或使用轮椅,缺乏运动,常常会导致整体身体功能较差,为更好地进行假肢的装配和训练,应在装配之前进行全方位的训练,以便更快地恢复整体身体功能,提高心肺功能。

（4）肌肉力量强化训练:包括两个方面①健侧下肢、双上肢和背腹肌的强化训练;②截肢侧膝关节伸展肌力和屈曲肌力的训练。

具体方法均为对抗相应阻力的训练,而训练强度可根据患者具体情况随时调整确定。

为避免小腿部分肌肉出现过度萎缩,可教患者学习健侧下肢,幻想踝关节的背屈、趾屈、内翻和外翻,进行肌肉力量的训练。

(5) 关节活动度训练:术后应尽早进行主动维持或扩大关节活动度训练。对于小腿截肢患者应主要进行患侧膝关节的屈曲和伸展训练(正常膝关节活动范围:0°~130°)。若膝关节出现挛缩畸形则应进行被动牵张。

2. 穿戴假肢的训练

(1) 平行杠内重心的左右移动和前后移动:患者穿戴假肢,双腿平行站立,原地进行重心的左右和前后移动(初期可双手或单手扶平行杠,后期不要扶平行杠)。

(2) 健侧在前的重心前后移动:患者穿戴假肢,健侧在前假肢侧在后站立,原地进行重心的前后移动(可双手或单手扶平行杠)。

(3) 假肢侧在前的重心前后转移:患者穿戴假肢,假肢侧在前,健侧在后站立,原地进行重心的前后移动(可双手或单手扶平行杠)。

(4) 假肢侧单脚站立:患者穿戴假肢,在平行杠内用假肢侧单脚站立,单脚站立时长可随训练逐渐延长(初期可双手或单手扶平行杠,后期不要扶平行杠)。

(5) 平衡训练:患者穿戴假肢,双脚平行站立均匀负重,进行接抛球训练,接抛球的角度、高度、力量可做多种变化;患者掌握好平地接抛球后可站在平衡板上进行相同训练。

(6) 平行杠内行走:患者穿戴假肢,在平行杠内进行行走训练(初期可双手扶平行杠,中期单手扶平行杠,后期不扶杠)。

(7) 平行杠外室内行走训练:患者穿戴假肢,在平行杠外室内其他区域进行行走训练(首先进行平地行走,然后进行上下坡和上下楼梯行走训练)。

注意:上坡以及上楼梯时身体重心应向前;下坡以及下楼梯时身体重心应向后。

(8) 室外综合路面行走训练:室外综合路面包括柏油路、石子路、草地、不同角度的坡路以及土路等等,使患者真正达到适应各种路面行走的目的。

第七章

膝关节离断假肢的制作与应用

第一节　实践目的与要求

一、实践目的

通过学习膝关节离断假肢实践课程,能够全面熟悉膝关节离断假肢的制作过程,能够独立的完成膝关节离断假肢接受腔制作工艺部分,了解石膏取型、修型的要求,全面理解和熟悉膝关节离断假肢的制作过程。

二、实践要求

(一) 掌握
膝关节离断假肢的接受腔制作、工作台对线、假肢组装流程。
(二) 了解
膝关节离断假肢的石膏取型、修型和假肢步态训基本训练方法等。

第二节　实践前的准备

一、患者部分的准备

初次安装假肢的患者可以提供住院病历、检查报告、X 线片等医学信息;更换假肢的患者可以提供用过的旧假肢。

二、评估设备器具

温度光线适宜、私密性好的检查室;样品陈列柜;身高体重秤;医用检查床;不带轮子的靠背椅;打诊锤;医用 X 线片观片灯;滑板;皮尺;专用量角器。

三、制作设备与专用工具

取型架、石膏剪、标记笔、圆珠笔、测量表、皮尺、折尺、卡尺、剪刀、水盆、橡胶碗、石膏调刀、平面石膏锉、半圆石膏锉、真空泵、打磨机、烘箱、热风枪、手电钻、木锉、风镐、各种打磨辊、抛光轮、电烙铁、M4 的丝锥、铰杠、直径 4.2mm 的钻头、缝纫机、震动锯、电子秤、口罩、护目镜、护耳、锤子、内六角扳手。

四、材料与零部件

(一) 材料

石膏绷带、取型袜套(或保鲜膜)、患者防护用品、一次性手套、凡士林、石膏粉、洗衣粉或洗手液、40 目的砂纸、PVA 薄膜套、滑石粉、电工胶带、纱网、200 目水磨砂纸、透明胶带、酒精、细绳、橡皮泥、硬树脂、软树脂、快干胶、粉状固化剂、肤色颜色糊、轻腻子、轻腻子固化剂、量杯、搅拌棒、贝纶纱套、碳纤维、双面胶带、内衬材料、黏合剂。

(二) 零部件

膝离断关节、管连接件、腿管、假脚、齿型垫片、螺丝等。

第三节　实　践　流　程

一、患者检查评估及处方制订

(一) 检查评估

膝关节离断假肢安装前的检查评定主要包括:

1. 患者基本情况的评定

(1) 年龄、性别、身高、体重。

(2) 职业、经济支付能力。

(3) 生活环境。

(4) 是否使用过假肢,以往使用假肢的类型及对旧假肢的评价和新假肢的需求。

(5) 目前患者日常生活自理能力的评定。

(6) 活动量和运动需求的评定。

(7) 个人爱好。

(8) 精神面貌、康复信心。

2. 全身状况的评定

(1) 截肢原因、截肢时间、是否有合并伤。

(2) 是否有高血压、糖尿病、血栓、脉管炎等。

(3) 是否有过敏史及具体过敏源。

3. 其他肢体残缺或功能障碍情况

4. 残肢评定

(1) 肌力评定:通常采用手法肌力检查来判断控制残肢肌肉的力量,国际普遍应用的肌力分级方法是 6 级(0~5 级)分级。手法肌力检查时,必须遵循测试的标准姿势,以提高结果的可比性。检查前,应先用通俗的语言向患者解释,必要时给以示范。先检查健侧下肢,后检查残肢,先抗重力,后抗阻力,两侧对比。抗阻力必须使用同一强度,阻力应加在被测关节的远端,同时记录双侧下肢各关节主要肌群手法肌力评价结果。

（2）检查残肢髋关节有无畸形及活动范围评定（主动、被动）：评定时要明确下肢各关节的正常活动范围；熟悉关节体位和关节的运动方向；掌握各关节测量时固定臂、移动臂、轴心的具体规定；同一患者应由专人测量，每次测量应取相同位置，使用同一种量角器，便于比较。

（3）残肢皮肤情况：检查残肢皮肤有无瘢痕、植皮、溃疡、窦道、伤口、敏感点以及皮肤感觉、温度、颜色等情况，与正常皮肤对照，记录这些情况的具体位置、形状等。

（4）残肢皮下组织情况：软组织的多少、软硬，是否有赘肉、肿胀；残肢有无骨突、骨刺及其部位等情况。

（5）检查残肢末端能否负重并评定负重能力，残端皮肤耐压程度。

（6）残肢疼痛感觉评定：检查残肢有无压痛、神经痛、幻肢痛及疼痛程度，疼痛产生的时间、部位和诱因等。

（7）残肢形状描述：如圆柱形、球根形、圆锥形等。

（8）下肢肢体长度的测量：测量残肢长度、健侧坐骨结节的高度、脚长。

（9）残肢围长的测量：以坐骨结节为起点，每隔3cm测量到残肢末端的围长。

（二）处方制订

膝关节离断假肢常用的结构为骨骼式假肢，假肢主要包括接受腔、膝离断专用假肢关节、假脚和其他附加的假肢组件。根据不同患者对假肢的需求、功能等级、不同种类假肢关节假脚的使用特性，综合患者年龄、运动能力、居住环境、经济承受能力等情况有目的有目的的选择膝关节和假脚，制订合理的膝关节离断假肢处方。

二、膝关节离断假肢制作

（一）测量、取型、修型

1. **准备工作**　患者穿上防护用品，在残肢上套上薄丝袜或缠保鲜膜，必要时需放置切割管（易于脱下石膏阴型）。

画出髌骨轮廓，并标记出免压部位：股骨内侧髁、股骨外侧髁、其他骨突或敏感部位。

自残端向上每隔3~5cm（取决于残肢长度）画出一道标记线，用于测量围长。

2. **测量**　需要测量的位置：按照标记线测量各部位围长、股骨髁部宽度以及髁上悬吊部位的宽度、残端至地面的高度、健侧脚的大小。

3. **取型**　根据需要，可在残端骨突部位贴上免压垫。患者可坐位取型，用4层非弹性石膏绷带浸水后敷在残端部位，并塑出髁间窝的形状，其余部位用非弹性石膏绷带进行缠绕（图7-3-1）。石膏绷带完全覆盖残肢表面后，让患者踩在取型架上，残肢承重，塑出悬吊部位的形状，直至石膏绷带固化（图7-3-2）。待石膏绷带固化后，若残肢呈锥形则可直接脱下，若之前使用了切割管，则沿切割管剪开，将石膏阴型取下。

4. **修型**　将剪开的部位用石膏绷带封闭。在阴型内部灌注石膏分离剂（凡士林、肥皂水或洗衣粉水等均可）。灌注石膏阳型。剥开全部石膏绷带，重新标记所有的标

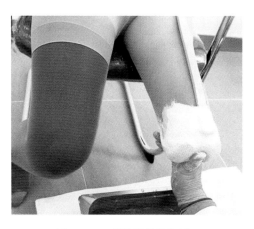
图 7-3-1　残端部位的塑型

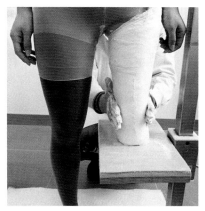
图 7-3-2　悬吊部位的塑型

记线,并测量石膏阳型有标记线位置的尺寸。填补石膏的位置:内侧会阴区域、髁部骨突部位少量。修整石膏的部位:根据尺寸整体进行相应修整,髁上悬吊部分、外后侧。将石膏模型整体打磨光滑,准备树脂成型。

（二）接受腔第一次成型工艺

1. **制作内衬套（图 7-3-3）**　测量阳型近端围长、远端围长以及长度尺寸,裁剪内衬材料时,一般遵循近端围长加 5% 再加 1.5cm 的黏合量、远端围长加 1.5cm 黏合量、长度方向加 5cm 的基本原则进行裁剪,经过打磨及粘接制作成筒状,在 120° 烘箱内加热后套在石膏阳型上,并将边缘需粘接部分进行打磨。

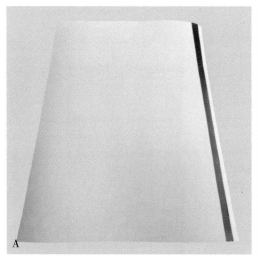
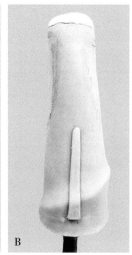
图 7-3-3　内衬套的制作

剪一块合适大小的内衬材料,加热后覆盖在残端部位,冷却定型后减掉多余部分,与已套在模型上的内衬材料进行粘接,打磨顺滑。为使接受腔易于穿脱,需将内衬套上的髁上悬吊部位凹处填补顺滑。制作导向条。

2. **接受腔硬树脂部分的真空成型**　将 PVA 薄膜袋用湿毛巾裹紧均匀浸润。剪一小块浸润的 PVA 薄膜用力覆盖的阳型末端,并用电工胶带固定,待变干定型后剪掉多余的 PVA 薄膜。在 PVA 薄膜袋内撒上滑石粉并套在石膏阳型上,拉紧,底端绑扎牢固。打开真空泵,将真空度调整到 60%,打开内膜通道。套 2 层贝纶纱套,并在残端部位放置 1 层碳纤维增强材料,再套 2 层贝纶纱套。套外层 PVA 薄膜袋,并将底端绑扎牢固。

树脂配方:硬树脂 + 颜色糊(按照 3%)+ 粉状固化剂(按照 3%)调匀,并倒入。

按照图 7-3-4 所示将硬树脂覆盖到约相当于残长 2/3 处。

3. 接受腔软树脂部分的真空成型 硬树脂固化后,将表面的 PVA 薄膜袋去除,用木锉或 40 目的砂纸将表面打毛糙。套 1 层贝纶纱套,然后将浸湿的 PVA 薄膜袋套好。

树脂配方:软树脂 + 颜色糊(按照 3%)+ 粉状固化剂(按照 2%)调匀,并倒入。

软树脂完全将模型覆盖。

(三)对线、适配

待软树脂固化后,将模型移至台钳并夹紧,在残端底部中间位置钻一小孔,用气枪使接受腔与石膏阳型分离。患者穿上接受腔,检查悬吊和压痛点。让患者站在取型架上,标出接受腔近端宽度的中点与地面的垂线。测量接受腔距地面的高度以及鞋子的绝对跟高值。

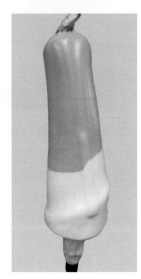

图 7-3-4 硬树脂部分真空成型

1. 工作台对线 工作台对线是确定接受腔、膝关节、假脚三者在空间中的相互位置关系的过程(图 7-3-5)。

(1)确定接受腔基准线:从水平面观察,确保接受腔内侧面与前进方向一致,矢状面测量近端宽度并标记出中点,再测量出接受腔远端的宽度并取中心点,连接两点形成接受腔矢状面的中线,以此作为接受腔的对线参考基准线;在冠状面同理,标出接受腔近端和远端的中点并连接。在接受腔的中线的基础上,以近端参考点为基点,根据患者的残肢情况,画出接受腔的屈曲角度和内收/外展角度的参考线,作为工作台对线的参考。

(2)确定假脚的基准线:测量出假脚的前后中线的位置,在此基础上向后移动 3cm 作为假脚在矢状面的工作台对线参考点。在鞋子的绝对跟高值基础上增加 5mm,使假脚处于正确的外旋

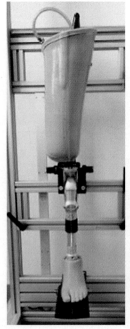
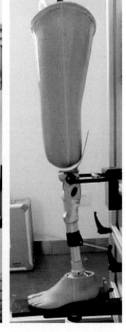

图 7-3-5 工作台对线

位置。

（3）工作台对线要求

接受腔:对线参考线通过之前在接受腔上已经标记出的参考线。

膝关节:在矢状面对线参考线通过膝关节的对线参考点（不同产品对线参考点不同,请参看具体关节的对线建议）;在冠状面通过膝关节的中心;在水平面膝关节外旋5°。

假脚:对线参考线在矢状面通过假脚的对线参考点;在冠状面通过大脚趾中心,在水平面假脚外旋5°。

为了能更精准地完成工作台对线,建议使用专用的工作台对线仪。

按照要求将接受腔、膝关节、假脚连接好。使用轻腻子将关节连接板与接受腔进行固定,连接时将所有连接的螺丝拧紧在中立位置即让各个部分的连接件在工作台对线时保持在中间位置,以使其在各个方向保持最大的调节范围。

2. **静态对线**　用强力胶带（或高分子绷带）进行接受腔与关节连接板的紧固,让患者穿上假肢,假肢侧站在激光测力平台上,健侧站在补高板上,假肢侧至少承担35%的体重,通过调节踝关节的跖屈和背屈角度,以改变脚底板的受力分布,使承重线通过关节要求的参考位置（每种关节参考位置不同,具体参看说明）。同时检查患者残肢是否完全进入接受腔内,骨盆是否水平,患者在站立时膝关节是否稳定等。（图7-3-6）

3. **动态对线**　在静态对线完成后,在确保安全的情况下让患者开始步行。观察患者的步行,一般忽略步行开始后的2个步行周期和步行结束前的2个步行周期。通常从患者的前方、后方及侧方几个方向观察。

步行时在冠状面,假肢侧方的稳定性受接受腔的内收外展角度、接受腔和膝关节、假脚的内外位置关系影响。在矢状面,假肢前后方向的稳定性受接受腔的屈曲角度、接受腔和膝关节、假脚的前后位置关系等因素的影响。同时我们还要观察假肢在摆动期的运动表现。

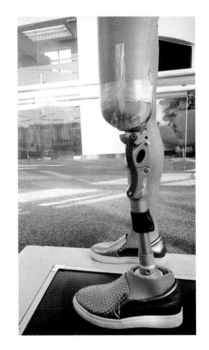

图 7-3-6　静态对线

（四）接受腔第二次成型工艺

将关节连接板与接受腔的粘接部分打磨顺滑,并灌石膏（图7-3-7）。

1. **接受腔第二次树脂成型**　将连接板上的螺纹处用专用橡皮泥进行密封,防止树脂浸入。将膝关节安装在接受腔上,将膝关节屈曲到最大角度,检查接受腔与膝关节接触的位置,如果接受腔接触到膝关节的液压缸或助伸弹簧的部分（部分膝关节）,需要在接受腔与膝关节后下轴接触的部分进行适当的补高,以保证假肢在膝关节屈曲到最大时,接受腔和膝关节的液压缸和助伸弹簧（部分膝关节）之间留有一定的间隙,保证膝关节的功能部件不会受到接受腔的挤压而损坏。套1层薄纱套,在连接件

部位粘贴 1 层碳纤维材料,起增强作用。再套 1 层贝纶纱套,并将之后需要与连接罩连接的垫片放置在适当的位置(注意:垫片需预先攻丝,并用专用橡皮泥将孔进行填充)。(图 7-3-8)

套 1 层贝纶纱套,套 PVA 薄膜套,进行硬树脂部分的真空成型,到达模型长度的 2/3 即可。硬树脂固化后,将 PVA 薄膜袋去除,并将表面打毛糙,套 1 层贝纶纱套及 PVA 薄膜,进行软树脂部分真空成型。软树脂配方:颜色糊 3%,固化剂 2%。确保树脂均匀、无气孔、无爆聚。

2. **连接罩的制作**　套 1 层薄纱套,套内层 PVA 密封膜,打开真空泵的内膜通道。套 4 层贝纶纱套,套外层 PVA 薄膜,进行连接罩部分树脂真空成型。待树脂固化后,画出连接罩轮廓,用电烙铁准确烫出垫片孔的位置(图 7-3-9)。

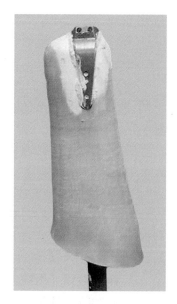

图 7-3-7　连接板部位的打磨

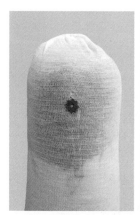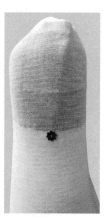

图 7-3-8　放置连接罩垫片

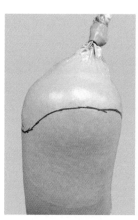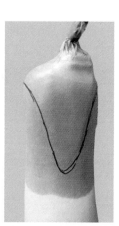

图 7-3-9　连接罩轮廓线

(五) 组装、完成

将连接罩从接受腔上取下,将模型移至台钳并夹紧,在残端底部中间位置钻一小孔,用气枪使接受腔与石膏型分离(或用风镐将全部石膏去除)。将接受腔、内衬套及连接罩边缘打磨光滑。攻丝:先用直径 3.2mm 的钻头在齿型垫片中心钻孔,之后用铰杠将 M4×0.7 的丝锥固定,在齿型垫片中心攻丝,确保之前在垫片孔中填充的橡皮泥全部取出。用 M4 的螺丝将连接罩与接受腔进行固定,使用热风枪加热固定螺丝,再次拧紧固定螺丝,使螺丝略陷入连接罩表面。将关节连接板上螺丝孔表面的树脂去掉,并将密封用的橡皮泥取出。将接受腔与膝关节连接在一起,膝关节离断假肢组装完成(图 7-3-10)。

三、适合性检验

(一) 检查评估

1. 假肢本体的检查

(1) 假肢是否严格按照处方制作。

(2) 接受腔边缘及接受腔内加工的情况是否良好。

(3) 与健侧外观比较。

(4) 膝关节、踝关节运动时有无异常声音。

2. 站立位的检查　使两脚跟中心的间隔保持 10~15cm，双下肢均匀承受体重的状态下，进行下列检查：

(1) 假肢长度。

(2) 膝关节轴、假脚底部是否呈水平。

(3) 膝关节前后方向及内外侧方向的稳定性。

(4) 假脚外旋角度。

(5) 接受腔的边缘走向是否合理。

(6) 残肢末端是否能正常承重。

(7) 残肢末端髁部形状是否合适(是否产生活塞运动)。

(8) 接受腔整体适配如何。

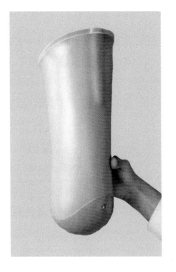

图 7-3-10　接受腔制作完成

3. 坐位的检查

(1) 截肢者是否能较轻松的完成坐下动作。

(2) 膝关节的屈曲。

(3) 坐在椅子上时，小腿部分是否垂直。

(4) 从前方看膝关节的高度，从上方看大腿部的长度。

4. 取下假肢后的检查　脱下假肢后立即观察残肢，看有无因接受腔压迫而产生的皮肤擦伤、变色等异常情况。

(二) 可能出现的问题和修正

1. 残端部分皮肤出现发紫现象　很可能是由于接受腔底部空间过大引起的，为避免此现象的发生，可以使用凝胶或硅胶等材料填充间隙。

2. 残肢和接受腔之间的活塞运动过大　有可能是接受腔悬吊不好，可以通过增加悬吊减少接受腔与残肢间的活塞运动，比如可在内衬套悬吊部位粘贴一定厚度的内衬材料使悬吊部位尺寸变紧，或采用将硬接受腔悬吊部位加热变形的方式增加悬吊。

3. 行走过程中出现异常步态　可参照第八章第三节大腿假肢"可能出现的问题与修正"中异常步态的处理方法。

(三) 基本训练方法

1. 平衡杠内的站立训练

(1) 站立训练：双手扶平衡杠，双腿同等负重，挺胸抬头，体会假肢负重的感觉。

(2) 重心侧向移动训练：双腿分开 20cm 站立在平衡杠内，手扶双杠，双下肢交替负重。

（3）重心前后移动训练：健侧腿向前迈一步，挺胸抬头，目视前方，躯干向前移动时足跟抬起即可，躯干向后移动时，练习足尖抬起，注意身体的左右平衡。

（4）假肢侧独立站立训练：平衡杠内站立，重心移向假肢侧负重，健侧膝关节屈曲抬起，以每次站立 5~10 秒为标准，注意躯干不能侧屈，还可以将健侧下肢抬起放在假肢前面，进行增加臀中肌肌力和骨盆水平移动的训练。

（5）平衡杠内假肢迈步动作训练：平衡杠内站立，健侧腿向前迈一步，重心移向健侧，假肢迈一大步，使假肢足跟在健侧足尖前面。

（6）假肢负重，健侧迈步训练：平衡杠内站立，重心移向假肢侧，健侧腿向前迈一大步，假肢足跟抬起，足尖负重，假肢膝关节进行屈曲伸展训练。

2. 平衡杠内的步行训练

（1）健侧腿向前迈一步，重心向前移到健侧。

（2）假肢膝关节屈曲，同时摆动小腿向前使膝关节伸展。

（3）假肢膝部充分伸直的同时，健侧的重心从足跟转移到足尖。

3. 平衡杠外的步行训练　平衡杠内的基本步行训练已掌握后，患者可到平衡杠外进行步行训练。（最初可借助手杖练习步行）。

（1）步行时重心移向假肢侧：健侧下肢迈步要大，带动假肢侧髋关节充分伸展。

（2）为了更好地控制假肢的使用：加强髋关节内收、外展肌群的力量，可在地面上画一直线，让患者沿着直线走。

（3）为了更好地控制步幅的大小：可在地面画上间隔相同的脚印进行步幅的训练。

4. 上下台阶的步行训练

（1）上台阶的步行训练：健侧腿先上 1 层，假肢腿轻度外展迈上 1 层台阶，假肢腿瞬间负重时健侧腿迈上 1 层台阶。初期可扶着扶手，然后逐渐过渡到独立上台阶。

（2）下台阶的步行训练：假肢腿先下 1 层台阶，躯干稍向前弯曲，重心前移，接着健侧腿下台阶。

5. 上下坡道的步行训练　上下坡道分直行和侧行，基本方法相似，侧行比较安全。

（1）上坡道的步行训练：健侧腿迈出一步，步幅稍大一些，假肢侧向前跟一步，身体稍向前倾，为防止足尖蹭地，假肢膝关节屈曲角度会增大，假肢的步幅要比健侧小，为防止膝部突然折屈，残端应压向接受腔后壁。

（2）下坡道的步行训练：假肢侧先迈一步，防止假肢膝部突然折屈，残端应向后伸。假肢迈步时步幅要小。迈出健侧腿时，残端压向接受腔后方，注意健肢在前尚未触地时，不能将上身的重心从假肢移向前方。

6. 跨越障碍物的步行训练

（1）横跨：健侧靠近障碍物侧方，假肢腿负重，健侧腿越过障碍物，或者健侧负重，假肢向前方抬高并跨越障碍物。

（2）前跨：面对障碍物站立，假肢侧负重，健侧跨越障碍物，或者健侧负重身体充分向前弯曲，假肢髋部后伸，然后向前摆动跨越障碍物。

7. 摔倒后站起的训练　患者坐在地面上，假肢放在下方，双手触地变成侧坐位，然后屈曲健肢,双手支撑上半身旋转躯干,用力支起双上肢和健侧腿,假肢移向前方并站起。

四、思考题

装配膝离断假肢的患者,如患者在行走时假肢有向外侧倒的趋势,请分析有可能是哪些原因造成的?

第八章

大腿假肢的制作与使用

第一节　实践目的与要求

一、实践目的

掌握大腿假肢的制作流程。

二、实践要求

（一）掌握
大腿假肢树脂接受腔制作工艺、坐骨包容接受腔的取型及修型。

（二）了解
四边形接受腔的取型手法及修型。

第二节　实践前的准备

一、患者部分的准备

初次安装假肢的患者可以提供住院病历、检查报告、X 线平片等医学信息；更换假肢的患者可以提供用过的旧假肢。

二、评估设备器具

温度光线适宜、私密性好的检查室；样品陈列柜；身高体重秤：称重范围 0~150kg、精度 ±0.5kg，身高测量范围 100~200cm、精度 ±0.5cm；医用检查床；不带轮子的靠背椅；打诊锤；医用 X 光观片灯；滑板；皮尺；专用量角器。

三、制作设备与工具

真空泵、打磨机、烘箱、锯床、热风枪、充电式手电钻、石膏剪、标记笔、测量表、皮尺、折尺、卡尺、壁纸刀、锥子、橡胶碗、石膏调刀、平面石膏锉、半圆石膏锉、圆石膏锉、木锉、剪刀、发泡围板、风镐、各种打磨辊、抛光轮、电烙铁、铰杠、直径 28mm 的钻头、锥钻、缝纫机、震动锯、水盆、电子秤、口罩、护目镜、护耳、内六角扳手。

四、材料与零部件

（一）材料

石膏绷带、取型袜套（或保鲜膜）、患者防护用品、一次性手套、凡士林、石膏粉、洗衣粉或洗手液、PVA 薄膜套、滑石粉、纱网、200 目水磨砂纸、透明胶带、酒精、橡皮泥、浴巾、薄丝袜、硬树脂、软树脂、快干胶、粉状固化剂、肤色颜色糊、聚乙烯发泡围板、硬泡剂、发泡固化剂、轻腻子、轻腻子固化剂、量杯、搅拌棒、涤纶毡、贝纶袜套、碳纤维、双面胶带、铅笔。

（二）零部件

假脚、连接管、木连接、膝关节、连接盘、阀门管。

第三节　实　践　流　程

一、患者检查评估及处方制订

（一）检查评估

大腿假肢安装前的检查评定主要包括：

1. 患者基本情况的评定

（1）年龄、性别、身高、体重。

（2）职业、经济支付能力。

（3）生活环境。

（4）是否使用过假肢，以往使用假肢的类型及对旧假肢的评价和新假肢的需求。

（5）目前患者日常生活自理能力的评定。

（6）活动量和运动需求的评定。

（7）平衡与协调能力的评定。

（8）个人爱好。

（9）精神面貌、康复信心。

2. 全身状况的评定

（1）截肢原因、截肢时间、是否有合并伤。

（2）是否有高血压、糖尿病、血栓、脉管炎等。

（3）是否有过敏史及具体过敏源。

3. 其他肢体残缺或功能障碍的评定

4. 残肢评定

（1）肌力评定：通常采用手法肌力检查来判断控制残肢肌肉的力量，国际普遍应用的肌力分级方法是补充 6 级（0~5 级）分级。手法肌力检查残肢髋关节主动伸髋、屈髋、内收、外展肌肉肌力，检查时必须遵循测试的标准姿势，以提高结果的可比性，检查时先检查健侧下肢后检查残肢，先抗重力后抗阻力，两侧对比。抗阻力必须使用同一强度，阻力应加在被测关节的远端，同时记录双侧下肢各关节主要肌群手法肌力评价结果。具体检查方法参见表 5-3-1。

（2）检查残肢髋关节有无畸形及活动范围评定（主动、被动）：评定时要明确下肢各关节的正常活动范围；熟悉测量时体位和关节的运动方向；掌握下肢各关节测量时固定臂、移动臂、轴心的具体规定；同一患者应由专人测量，每次测量应取相同位置，使用同一种量角器，便于比较。大腿截肢患者先检查健侧下肢各关节活动度，再检查残肢髋关节活动范围。具体参考方法及正常参考值见表5-3-2。

（3）残肢皮肤情况：检查残肢皮肤有无瘢痕、植皮、溃疡、窦道、伤口、敏感点以及皮肤感觉、温度、颜色等情况，与正常皮肤对照，记录这些情况的具体位置、形状等。

（4）残肢皮下组织情况：软组织的多少、软硬，是否有赘肉、肿胀；残肢有无骨突、骨刺及其部位等情况。

（5）检查残肢末端：能否接触、负重并评定负重情况。

（6）残肢疼痛感觉评定：检查残肢有无压痛、神经痛、幻肢痛及疼痛程度，疼痛产生的时间、部位和诱因等。

（7）残肢形状描述：如圆柱形、圆锥形等。

（8）下肢肢体长度的测量：测量残肢长度、股骨残长，健侧坐骨结节高度。膝间隙高度、脚长等。

（9）残肢围长的测量：测量方法同膝关节离断。

（二）处方制订

大腿假肢结构形式分为壳式大腿假肢和骨骼式大腿假肢。依据残肢长度和软组织情况选择不同的接受腔形式与假肢悬吊方式，根据患者不同的年龄对其运动功能等级的要求、平衡协调能力的评定、残肢情况的检查和经济承受能力，选择不同的膝胫部件或膝关节形式和假脚种类，大腿假肢的处方具体内容有假肢的结构、接受腔的形式和材料、假肢膝关节的形式、假脚的种类和型号及其他附加的假肢组件材料、型号等。

二、大腿假肢制作

（一）测量、取型及修型

1. 坐骨包容接受腔的测量、取型及修型

（1）准备工作：患者穿上防护用品，在残肢上套上薄袜套或保鲜膜，并确保袜套拉紧。

需要标记的部位：大转子、股骨干走向、坐骨位置、其他骨突或骨刺增生部位及敏感部位，以坐骨下3cm位置作为第一道测量线的基准，向下每3~5cm为参考画出测量线。（图8-3-1）

（2）测量：按照测量线测量各部位围长（图8-3-2），可根据患者残肢软组织的情况适当增加压缩量，残肢长度、健侧下肢长度、健侧下肢小腿长度。根据需要使用专用的卡尺测量坐骨内侧至大转子下沿的宽度。

（3）取型：用3层非弹性石膏绷带制作一条适合残肢近端围长长度的石膏绷带条，同时用2层石膏

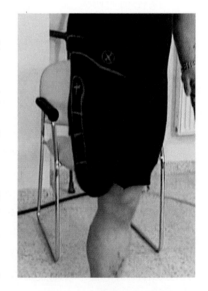

图 8-3-1 必要的取型标记

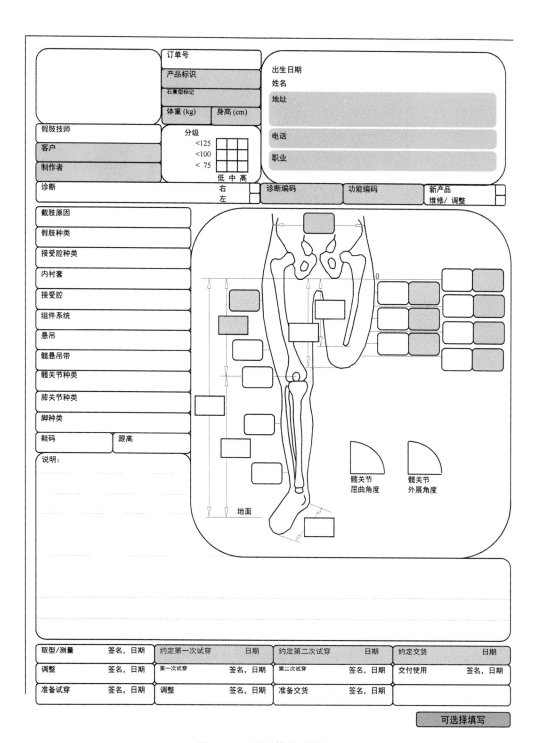

图 8-3-2　大腿截肢测量表

绷带制作长度适合的 2 个石膏绷带条,用来加固残端部分。患者残肢放松自然下垂,将石膏绷带条浸水后均匀的贴在残肢近端口型圈的部分,用另外 2 层石膏片按十字交叉的样子覆盖在残肢末端和外侧。(图 8-3-3)

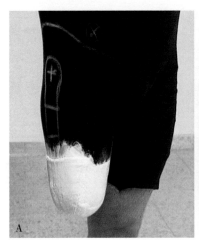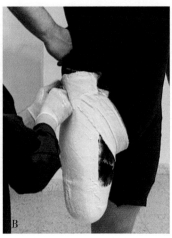

图 8-3-3   石膏绷带条位置

将整卷的石膏绷带浸水后按 8 字形均匀的缠绕在残肢表面,注意此时让患者残肢保持在放松状态。为了保证石膏绷带能够稳固在残肢表面不滑落可以将绷带在患者腰上缠绕一圈。在缠绕石膏绷带的过程中尽量保持石膏绷带处于适当的拉紧状态,这样可以对残肢的软组织进行适当的压缩。根据需要来决定使用石膏绷带的数量,保证残肢表面有 3~4 层石膏绷带的覆盖即可。(图 8-3-4)

取型手法(图 8-3-5):要注意患者坐骨内侧和坐骨支与前进方向的夹角,手法的控制方向要和坐骨及坐骨支与前进方向的角度吻合。如果可能,尽量控制和保持患者残肢的内收角度,避免取型时残肢外展和屈曲。当然取型手法也不局限于此,但无论什么样的手法,都要遵循生物力学的原则。

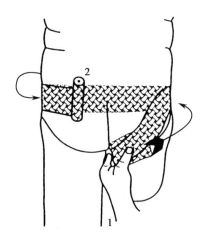

图 8-3-4   石膏绷带缠绕示意
1 和 2 表示缠绕顺序

石膏绷带固化后,剪开袜套,取下石膏阴型。

按照接受腔的口型要求修整口型。口型各部分要求和比例请参看图 8-3-6,可根据患者的残肢状况和身体条件对口型边缘各部分的比例进行适当的调整,对于残肢较长控制能力很好的患者可以适当降低前侧和后侧臀大肌处接受腔边缘的高度,扩大髋关节的活动范围和假肢使用者在活动时的舒适度。

(4) 修补石膏阴型:按坐骨包容接受腔的形状要求对石膏阴型的部分进行修整,用石膏浆主要填补外侧大转子上部区域、口型前侧、后侧、坐骨位置形状、并按照尺寸适当压缩口型处的围长,使整个口型形状与接受腔相似。石膏阴型填补完成,在石膏阴型的外表面用石膏绷带加固,以保证患者试穿过程中的强度。(图 8-3-7)

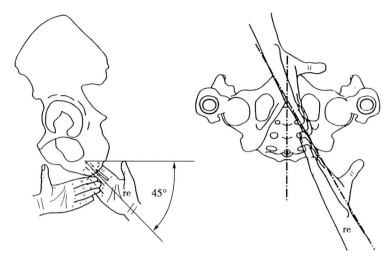

图 8-3-5　取型手法

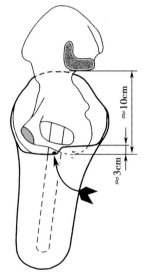

图 8-3-6　口型各部分比例

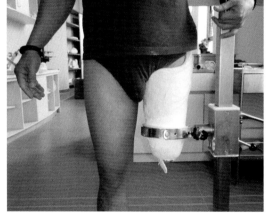

图 8-3-7　试穿阴型

给患者试穿修整好的石膏阴型,在承重状态下,检查石膏接受腔的适配情况:

1）残肢是否完全进入接受腔内。

2）坐骨是否处在正确的位置。

3）从水平面观察,坐骨控制面与接受腔前进方向角度是否合理。

4）有无明显的压痛或压迫感。

5）接受腔边缘走向是否合理,患者髋关节活动时是否有明显妨碍。

6）石膏阴型整体及残肢末端接是否过松或过紧。

如果检查没有问题,用石膏绷带将口型部分围好,形成裙边,将阴型内部涂抹石膏分离剂（凡士林、肥皂水等均可）,灌注石膏阳型。

（5）修型:将石膏绷带剪开,将阳型表面的石膏隔离剂清理干净,重新复合并标记所有标记划线,复合尺寸,以确认石膏阳型尺寸和实际需要尺寸的差异,按照实际需要的尺寸进行阳型的修整,由于口型部分已经基本试穿好,因此,主要修整石膏阳型中段及末端的尺寸。对石膏阳型的外侧及外后侧要适当的增加修整量,以便对股骨外侧能施加控制力。石膏阳型各部分围长尺寸的控制以测量的放松状态下的残肢围长为依据进行适当的压缩,压缩量的施加从近端开始,向远端逐渐递减,压缩量的大小和患者残肢软肌肉和组织的情况有关,软组织越松,需要的压缩量也随之越大。一般来说,大腿假肢接受腔近端和中段的压缩量为4%~6%。按照坐骨包容接受腔的口型要求和患者的具体情况调整石膏阳型口型边缘的高度,并使口型部分的翻边过渡圆滑。

填补石膏的位置:内侧会阴及耻骨联合部分需少量填补,内收肌肌腱部位及残肢末端如果骨突比较明显可做适当填补。

打磨光滑后,将石膏阳型放入烘箱内烘干。烘箱设置温度为90℃左右,时间至少12小时,要将石膏阳型完全烘干,请务必将烘箱的排风通道打开。

2. 四边形接受腔的测量、取型和修型

(1)测量:四边形接受腔取型的测量方法与坐骨包容接受腔类似,只是不需要测量坐骨内侧到大转子下沿的宽度距离。

(2)取型手法:用一只手从后侧托住坐骨下沿,可以用拇指按住臀大肌外侧,从冠状面看手与地面保持平行;另一只手从前侧对股三角部分施加适当的压力,前后两只手施加的压力要适当,从水平面看,前后两只手要形成一定的角度(图8-3-8)。

(3)修整石膏阴型:按照四边形接受腔的形状要求对石膏阴型的部分进行修整,用石膏浆主要填补外侧大转子上部区域、口型前侧股三角的区域。填补厚度要与取型时手部施加的力量大小有关,后侧坐骨支撑面、并按照尺寸适当压缩口型处的围长,使整个口型形状与接受腔相似。(图8-3-9)

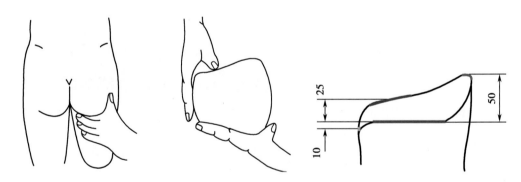

图8-3-8 四边形接受腔取型手法   图8-3-9 四边形接受腔口型高度比例

给患者试穿修整好的石膏阴型,在承重状态下,检查石膏接受腔的适配情况:

1)残肢需要全进入接受腔内。

2)坐骨处在正确的位置。

3)坐骨支撑面与地面水平。

4)有无明显的压痛或压迫感,特别是前侧口型部分是否压力过大。

5)接受腔边缘走向是否合理,患者髋关节活动时没有明显妨碍。

6)残肢末端接不应留有不必要的空间,也不应过紧。

如果检查没有问题,用石膏绷带将口型部分围好,形成裙边,将阴型内部涂抹石膏分离剂(凡士林,肥皂水等均可),灌注石膏阳型。

(4)修型:根据四边形接受腔的生物力学要求修整石膏阳型,以取型时测量的尺寸为依据,对接受腔各个部分进行不同程度的压缩,压缩量的控制与坐骨包容接受腔的压缩量控制类似。按照四边形接受腔的要求和患者的具体情况调整石膏阳型口型边缘的高度,同时使口型部分边缘翻边过渡圆滑。

(二)接受腔第一次成型工艺

1. **准备工作** 将石膏阳型从烘箱中取出,用200目的砂纸将阳型再次打磨光滑平整。准备好相应尺寸的PVA薄膜套。

2. **接受腔树脂成型工艺** 将PVA薄膜袋用湿浴巾浸润,剪一小块浸润的PVA薄膜用力覆盖在阳型末端,并用电工胶带固定,减掉多余的PVA薄膜,将滑石粉倒入剩余的PVA薄膜袋内并套在石膏阳型上,拉紧、绑扎牢固。打开真空泵,将真空度调整到60%,打开内膜通道,并检查PVA薄膜全部吸附到位。

用缝纫机将按石膏阳型的形状裁剪好适合的涤纶毛毡缝合,套在石膏阳型上,在涤纶毛毡外套2层宽度适合的贝纶纱套(注意将袜套适当拉紧,底端固定在真空管上)。

沿石膏阳型的口型边沿位置和沿接受腔长度方向内外两侧粘贴宽度约5cm的碳纤维布,然后再套2层玻纤和碳纤维混编纱套(纱套层数可根据患者的体重适当调整)(图8-3-10)。

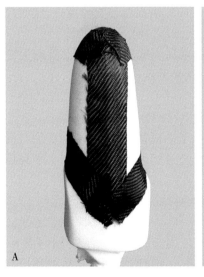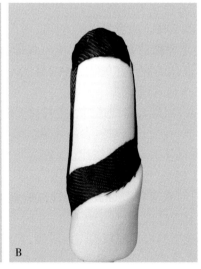

图 8-3-10 碳纤维布增强位置

套PVA薄膜套,并将底端绑扎牢固。

浇注树脂,树脂配方:硬树脂+颜色糊(3%)+固化剂(3%)调匀,倒入PVA薄膜,并封闭。将石膏阳型倒置约120°,打开真空泵,通过手的挤压和真空泵的吸附,逐步让树脂覆盖到位。注意在抽真空过程中要让树脂逐步浸入增强材料,不要将树脂快速吸附到位,以免不能很好地浸透增强材料。待树脂固化后,取下接受腔并将口型边缘打磨光滑。

（三）工作台对线

大腿假肢工作台对线是确定接受腔、膝关节、假脚三者空间上相互位置关系的过程。

1. 确定接受腔的基准线

（1）坐骨包容接受腔基准线的确定：从水平面观察，确保接受腔内侧面与前进方向一致；矢状面外侧以坐骨平面的高度为基准向上 3cm 左右高度取接受腔的中点，作为近端的对线参考点，远端用卡尺测量接受腔的宽度并取中心点，连接两点形成接受腔矢状面的中线，以此作为接受腔的对线参考基准线；同理在冠状面标出接受腔近端和远端的中点并连接。在接受腔的中线的基础上，以近端参考点为转动中心，根据患者的残肢情况，画出接受腔的屈曲角度和内收/外展角度的参考线，作为工作台对线的参考（图 8-3-11）。

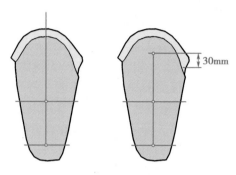

30mm

图 8-3-11　接受腔基准线的确定

（2）四边形接受腔基准线的确定：首先使用与坐骨包容接受腔相同的方式得到接受腔在矢状面的中线，以此为基础向后平行移动 1~1.5cm，作为接受腔在矢状面的对线参考基准；同理在冠状面接受腔中线的基础上向内移动约 1cm，作为对线参考的基准。

发硬泡：使用发泡剂和固化剂按照一定的比例混合并充分搅拌，硬泡剂和固化剂按重量比各 50%。注意发泡的方向应考虑到工作台对线时的角度。

2. 确定假脚的基准线　测量出假脚的前后中线的位置，在此基础上将参考线向后移动 3cm 作为假脚在矢状面的工作台对线参考点。

3. 工作台对线要求

接受腔：对线参考线通过之前在接受腔上已经标记出的参考线。

膝关节：在矢状面对线参考线通过膝关节的对线参考点（不同产品对线参考点不同，请参看具体关节的对线建议）；在冠状面通过膝关节的中心；在水平面膝关节外旋 5°（图 8-3-12）。

假脚：对线参考线在矢状面通过假脚的对线参考点；在冠状面通过大脚趾中心，在水平面假脚外旋 5°。

为了能更精准地完成工作台对线，建议使用专用的工作台对线仪（图 8-3-13）。

按照要求将接受腔、膝关节、假脚连接好。连接时将所有连接的螺丝拧紧在中立位置，即让各个部分的连接件在工作台对线时保持在中间位置，以保证其向各个方向保持最大的调节空间（图 8-3-14）。

（四）静态对线及适配

测量接受腔内部长度，在此基础上额外加 3cm，复制到接受腔表面前内侧，作为安装阀门的参考位置。用直径 28mm 钻头向接受腔内部打孔，如果可能，尽量将孔打在接受腔底部中心，此孔将作为之后阀门的安装孔。

让患者穿戴上假肢，假肢侧站在激光测力平台上，健侧站在补高板上，假肢侧至少承担 35% 的体重，通过调节踝关节的跖屈和背屈角度，以改变脚底板的受力分布，

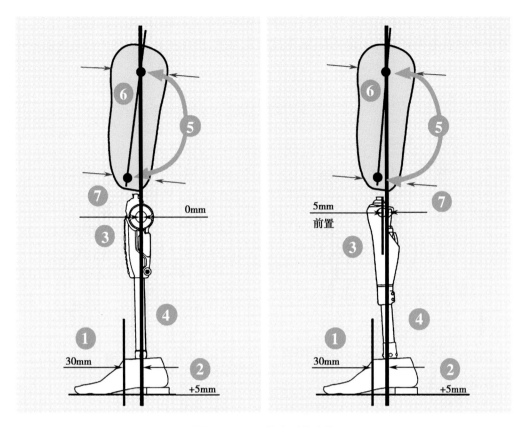

图 8-3-12　工作台对线建议

1. 脚板矢状面中线置于对线参考线前 30mm；2. 在有效跟高的基础上增加 5mm；3. 使用专用工作台对线仪的膝关节夹具根据膝关节说明书的要求将关节置于对线参考线的正确位置；4. 用腿管将膝关节和脚板连接；5. 标记出接受腔矢状面远端和近端的中点，连接两点作为接受腔的中线；6. 在用户髋关节屈曲挛缩的角度上在额外增加 3°~5°，确定接受腔屈曲角度；7. 使用连接部件将接受腔与关节连接

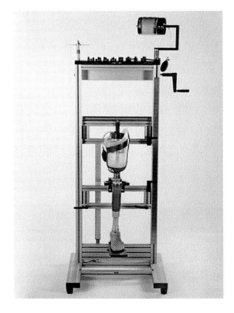

图 8-3-13　专用工作台对线仪

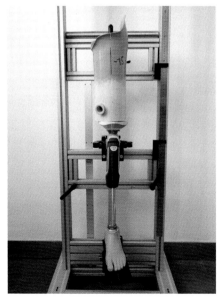

图 8-3-14　工作台对线

使承重线通过关节要求的参考位置（每种关节参考位置不同,具体参看说明）。同时检查患者残肢是否完全进入接受腔内,骨盆是否水平,患者在站立时膝关节是否稳定等（图 8-3-15）。

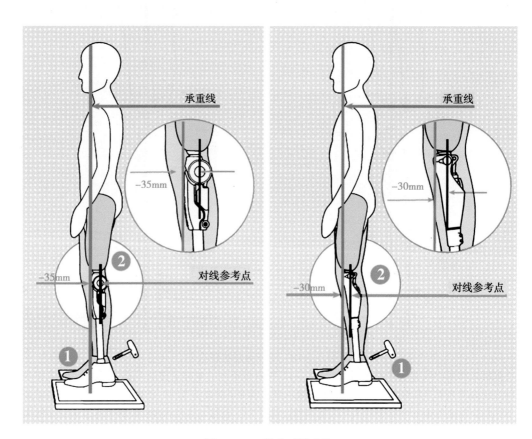

图 8-3-15　静态对线建议

在静态对线完成后,在确保安全的情况下让患者开始步行。观察患者的步行,一般忽略步行开始后的 2 个步行周期和步行结束前的 2 个步行周期。我们通常从患者的前方、后方及侧方几个方向观察。

步行时在冠状面,假肢侧方的稳定性受接受腔的内收外展角度、接受腔和膝关节、假脚的内外位置关系影响。在矢状面,假肢前后方向的稳定性受接受腔的屈曲角度、接受腔和膝关节、假脚的前后位置关系等因素的影响。同时还要观察假肢在摆动期的运动表现。

（五）接受腔二次树脂成型工艺

　　1. 树脂成型工艺　患者在完成假肢半成品试穿后,将接受腔外面的多余的发泡打磨掉,使外形平顺圆滑过渡,并用砂纸打磨平滑。在发泡表面刮轻腻子,使用轻腻子的目的是要将发泡表面的小孔进行密封,以防止二次树脂成型时树脂浸入到发泡材料当中,额外增加接受腔的重量,专用的轻腻子可以很好的将发泡表面密封。待轻腻子固化后将表面打磨光滑,将接受腔内再次灌注石膏（注意使用石膏分离剂）。

待石膏固化后,将接受腔的发泡表面及底端露出石膏的部分用快干密封树脂密封,待树脂固化后用砂纸打磨光滑(图 8-3-16)。

套 1 层玻纤纱套;用适当宽度的碳纤维布将发泡和木连接粘接的部位加强;之后再套 3 层贝纶纱套(纱套的层数可根据患者的情况进行适当的调整),所有的纱套均要松紧适合并在底端固定。

套 PVA 薄膜套,并浇注树脂,树脂配方:将石膏阳型倒置约 120°,打开真空泵,通过手的挤压和真空泵的吸附,逐步让树脂覆盖到位,同时注意让树脂充分浸透增强材料(图 8-3-17)。

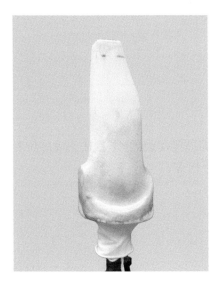 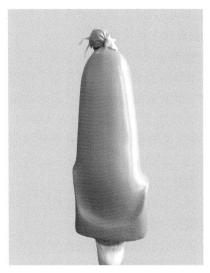

图 8-3-16　砂光　　　　　　　图 8-3-17　完成二次真空成型

2. 制作海绵连接罩　待树脂固化后,不取下接受腔,直接在树脂成型的表面套 1 层薄丝袜,之后套 PVA 薄膜封闭,将远端和近端扎好,打开真空泵抽真空。

套 3~4 层贝纶纱套,并将末端固定在真空管上,在外层再套 PVA 浇注套,并浇注树脂。树脂配方:硬树脂 + 颜色糊(3%)+ 固化剂(3%)调匀,倒入 PVA 薄膜,并封闭。将树脂均匀的覆盖到所需要的位置即可。

带树脂固化后取下连接罩,打掉石膏,将接受腔边缘打磨到位并抛光,并将海绵连接罩按照所需要的大小裁剪到位,至此树脂成型部分最终完成。

(六) 组装、完成

安装阀门,用直径 28mm 钻头重新打阀门孔,将阀门管插入孔内,根据需要调整好阀门露出接受腔表面的高度,截掉多余的部分并用快干树脂粘接牢固。

将接受腔和假肢的其他部件连接好,并按照不同部位螺丝的扭力要求用专用的扭力扳手将螺丝拧紧,并用防松胶加固。

海绵外装饰:将海绵比照假肢的长度,根据需要增加 3cm 左右的压缩量,切割到相应的长度。在海绵一端用打磨机掏 1 个和接受腔形状相符的空间,将海绵和事先制作的海绵连接罩用专用的胶水粘接在一起,粘接好后把海绵和整个假肢安装在一起,如果可能,使海绵的高度尽可能的接近近端。以患者健侧腿的尺寸为参考,用打磨机将多余的海绵打磨掉,使海绵的外形尽量和患者的健侧腿形相近,用砂纸将海绵表面打磨平整。将阀门所处的位置剪开(注意:剪开时将膝关节处于屈曲状态),将海绵在阀门的位置进行适当的固定。套上海绵外装饰袜,用海绵专用粘接胶水涂抹在阀门的位置,待胶水固化后用剪刀剪开,将阀门暴露在装饰海绵的表面。

三、适合性检验

(一) 检查评估

为了能使患者在日常生活中能与健康者那样的活动,我们应从患者穿着的感觉、步态、外观、舒适度、耐久度等几方面因素考虑,通过精确的适配和正确的对线来确定,一般从以下几个方面对假肢进行检查和评估:

1. 假肢的本体检查

(1) 假肢是否严格按照处方制作。

(2) 假肢的重量是否控制在最小的限度。

(3) 接受腔的制作工艺是否符合要求。

(4) 膝关节、假脚在活动时有无异响。

2. 站立位的检查　让患者将残肢完全穿进接受腔内,坐骨在正确的位置。双侧平均与负重,双脚踵部分开 5~10cm,进行如下检查:

(1) 假肢的长度。

(2) 膝关节前后方向的稳定性。

(3) 膝关节侧向的稳定性。

(4) 接受腔的口型边缘是否合理。

(5) 膝关节和假脚的外旋角度。

3. 坐位的检查

(1) 患者在坐下时,接受腔是否有明显脱出的现象。

(2) 接受腔的前侧边缘应没有明显压迫。

(3) 患者在坐位时,接受腔后侧边缘是否有明显妨碍。

(4) 从前方看膝关节的高度,从上方观察大腿部分的长度。

4. 取下假肢后的检查

(1) 取下假肢后立即观察残肢:应没有因接受腔压迫而产生的皮肤擦伤和变色。

(2) 残肢应没有因接受腔底部空间而产生的末端皮肤变红甚至变紫的现象。

(二) 可能出现的问题和修正

1. 四边形接受腔可能出现的问题和修正

(1) 耻骨压痛

1) 坐骨结节滑入接受腔内,修正方法:过减小接受腔的 A-P 距离,增加前侧股三角区域的压力。

2) 接受腔初始屈曲角度不足,修正方法:增加接受腔的屈曲角度。

3) 接受腔的 M-L 距离过小,修正方法:增加接受腔 M-L 距离。

(2) 坐骨压痛

1) 接受腔内侧的 A-P 距离过小,修正方法:扩大接受腔 A-P 距离,必要时需要重新制作接受腔。

2) 坐骨支撑面凸起的圆角直径过小,修正方法:将坐骨支撑面凸起的圆角打磨得更加圆滑并抛光。

3) 接受腔初始屈曲角度大。

4) 接受腔外侧壁支撑力不足。

(3) 坐骨结节位置高,没有坐到接受腔的坐骨支撑面上。

1) 接受腔 A-P 尺寸小:①接受腔前侧压力过大;②股直肌压力过大;③臀大肌支撑过强。

2) 接受腔内径过小。

3) 接受腔深度不够。

(4) 长收肌压痛

1) 接受腔内侧壁高。

2) 长收肌肌腱与接受腔内的长收肌通道配合不好。

3) 接受腔内侧上缘翻边太小。

4) 接受腔内侧缘的前部过高。

5) 接受腔内侧的 A-P 距离过小。

6) 接受腔内侧壁对残肢压力不够。

7) 接受腔 M-L 距离过小。

(5) 大腿后侧肌群压痛

1) 接受腔内侧的 A-P 距离过小。

2) 接受腔 M-L 距离过小。

3) 接受腔内后侧拐角与大腿后肌群不符合。

4) 接受腔后壁的形状不能包容大腿后肌群的肌腹。

2. 坐骨包容接受腔可能出现的问题及修正

(1) 坐骨压痛原因及修正方法:

1) 坐骨至接受腔前外侧沿壁离过大或过小,修正方法:增加或减少前外侧壁的压力。

2) 坐骨至接受腔外侧壁距离过大,修正方法:增加外侧壁的压力,复查坐骨至大转子下沿的距离。

3) 接受腔围长过大,接受腔整体对残肢支撑力不足,修正方法:收缩接受腔围长尺寸,增加接受腔对残肢的支撑力。

(2) 接受腔相对骨盆可大范围的横向移动,接受腔横向控制力不足。原因及修正方法:

1) 坐骨没有被包容在接受腔内,或从接受腔内脱出,修正方法:首先检查接受腔位置是否穿戴正确,如果穿戴正确,则需要修改接受腔口型设计,调整坐骨支撑面的位置,必要时需要重新取型。

2) 坐骨至大转子下沿距离或至接受腔外侧壁距离过大,修正方法:减小坐骨至大转子部分的距离,增加外侧壁的压力。

(3) 坐骨位置高于接受腔边沿,残肢没有完全进入到接受腔内。原因及修正方法:

1) 接受腔围长尺寸过小,接受腔过紧,修正方法:调整接受腔尺寸。

2) 接受腔深度不够。

3）接受腔 M-L 距离过窄。

（4）耻骨压痛可能的原因及修正方法：

1）接受腔 M-L 距离过窄，内侧过分挤压，修正方法：放大接受腔内侧部分的空间，或修改接受腔整体 M-L 尺寸。

2）接受腔内侧边缘过高或接受腔整体太松，修正方法：需要综合考虑接受腔松紧程度对内侧压力的影响，可适当降低内侧边缘的高度，同时观察每次残肢进入接受腔的深度，如果边缘降低后残肢也随之进入接受腔的深度更深，表明接受腔尺寸过大，导致接受腔内壁对残肢的支撑力不足。

3）接受腔内收角度过大或接受腔对坐骨的侧向控制不足，修正方法：减少接受腔的内收角度；同时检查接受腔口型对坐骨的控制，保证接受腔在横向移动时内侧是以坐骨为受力点。

3. 假肢步行时可能出现的问题及原因

（1）躯干向假肢侧倾斜（图 8-3-18）

步态周期：支撑期；观察方向：冠状面。

1）假肢的原因：①接受腔内壁过高，内侧压力过大；②残肢的外侧远端有压痛；③接受腔外侧壁对残肢支撑不够；④假肢过短；⑤如果是坐骨包容接受腔，接受腔口型部分对坐骨控制不够，致使接受腔横向移动。

2）患者自身的原因：①髋关节外展肌弱，残肢短，骨盆稳定性差；②髋关节外展挛缩；③残肢有敏感的疼痛。

（2）划弧步态（图 8-3-19）

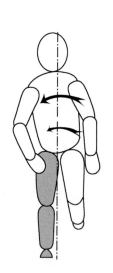
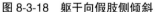
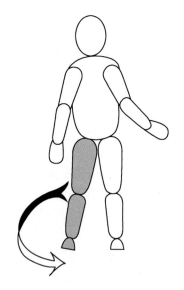

图 8-3-18　躯干向假肢侧倾斜　　　　图 8-3-19　划弧步态

步态周期：摆动期；观察方向：冠状面。状态：假肢在摆动期从外侧划弧向前摆动。

1）假肢的原因：①假肢过长；②假肢膝关节无法进入摆动期，即在摆动期膝关节不能屈曲；③假肢膝关节外旋角度过大，使关节的摆动方向与残肢摆动方向不一致。

2）患者的原因：①患者残肢外展挛缩；②患者对于假肢的安全性不够信任，不敢使假肢进入摆动期。

大腿假肢在步行时可能出现的问题有很多种,每一种步态问题都可能会有几种不同原因,有的是由于假肢设计和装配过程中产生缺陷造成,有的是患者自身的原因,在此我们就不一一列举,同学们在实践中需要开阔思路,全方面分析每种现象背后的原因。

(三)基本训练方法

1. 穿戴假肢训练 普通吸着式接受腔或全接触式接受腔;使用光滑的绸子布或易拉宝将残肢拽入到接受腔内,建议使用专用的穿戴假肢的易拉宝等,注意每次穿戴的位置是否一样,同时注意穿戴时皮肤及软组织的感觉,是不是每个部位拉进接受腔的深度一致,有没有产生扭曲等。

2. 平行杠内的站立平衡训练

(1)左右平衡训练:双脚分开 20cm 左右站立,双手扶杠,骨盆水平左右移动,双腿交替负重,眼睛平视前方,两肩端平。逐渐松开双手,进行训练。

(2)前后平衡训练:将假肢侧稍稍向后移动半步,双手扶杠,让人体重心前后方向移动,腰部挺直,上身保持垂直。体重向前移动到假肢抬起为止,体重向后移动到健侧脚尖抬起位置,可逐步训练至健侧脚全部离开地面,同时也要注意左右平衡的控制。

(3)假肢单侧站立训练:双手不扶平行杠,试着用假肢侧单腿站立,开始时每次站立 2~3s,逐步训练到站立 5~8s。提起健侧肢体,让髋关节保持内收。这对于增强臀中肌的肌力和骨盆的水平移动训练很重要。

3. 平行杠内步行训练

(1)假肢迈出训练:将假肢侧后退一步,使假肢承重;在假肢前脚掌承重的情况下将身体重心移向健肢,同时迈出假肢,将假肢的脚跟落在健肢脚尖前面,臀大肌用力,使膝关节保持在伸展位。

(2)健肢迈出训练:将健侧肢体后退一步,使其完全承重;将身体重心向前移动,使假肢侧受力,上身保持直立迈出健肢,提起假肢踵部,是假脚的脚掌受力,同时使膝关节屈曲。

(3)交替迈步训练:熟练掌握前两项训练后,在平行杠内做步行训练。开始训练时建议双手扶杠,根据训练的情况可逐渐的改成单手扶杠,直至松开双手。训练时注意双脚的步幅和步频是否一致,注意指导患者在移动中心时使用骨盆的水平移动来转换身体的中心,尽量避免造成上身的明显晃动。

第九章

髋关节离断假肢的制作与使用

第一节 实践目的与要求

一、实践目的

掌握髋关节离断假肢的制作流程。

二、实践要求

（一）掌握
髋关节离断假肢树脂接受腔制作工艺。

（二）了解
髋关节离断假肢取型及修型技术。

第二节 实践前的准备

一、患者部分的准备

初次安装假肢的患者可以提供住院病历、检查报告、X线平片等医学信息；更换假肢的患者可以提供用过的旧假肢。

二、评估设备器具

温度光线适宜、私密性好的检查室；样品陈列柜；身高体重秤：称重范围 0~150kg、精度 ±0.5kg，身高测量范围 100~200cm、精度 ±0.5cm；医用检查床；不带轮子的靠背椅；打诊锤、医用 X 光观片灯；皮尺；专用量角器。

三、制作设备与工具

真空泵、打磨机、烘箱、承重取型架、髋离断专用木制模块、髋离断专用托盘、骨盆水平尺、髂嵴塑型带、专用卡尺、热风枪、充电式手电钻、石膏剪、标记笔、测量表、皮尺、折尺、壁纸刀、橡胶碗、石膏调刀、平面石膏锉、半圆石膏锉、圆石膏锉、剪刀、发泡围板、风镐、各种打磨辊、抛光轮、锥钻、缝纫机、震动锯、水盆、电子秤、口罩、护目镜、护耳、内六角扳手。

四、材料与零部件

（一）材料

石膏绷带、取型袜套（或保鲜膜）、患者防护用品、一次性手套、凡士林、石膏粉、洗衣粉或洗手液、PVA薄膜套、滑石粉、纱网、200目水磨砂纸、透明胶带、酒精、橡皮泥、浴巾、薄丝袜、硬树脂、软树脂、快干胶、粉状固化剂、肤色颜色糊、轻腻子、轻腻子固化剂、量杯、搅拌棒、涤纶毡、贝纶袜套、碳纤维、双面胶带、铅笔。

（二）零部件

假脚、连接管、髋关节、膝关节、连接盘、髋离断专用连接头。

第三节　实　践　流　程

一、患者检查评估及处方制订

（一）检查评估

髋关节离断假肢安装前的检查评定主要包括：

1. 患者基本情况的评定

（1）年龄、性别、身高、体重。

（2）职业、经济支付能力。

（3）生活环境。

（4）是否使用过假肢，以往使用假肢的类型及对旧假肢的评价和新假肢的需求。

（5）目前患者日常生活自理能力的评定。

（6）活动量和运动需求的评定。

（7）平衡与协调能力的评定。

（8）个人爱好。

（9）精神面貌、康复信心。

2. 全身状况的评定

（1）截肢原因、截肢时间、是否有合并伤。

（2）是否有高血压、糖尿病、血栓、脉管炎等。

（3）是否有过敏史及具体过敏源。

（4）健侧肢体评定。

3. 残肢评定

（1）根据临床触诊及医学影像检查查明患者髋关节离断的具体截肢部位。

（2）对患者腰背、臀部和健侧下肢肌肉的肌力进行评定。

（3）检查残肢周围皮肤有无瘢痕、植皮、敏感点，残肢皮肤的温度、颜色情况并记录。

（4）对不同截肢部位的残肢负重情况进行检查。

（5）记录残肢周围软组织具体情况。

（6）检查残肢部位具体的骨突情况。

（7）检查残肢周围有无压痛及压痛部位，询问患者有无神经痛、幻肢痛及疼痛的程度、部位和诱因等。

（二）处方制订

髋关节离断假肢根据结构形式分为壳式和骨骼式，壳式髋关节离断假肢包括接受腔、大腿部、膝胫部和假脚，骨骼式髋关节离断假肢主要包括髋接受腔、髋关节、膝关节、假脚及对应的假肢组件。髋关节离断假肢接受腔的设计根据承重的骨骼、软组织残留程度及假肢的悬吊方式不同而变化，依据残肢不同髋部截肢部位，假肢接受腔的要求不同。根据患者不同的年龄对其运动功能等级的要求、平衡协调能力的评定、残肢情况的检查和经济承受能力，选择不同的、髋关节、膝关节形式和假脚种类，髋关节离断假肢的处方具体内容有假肢的结构、接受腔的形式和材料、假肢髋关节、膝关节的种类、假脚的种类和型号及其他附加的假肢组件材料、型号等。

二、髋关节离断假肢制作

（一）测量、取型、修型

1. **准备工作**　准备好取型设备和工具，让患者穿好取型衣，站在取型架上，调整好取型架的高度，让患者骨盆保持水平（图 9-3-1）。

安装好髂嵴塑型带，在取型之前用髂嵴塑型带先将髂嵴走向勒出形状，让患者感受悬吊部分的受力状况，询问患者髂嵴塑型带施加的力量能否承受，检查悬吊位置以保证在缠绕石膏绷带后能准确找到需要塑型的位置（图 9-3-2）。

需要标记的部位：双侧髂前上棘、坐骨位置、髂嵴及髂嵴走向、骨盆宽度的中点、画出测量线。

2. **测量**　髂嵴到坐骨的高度、骨盆的宽度、髂前上棘之间的宽度、健侧下肢长度、健侧下肢小腿长度（图 9-3-3）。

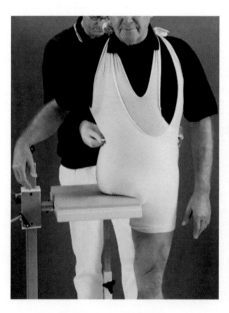 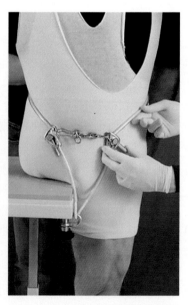

图 9-3-1　取型体位　　　　图 9-3-2　确认髂嵴位置及走向

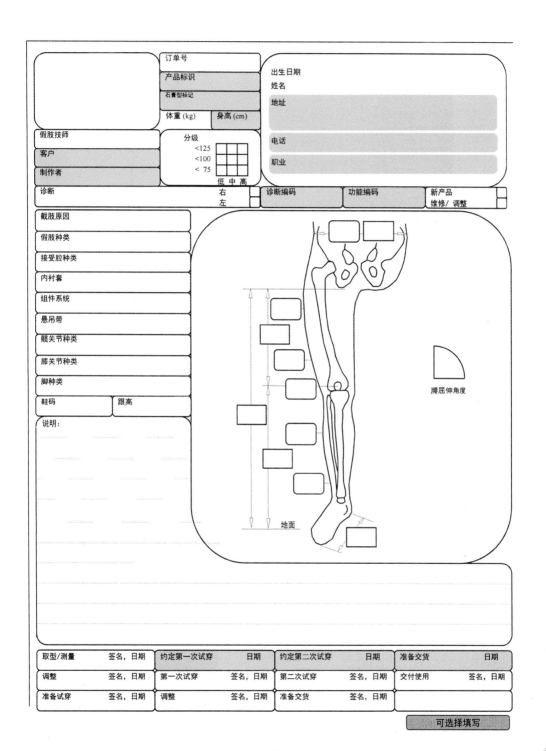

图 9-3-3　髋关节离断测量表

3. **取型** 使用3层非弹性石膏绷带做2片石膏片,均匀地覆盖在残端及周围承重部位,用事先准备好的木制取型模块从前后方向挤压残端,注意用力要适当,使其残端处能均匀受力(图9-3-4)。

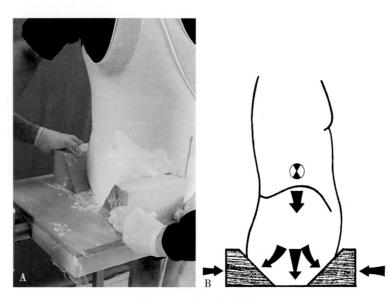

图9-3-4 承重部位塑型

待石膏固化后,使用宽度30cm的弹性石膏绷带或者用15cm的弹性石膏绷带均匀的缠绕,直至需要石膏覆盖的部位至少有4~5层石膏绷带覆盖。在石膏固化之前用髂嵴塑型带勒出髂嵴的位置和走向。建议使用专用髂嵴塑型带,如果没有专用的塑型带也可以使用长度合适的纱套,沿髂嵴位置和走向从后向前勒出髂嵴的形状。需要注意的是使用这种方法时要防止患者骨盆前倾(图9-3-5)。

带石膏固化后,在石膏阴型表面画出口型的位置,如果石膏绷带强度足够可以先将接受腔口型部分裁剪到位,通过检查患者在站立位和坐位的情况来最终确定接受腔口型边缘的位置。

剪下石膏阴型,将石膏阴型的边缘按照要求最终裁剪到位。用石膏绷带将健侧开口处封闭好,将阴型内部涂抹石膏隔离剂,灌注石膏浆。

4. **修型** 将石膏绷带剪开,将阳型表面的石膏隔离剂清理干净,重新复核并标记所有标记划线,复核尺寸,以确认石膏阳型尺寸和实际需要尺寸的差异。特别要注意复核坐骨平面至髂

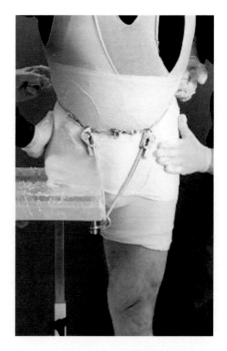

图9-3-5 髂嵴塑型

峰的高度尺寸,如果明显小于实际尺寸,接受腔将无法穿到位,如果尺寸过大则影响接受腔的悬吊效果。

重点修整的部位是接受腔前侧腹部压垫的地方,通常这个部位根据患者身材的胖瘦而不同,一般的患者也需要削减 2~3cm 厚度的石膏,以保证接受腔腹部的压力,其他需要修整的部位按照测量的尺寸进行适当的消减;要注意髂嵴上的宽度要参考测量的尺寸调整到位,以免影响悬吊效果。

需要填补的部位是髂前上棘,填补时要注意髂前上棘位置的高度和宽度,以保证患者在行走时髂前上棘不会因为接受腔的运动而受到挤压;髂骨翼;口型翻边;其他敏感及免压部位。

打磨光滑后,将石膏阳型放入烘箱内烘干。烘箱设置温度为 90℃左右,时间至少12 小时,要将石膏阳型完全烘干,请务必将烘箱的排风通道打开。

(二) 接受腔树脂成型工艺

1. 准备工作　将石膏阳型从烘箱中取出,用 200 目的砂纸将阳型再次打磨光滑平整。准备好相应尺寸的 PVA 薄膜套。如没有成品 PVA 薄膜套可以自行制作 PVA薄膜套。

按照需要长度的双倍裁剪好导料管,并折成双层,外面用宽度合适的纱套套上。如果没有现成的导料管可以用 PVA 薄膜自行制作,宽度 5cm 左右。

2. 接受腔树脂成型工艺流程　为了能很好地让内层封闭 PVA 套吸附到位,在两侧髂嵴的悬吊部分用细的钢丝打 2 个小孔,通向石膏型与真空管连接的部位,同时为了树脂抽真空过程中能更好地排气,在石膏阳型健侧的部位也打 1 个孔,从石膏阳型上端向下打通,用 4~6 层贝纶纱套盖住顶部,同时,可在孔内塞上纱套等织物,便于抽真空过程中有很好的排气效果(图 9-3-6)。

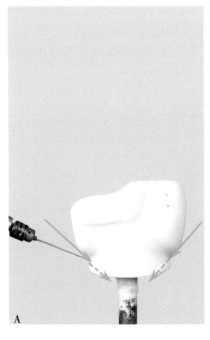
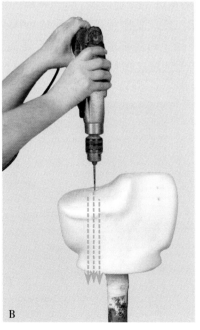

图 9-3-6　气孔示意图

套内层封闭PVA套,将底端封闭好,打开真空泵,将真空度调整到60%~70%,检查PVA薄膜是否吸附到位。

套2层宽度适合的贝纶纱套,将底端固定在真空管上,在残肢侧接受腔的主要承重部分及残肢侧围长方向上各放置1层碳纤维布(图9-3-7)。

再套2层贝纶纱套,底端固定。在接受腔主要的承重部位(特别是放置连接板的地方)铺放1层玻纤毛毡加固或用2层碳纤维布加固,在外面再用2层贝纶纱套覆盖(图9-3-8)。

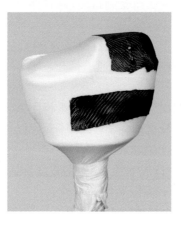 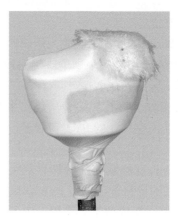

图9-3-7　碳纤维布放置位置　　　图9-3-8　连接板位置加固

将准备好的导料管卷好,放置在健侧开口的部分,导料管的出口部分放置在石膏阳型中间偏健侧的部分,出口处接近石膏阳型中间偏下的地方。

用1mm的聚乙烯发泡围板裁剪1个宽度6~7cm的塑料板,放置在石膏阳型的前侧位置,夹在贝纶纱套之间,起到隔离的作用,高度、形状与所放位置的石膏阳型的高度和形状一致。其作用是待树脂成型固化后,使接受腔前侧形成一个搭接的部分,从而避免夹到患者腹部的软组织。需要注意的是要将塑料板放置在导料管的外层,以防止树脂无法浸透塑料板内层的增强材料(图9-3-9)。

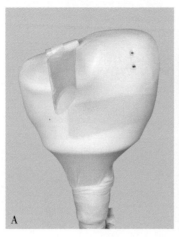 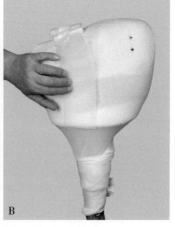

A　　　　　　　　　　　　　B

图9-3-9　导料管和聚乙烯板放置位置

放置关节连接板,关节板的螺丝孔(也就是髋关节在冠状面的中心位置)放置于骨盆宽度四分之一的位置在向外移 1~2cm,向外移动的距离与患者的胖瘦和骨盆宽度有关,宽度越宽的人一般需要移动的距离越多,必要时可向外移动 2~3cm。可根据石膏阳型实际的形状适当裁剪连接板的大小,但为了保证连接板的牢固,不可以将连接板裁的过小。如果放置关节板的地方不够平整,可以用轻腻子弥补石膏阳型与连接板之间的间隙。为了保证连接板在接受腔里的牢固性,用玻纤或碳纤维丝穿过连接板上的小孔并打结,将关节连接板放置到需要的位置。髋关节连接板的放置位置具体可参看图 9-3-10。

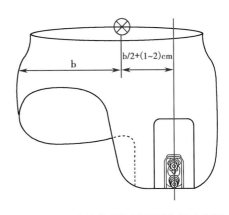

图 9-3-10　髋关节连接板放置位置示意图

在接受腔的前侧和后侧放置 2 个齿形垫片,前侧的位置在髂前上棘下 2~3cm 并向内侧移动 2cm 处,后侧位置位于髂后上棘向下约 2cm 处,可以用海绵连接罩的塑料模板来复合位置。放置齿形垫片的目的是为了固定海绵连接罩。在放置齿形金属垫片的外层用一小块碳纤维布进行增强(图 9-3-11)。

在关节连接板外套 2 层贝纶纱套,顶端用 1 个环形套将纱套折返回来,以便把事先放好的导料管暴露在表面。在关节连接板放置位置及接受腔残端承重位置再次覆盖 2 层碳纤维布,以保证连接板位置的强度。如此反复再套 2 层左右的贝纶纱套,增强材料的层数可以根据患者体重的不同进行调整,一般来说总量为 8~12 层。

最后在套 PVA 薄膜之前将髋关节连接板上螺丝孔的位置用小刀划出,并用专用的橡皮泥封好,以防止树脂成型过后无法找到其位置(图 9-3-12)。

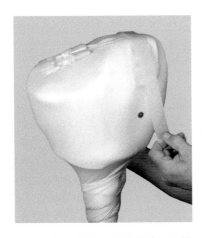

图 9-3-11　齿形金属垫片放置位置
(前面观)

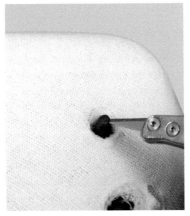

图 9-3-12　密封关节板螺丝孔

套 PVA 薄膜套,并将底端绑扎牢固,将预留好的导料管从 PVA 薄膜的浇注口中拿出,做好浇注树脂的准备(图 9-3-13)。

浇注树脂,按预估树脂总量的 40% 准备硬树脂,其余的 60% 为软树脂。软树脂按各 50% 的量分为 2 份。树脂配方:硬树脂 + 颜色糊(3%) + 固化剂(2%)调匀,软树脂配方同上。

　　先将其中一份软树脂倒入其中 1 个导料管中,用手用力向下挤压,直至树脂全部挤入,之后小心将导料管从 PVA 薄膜套中拽出;再将另外一份软树脂倒入导料管中,同样用力将树脂挤压到位,在挤压树脂过程中要当心不要用力过大将导料管损坏。将导料管全部拽出后将硬树脂倒入 PVA 薄膜中,将浇注口系紧,打开真空泵,将真空度调整到 60%(图 9-3-14)。

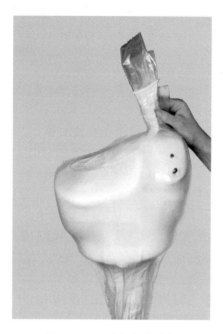
图 9-3-13　准备浇注树脂

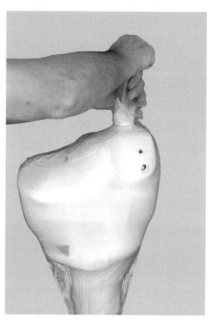
图 9-3-14　从导料管浇注软树脂

　　首先将硬树脂覆盖到位,以保证接受腔残端承重部位的强度,只要能充分保证承重部位和关节连接板部位的强度,硬树脂覆盖的范围尽量小。硬树脂覆盖到位后,开始处理软树脂的部分,软树脂主要覆盖的范围是接受腔健侧部分和残肢侧髂嵴悬吊的部分,在抽真空过程中适时的将健侧打好的排气孔用锋利的工具刺透,注意要确保封闭薄膜一起刺破,否则无法起到排气的作用。之后用专用的 PE 胶带迅速将外层薄膜的孔封好。这样就实现了从石膏阳型的底部和顶部同时抽真空,排气效果更好(图 9-3-15)。

　　在树脂完全固化之前,将多余的树脂

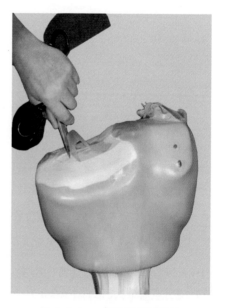
图 9-3-15　将封闭薄膜扎破

全部赶出接受腔有效的部分,特别是两侧髂嵴悬吊的部分。

（三）制作海绵连接罩

待树脂固化后,用小刀挖出螺丝孔的位置,将专用的连接罩抽真空模块放置到关节连接板螺丝孔的位置,套1层贝纶纱套,之后用PVA薄膜套封闭,打开真空泵,将真空度调整到60%(图9-3-16)。

套1层宽度适合的贝纶纱套,下端固定在真空管上,在连接罩所需要的范围内使用2层涤纶毡覆盖,在2层涤纶毡之间放置宽度大约3cm的塑料条,塑料条从前侧齿形垫片沿接受腔底端放置关节处至后侧齿形垫片的方向。之后在外层再套1层贝纶纱套。套外层PVA薄膜,底端封闭,准备浇注树脂。

全部使用硬树脂,树脂配方:硬树脂+颜色糊(3%)+固化剂(2%)调匀,倒入PVA薄膜浇注套中,浇注口封闭,打开真空泵,真空度调整到60%。

树脂只需覆盖到连接罩所需要的部分即可,待树脂固化后,将连接罩与接受腔部分分离(图9-3-17)。

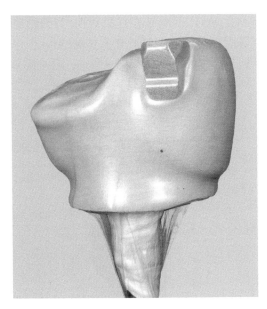

图 9-3-16　制作海绵连接罩

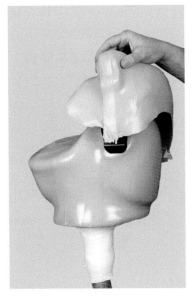

图 9-3-17　完成树脂成型的海绵连接罩

（四）工作台对线及组装

1. **完成接受腔**　沿接受腔口型边缘切割下多余的部分,用锋利的刀子沿中间隔板的地方将树脂表层划开(注意:不要将树脂层全部划透,至划开至中间塑料隔板的部分即可),取下中间放置的塑料隔板,将另外一侧的树脂层也划开,从石膏阳型上取下接受腔,用打磨机将接受腔口型边缘打磨光滑。

将髋关节的部分在海绵连接罩上画出,并用震动锯切割下来,切割时不要将抽真空时放置在里面的塑料条切断,用台钳将塑料条小心取出,将连接罩的边缘打磨光滑。

2. **工作台对线**　工作台对线的目的是确定接受腔、髋关节、膝关节和假脚在三维空间当中的相互位置关系。假脚的位置:标记出假脚在矢状面位置的中线,对线参考线位于假脚中线向后 3cm 的位置,或者对线参考线位于假脚在矢状面中间三分之一部分的后三分之一范围之内。在冠状面对线参考线通过假脚的踇趾的中心或踇趾与二脚趾之间。在水平面假脚外旋 5°。

膝关节的位置:不同的膝关节对线要求也不同,具体请参照使用的膝关节的说明书。如果说明书没有专门说明用于髋关节离断假肢的工作台对线要求,请参照其在大腿假肢系统中的对线要求。在冠状面,对线参考线通过膝关节中心的位置。

髋关节和接受腔:由于髋关节与接受腔已经按照相应的要求连接在一起,故在此将髋关节和接受腔作为一个整体进行讨论。在冠状面对线参考线通过接受腔整体宽度的残肢侧四分之一处,在此基础上向外侧移动 1~2cm(即髋关节安装位置的中心)。在矢状面,对线参考线通过接受腔坐骨平面的中心的位置,坐骨平面保持水平(图 9-3-18)。

将假肢各部分组装好后,可以让患者进行试穿。

(五)静态对线

让患者穿戴好假肢,在激光测力平台上站好,健侧站在补高板上,假肢侧至少承担 35% 的体重,通过调节踝关节的跖屈和背屈角度和接受腔在矢状面的角度,以改变脚底板的受力分布,使承重线通过关节要求的参考位置(图 9-3-19)。不同的膝关节要

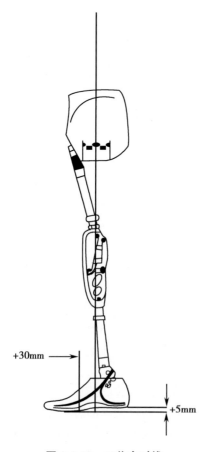

图 9-3-18 工作台对线

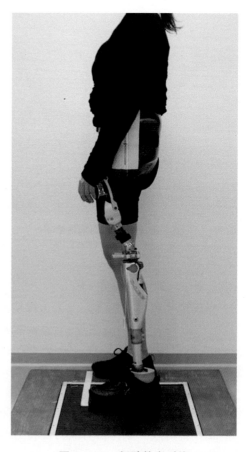

图 9-3-19 假肢静态对线

求承重线通过的位置不同,具体可参考膝关节静态对线要求。

三、适合性检验

(一) 检查评估

为了能使患者在日常生活中能像健康者那样的活动,我们应从患者穿着的感觉、步态、外观、舒适度、耐久度等几方面因素考虑,通过精确适配和正确的对线来确定,一般从以下几个方面对假肢进行检查和评估:

1. 假肢的本体检查

(1) 假肢是否严格按照处方制作。

(2) 假肢的重量是否控制在最小的限度。

(3) 接受腔的制作工艺是否符合要求。

(4) 膝关节、假脚在活动时有无异响。

2. 站立位的检查　让患者将残肢完全穿进接受腔内,接受腔前侧开口锁紧,悬吊位置正确,双侧平均负重,双脚踵部分开 5~10cm,进行如下检查:

(1) 假肢的长度。

(2) 残端是否全部包在接受腔内。

(3) 假肢承重时,髋关节和膝关节的稳定性。

(4) 接受腔的悬吊效果。

(5) 接受腔的口型边缘是否合理,对肋骨和髂前上棘有无压迫。

(6) 坐骨的位置是否正确。

3. 坐位的检查

(1) 对肋骨的压迫情况。

(2) 接受腔的下缘是否顶住了健侧大腿。

(3) 对坐骨、耻骨、髂前上棘、髂嵴的压迫。

(4) 膝关节的位置和高度是否正确。

(5) 躯干前屈是否严重受限。

4. 行走过程中的检查

(1) 接受腔与残肢之间的相对移动是否在允许的范围之内。

(2) 有无明显的压痛。

(3) 在骨盆带动假肢的过程中,骨盆是否能很好地控制假肢。

(二) 可能出现的问题和修正

1. 接受腔可能出现的问题和修正

(1) 患者骨盆无法完全进入接受腔内。

可能的原因:接受腔坐骨平面至髂嵴的高度严重不足。

修正方法:出现此种情况,很难重新调整接受腔坐骨平面至髂嵴的高度。

(2) 接受腔上下移动明显,或接受腔的悬吊效果不好。可能的原因:

1) 接受腔坐骨平面至髂嵴的高度尺寸过大,修正方法:重新复查尺寸,可适当垫高坐骨平面,将高度调整到位。

2) 接受腔坐骨平面至髂嵴的高度不足,影响了接受腔的悬吊效果,修正方法:重新调整坐骨平面至髂嵴的高度,必要时需要重新制作接受腔。

2. 站立及行走过程中可能出现的问题及修正

(1) 站立时膝关节不稳,容易打弯,可能的原因:

1) 膝关节位置相对于接受腔靠前,修正方法:重新调整对线,向后移动膝关节。

2) 接受腔在矢状面角度过于前倾,修正方法:调整接受腔在矢状面的角度。

(2) 行走时膝关节不稳,或假肢侧蹬地时膝关节过早弯曲,可能的原因:

1) 膝关节位置相对于接受腔靠前,修正方法:重新调整对线,向后平移动膝关节。

2) 膝关节在支撑期的稳定性调整不够,或关节在矢状面位置过度前倾(四连杆多轴关节),修正方法:检查四连杆关节在矢状面的位置是否正确,调整关节前后连杆的角度。

3) 接受腔在矢状面角度过于前倾,修正方法:调整接受腔在矢状面的角度,将接受腔角度调整到患者静态初始位置,或尽量确保坐骨平面与地面的平行。

(3) 健侧脚尖踮起,可能的原因:

1) 假肢过长。

2) 在摆动期,假肢膝关节屈曲困难,修正方法:调整膝关节摆动期的控制,将膝关节相对于接受腔向前调整,或调整接受腔在矢状面前倾角度。

3) 接受腔承重部位前后压力面之间的距离过大,患者的骨盆很难带动接受腔摆动,修正方法:增加承重部位前后侧压力垫的压力。

髋关节离断假肢在穿戴过程中和步行时可能出现的问题有很多种,每一种问题都可能会有几种不同原因,有的是假肢设计和装配过程中产生缺陷造成,有的源自患者自身的原因造成,在此我们就不一一列举,在《假肢学》中会有更详细的论述,在实践中需要开阔思路,全方面分析每种现象背后的原因。

(三) 基本训练方法

与大腿假肢相比,髋关节离断假肢在使用和步行过程中有所不同。在假肢步行中,多出现残肢和接受腔之间的活塞运动现象,并且腿部摆出力不足,膝关节在摆动期屈曲角度不足,容易出现摆动期的异常步态,如划弧步行和踮脚步行出现的情况比较多。但同时由于髋关节离断假肢的侧向稳定性相对较好,步行过程中在大腿患者身上经常出现的躯干侧倾的现象相对发生概率较低,因此,在髋关节离断假肢训练过程中考虑的重点是在矢状面易出现的问题。

1. 平行杠内的训练

(1) 站立平衡训练:将假肢侧稍退后半步站立,像大腿假肢训练那样,前后移动体重,体会假肢足跟部提起用脚掌承重、腰部向下用力的感觉。

(2) 假肢摆出训练:将假肢侧稍退后半步站立,将体重尽量全部施加在假肢的脚掌部位,然后急速摆动假肢侧骨盆,向前摆出下肢假肢,使假脚在健侧脚的前侧落地。

(3) 健侧肢体摆出训练:将健侧肢体后退半步,体重移向假肢侧同时摆出健肢,让健肢足跟部先着地。

(4) 前进步行训练:反复前述训练动作并熟练掌握,训练时先双手扶杠,然后再单手扶杠,最后松开双手步行。扶杠时注意手的位置不要太靠前,否则身体会前倾,假肢难于摆出。

2. 平行杠外的训练　在室内平地上保持一定的速度前行,直到行走比较自如。

步行时步态稍有异常也属正常情况,一般来说假肢应比健侧肢体短 1.5~2cm,以防止假肢侧脚掌触地。与大腿假肢相比,髋关节离断假肢的侧向稳定性更容易控制,也不需要向大腿假肢患者那样增强臀中肌肌力的训练,从某种程度上对患者来说相对容易。我们需要特别关注的是步行中骨盆在假肢摆出过程中的带动效果,如果接受腔的适配效果不佳,会增加接受腔的活塞运动,影响到假肢在步行时的摆动效果,增加患者体能的消耗。

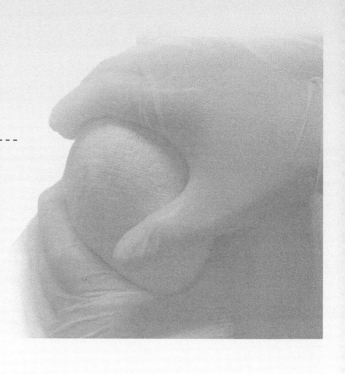

第二篇

矫形工程实践指导

第十章

手部矫形器的制作与应用

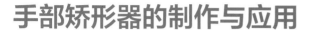

第一节 实践目的与要求

一、实践目的

1. 巩固所学手部矫形器理论知识,提高动手操作能力。

2. 加强对手部解剖和功能的认识。

3. 结合实践提高手部矫形器在临床应用中适配前的功能评估能力。

4. 通过实践能够独立正确完成手部矫形器的制作、临床适配和适合性检查,学会指导患者正确穿戴矫形器及如何应用矫形器进行康复训练。

二、实践要求

1. **掌握** 手部矫形器装配前患者各项功能的检查、评定;矫形器处方;各类手部矫形器的生物力学原理、适应证、设计要求、适配检查要点、穿戴时间;矫形器在适配过程中常见问题的正确应对方法;矫形器穿戴后如何正确进行功能训练。

2. **了解** 手部常见疾病,手部矫形器的制作材料及特性;手部矫形器的基本结构及作用原理;矫形器穿戴过程中或穿戴后不良症状的处理方法;手部矫形器适配后的穿戴要点、注意事项及正确的维护方法。

第二节 实践前的准备

一、患者部分的准备

(一)病历、检查报告阅读

1. 查看临床医生处理意见。

2. 阅片明确损伤部位。

(二)病史询问

1. 患者有无其他基础性疾病。

2. 患者目前的问题和诉求。

（三）查看患手及姿势准备

1. 患手的姿势形态、活动能力。

2. 与健侧比对，告知患者注意事项。

二、评估设备器具

关节活动度测量尺、软尺、医用棉签、大头针。

三、制作设备与专用工具

低温水箱、布轮机、热风枪、大力剪、画笔、画纸、直尺、宽头镊子、干燥毛巾。

四、材料与零部件

低温热塑板、免压垫、尼龙搭扣。

第三节　实践流程

一、检查评估及处方制订

（一）患者手部功能评定

在适配手部矫形器前，需要评定患者患侧手部功能，确定患者关节功能、肌肉功能、运动功能控制、皮肤、感觉等方面的变化，了解目前的功能障碍，根据所评定的结果结合手部治疗康复的需要制订手部矫形器处方，在对患者进行手部功能评定时，向患者解释功能评定的目的与方法，消除其紧张感，并取得患者配合。一般让患者保持端坐位，尽量暴露检查部位。

1. 手指关节活动度

（1）掌指关节（metacarpophalangeal joint，MP）屈曲（0°~90°）

体位：坐位（前臂中立位，腕关节0°位，前臂和手的尺侧置于桌面上）。量角器摆放：轴心位于掌指关节顶端中心，固定臂与掌骨平行，移动臂与近端指骨平行（图10-3-1）。

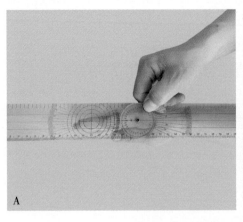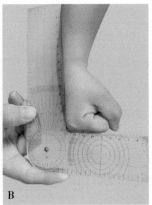

图 10-3-1　掌指关节屈曲
A. 起始位；B. 终末位

（2）掌指关节伸展（0°~15°~45°）

体位：坐位（前臂中立位，腕关节 0°位，前臂和手的尺侧置于桌面上）。

量角器摆放：轴心位于掌指关节顶端中心，固定臂与掌骨平行，移动臂与近端指骨平行（图 10-3-2）。

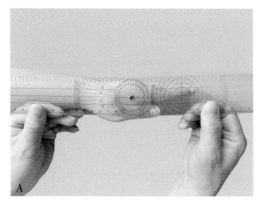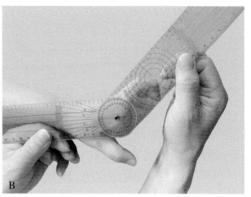

图 10-3-2　掌指关节伸展

A.起始位；B.终末位

（3）掌指关节外展（0°~25°）

体位：坐位（前臂旋前，手心向下置于桌面上，手指伸直）。

量角器摆放：轴心位于掌指关节中心，固定臂与掌骨平行，移动臂与近端指骨平行（图 10-3-3）。

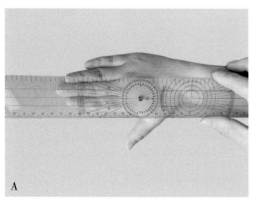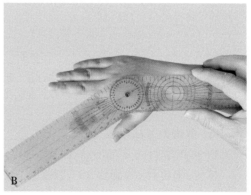

图 10-3-3　掌指关节外展

A.起始位；B.终末位

（4）近端指间关节（PIP）屈曲（0°~110°）

体位：坐位（前臂中立位，腕关节 0°位，前臂和手的尺侧置于桌面上）。

量角器摆放：轴心位于近端指间关节的背侧中心，固定臂与近端指骨平行（图 10-3-4）。

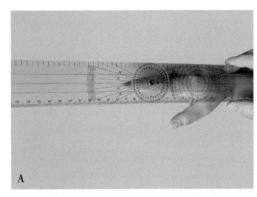
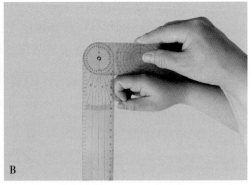

图 10-3-4　近端指间关节屈曲
A. 起始位；B. 终末位

（5）远端指间关节（DIP）屈曲（0°~80°）

体位：坐位（前臂中立位，腕关节 0°位，前臂和手的尺侧置于桌面上）。

量角器摆放：轴心位于远端指间关节背侧，固定臂与中间指骨平行，移动臂与远端指骨平行（图 10-3-5）。

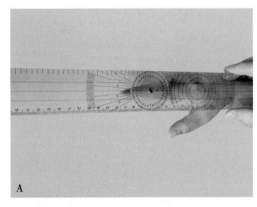
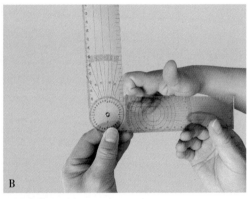

图 10-3-5　远端指间关节屈曲
A. 起始位；B. 终末位

（6）拇指关节活动度

1）拇指掌指关节（MP）屈曲（0°~50°）

体位：坐位（前臂旋后 45°，腕关节 0°位，前臂和手置于桌面上）。

量角器摆放：轴心位于掌指关节背侧，固定臂与拇指掌骨平行，移动臂与近端指骨平行（图 10-3-6）。

2）拇指指间关节（interphalangeal joint，IP）屈曲（0°~80°~90°）

体位：坐位（前臂中立位，腕关节 0°位，前臂和手的尺侧置于桌面上）。

量角器摆放：轴心位于指间关节背侧，固定臂与近端指骨平行，移动臂与远端指骨平行（图 10-3-7）。

3）拇指桡侧外展（0°~50°）

体位：坐位（前臂旋前，手掌朝下置于桌面上）。

量角器摆放:轴心位于拇指掌骨根部,固定臂与桡骨平行,移动臂与拇指掌骨平行(图 10-3-8)。

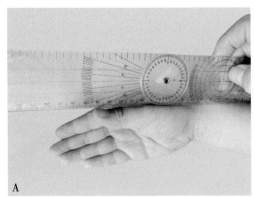
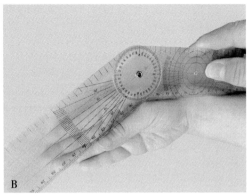

图 10-3-6　拇指掌指关节屈曲
A.起始位;B.终末位

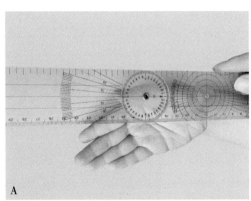
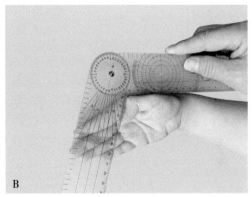

图 10-3-7　拇指指间关节屈曲
A.起始位;B.终末位

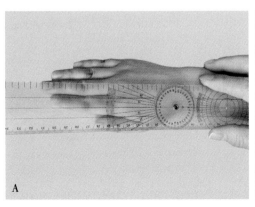
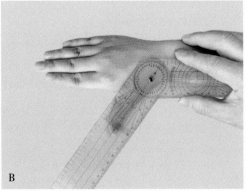

图 10-3-8　拇指桡侧外展
A.起始位;B.终末位

4）拇指掌侧外展（0°～50°）

体位：坐位（前臂中立位，腕关节0°位，前臂和手的尺侧置于桌面上，拇指旋转至手的掌侧面）。

量角器摆放：轴心位于拇指掌骨的根部，固定臂与桡骨平行，移动臂与拇指掌骨平行（图10-3-9）。

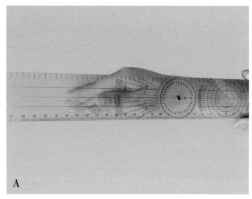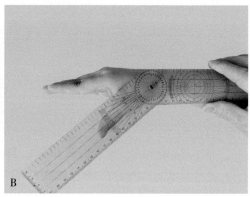

图 10-3-9   拇指掌侧外展

A.起始位；B.终末位

5）拇指对指：通过使用刻度尺测量拇指指腹至小指指腹的距离来评估（图10-3-10）。

2. **手部肌力评定**   肌力评定是指徒手或运用器械对患者肌肉主动收缩功能进行评定，常用于肌肉骨骼系统疾病、神经系统疾病，尤其是周围神经系统疾病。肌力评定是运动功能评定的重要内容，主要用来判断有无肌力低下及肌力低下的范围与程度，为指导康复治疗、辅具适配、评估治疗效果提供依据。

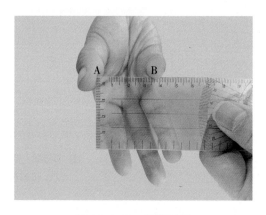

图 10-3-10   拇指对指

A：起始位；B：终末位

（1）评定常用方法：徒手肌力检查（manual muscle test，MMT）是一种不借助任何器材、仅靠检查者徒手对受试者进行肌力测定的方法，这种方法简便易行，在临床中得到广泛的应用。

（2）被检查的体位：原则为肢体运动方向与重力方向相反或采用去除重力的体位，舒适、稳定、运动无障碍；被检查肌肉应处于关节全伸展位。

（3）评定步骤

1）向患者解释检查目的和步骤。

2）确定与被检查肌肉相关的关节主动活动度（AROM）和关节被动活动度（PROM）。

3）确定被检查者的体位，固定被检查肢体近端。

4）讲解动作，检查前让患者实际操练体会一次。

5）肌力检查与评级（从主动完成动作开始）。

6）记录检查结果。

3. 手部感觉评定　主要对手部及周围软组织浅感觉功能进行评定,包括轻触觉、痛觉,操作方法如下:

（1）轻触觉检查:被检查者双眼紧闭,检查者用棉签对需要检查的手部及周围体表不同部位依次接触,询问被检查者有无感觉,并与健侧进行比对。

（2）痛觉检查:被检查者双眼紧闭,检查者用大头针对需要检查的手部及周围体表不同部位轻轻刺激皮肤,询问被检查者有无疼痛感,并与健侧进行比对。

4. 手部皮肤状况评定　检查方式主要通过视诊,了解被检查者手部及周围软组织皮肤的颜色变化、温度、湿度、弹性、皮疹、皮下出血、水肿等。

5. 手指关节形态学评定　检查方式主要通过视诊,配合触诊,了解被检查者手部软组织与正常手部生理结构上发生的形态变化。

6. 手指关节疼痛评定　通过疼痛评分量表,了解患者手指关节在不同活动范围及不同体位下疼痛的变化,寻找手部疼痛与解剖结构之间的联系,疼痛评分量表将疼痛分为"无痛""轻微痛""中度痛""重度痛""极重痛",分值分别为"1""2""3""4""5"分,检查者通过询问被检者不同体位下手部疼痛的变化,根据被检者的描述完成手部疼痛的分值评定。

（二）手部矫形器的处方

手部矫形器的处方由康复医生根据患者的年龄、疾病特点、功能障碍、功能代偿、治疗方案、经济能力等方面的需求制订（表 10-3-1）。

二、成品手部矫形器的选配

手部矫形器又称指矫形器,包括治疗指间关节伸展或屈曲挛缩、畸形及固定用的矫形器,又可分为近侧指间关节和远侧指间关节两类矫形器。治疗掌指关节伸展或屈曲挛缩及固定用的矫形器。治疗 IP 关节的可分为屈指器、槌状指矫形器和伸指器;治疗 MP 关节的可分为屈指器、伸指器和固定矫形器。

对指功能是手部最为重要和独特的功能,许多残障者就是因为丧失对指功能而造成严重的功能障碍;因而以恢复对指功能为主要目的的矫形器在手部矫形器中占据重要地位。

（一）静态手部矫形器的选配

1. 槌状指矫形器　槌状指又叫杵状指,是 DIP 的伸肌腱损伤,临床表现为指的远端下垂。槌状指用矫形器有铝矫形器、聚乙烯板制的矫形器等（图 10-3-11）。

（1）生物力学原理:将患指固定在轻度 DIP 过伸位、PIP 轻度屈曲位。

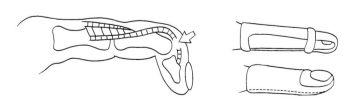

图 10-3-11　槌状指矫形器

表 10-3-1   手部矫形器处方

姓名＿＿＿＿＿＿   性别＿＿＿＿＿＿   年龄＿＿＿＿＿＿

病区＿＿＿＿＿＿   住院号＿＿＿＿＿   床位＿＿＿＿＿＿

诊断＿＿＿＿＿＿＿＿＿＿＿＿＿＿＿＿＿＿＿

并发症＿＿＿＿＿＿＿＿＿＿＿＿＿＿＿＿＿

既往病史＿＿＿＿＿＿＿＿＿＿＿＿＿＿＿＿＿＿＿＿＿＿＿＿＿＿＿＿＿＿

＿＿＿＿＿＿＿＿＿＿＿＿＿＿＿＿＿＿＿＿＿＿＿＿＿＿＿＿＿＿＿＿＿＿

矫形部位:＿＿＿＿＿＿＿＿＿＿＿＿＿＿＿＿＿

手功能评定:

肌力评定:

关节活动度评定:

浅感觉评定:

形态学评定:

皮肤状况评定:

疼痛评定:

其他评定:＿＿＿＿＿＿＿＿＿＿＿＿＿＿＿＿＿＿＿＿＿＿＿＿＿＿＿＿＿＿

功能障碍分析:＿＿＿＿＿＿＿＿＿＿＿＿＿＿＿＿＿＿＿＿＿＿＿＿＿＿

矫形器的治疗目的:

□稳定与支撑   □固定与保护   □矫正畸形   □助动

□减免负荷   □肢体长度补偿   □抑制痉挛   □其他

手部矫形器名称:＿＿＿＿＿＿＿＿＿＿＿＿＿＿＿＿＿＿

矫形器穿戴时间:

□日间需穿戴(   )h,每间隔(   )h/min 休息后交替穿戴使用

□夜间持续穿戴   □晚间及日间各穿戴(   )h

矫形器穿戴要求及注意事项:＿＿＿＿＿＿＿＿＿＿＿＿＿＿＿＿＿＿＿＿

矫形器穿戴后的功能锻炼:＿＿＿＿＿＿＿＿＿＿＿＿＿＿＿＿＿＿＿＿＿

矫形器穿戴复诊要求:＿＿＿＿＿＿＿＿＿＿＿＿＿＿＿＿＿＿＿＿＿＿＿

假肢矫形器师:＿＿＿＿＿＿   时间:＿＿＿＿＿

(2) 适应证:适用于槌状指。急性损伤应使用 6 周,慢性损伤使用 8 周。

2. **鹅颈畸形矫形器**   手指鹅颈畸形是由于手指第一节指骨和第二节指骨之间不正常的过伸,进而造成第二节指骨和第三节指骨之间的屈曲畸形。多见于慢性类风湿关节炎和外伤引起的 PIP 关节脱位。鹅颈畸形用矫形器有铝矫形器、聚乙烯板制的矫形器等(图 10-3-12)。

(1) 生物力学原理:矫治这一畸形主要是矫正第一指骨和第二指骨之间的关节过伸状态,将患指固定在 DIP 伸展、PIP 屈曲位。通过三点矫正原理,利用矫形器钢丝的弹力使指骨关节过伸得到矫正,矫正畸形。

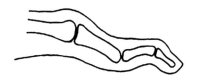

图 10-3-12　鹅颈畸形矫形器

（2）适应证：用于 MP 关节屈曲、PIP 关节过伸、DIP 关节屈曲、风湿性关节炎。

3. 指间关节固定矫形器　扣眼畸形是由于手指 MP 过伸，造成 PIP 屈曲、DIP 过伸的畸形。多由类风湿关节炎引起。

（1）生物力学原理：利用三点固定原理，将患指固定在 PIP 伸展位、DIP 屈曲位。

（2）适应证：风湿性关节炎引起的 IP 关节屈曲挛缩、扣眼畸形和手指远节指损伤（图 10-3-13）。

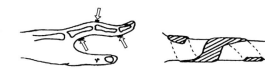

图 10-3-13　指间关节固定矫形器

4. 杜普伊特伦（Dupuytren contractrue）挛缩用矫形器　杜普伊特伦挛缩是一种原因不明的进行性手掌肌膜挛缩，多见于中年以后男子的环指和小指。

（1）生物力学原理：利用手掌或手背侧的压垫使手指保持在伸展位。有时也像腕手固定矫形器那样延长到前臂部。

（2）适应证：用于杜普伊特伦挛缩。由于该病容易复发，应长时间持续穿戴，每天20 多个小时，穿戴 6 个月以上。因此要经常取下矫形器行主动及被动运动，以维持关节的活动范围（图 10-3-14）。

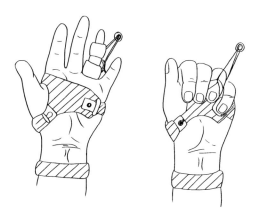

图 10-3-14　杜普伊特伦挛缩用矫形器

（二）动态手部矫形器的选配

1. IP 伸展辅助矫形器　又称钟表弹簧矫形器、扶手椅式矫形器或卡佩纳型矫形器。利用 22 硅锰钢制的圈簧进行三点固定（图 10-3-15）。

（1）生物力学原理：利用圈簧辅助 PIP 伸展。

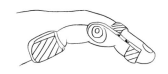

图 10-3-15　IP 伸展辅助矫形器

（2）适应证：用于 PIP 挛缩和伸展受限，扣眼畸形等。注意防止手指的背部产生压疮。

2. 钢丝架式 IP 伸展辅助矫形器　也称安全销式矫形器、IP 伸展辅助矫形器和指间关节伸展辅助矫形器,利用弹簧或橡皮筋,辅助 IP 关节伸展活动(图 10-3-16)。

(1) 生物力学原理:利用安全销式弹簧钢丝与皮制的固定带进行三点固定。辅助 IP 伸展。要使钢丝的套环与 PIP 一致。

(2) 适应证:用于 IP 关节屈曲挛缩和伸展受限,扣眼畸形等。

3. IP 屈曲辅助矫形器　又称指间关节屈曲辅助矫形器,利用橡皮筋辅助 IP 关节屈曲活动(图 10-3-17)。

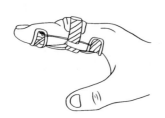 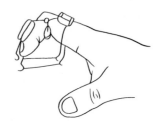

图 10-3-16　IP 伸展辅助矫形器　　图 10-3-17　IP 屈曲辅助矫形器

(1) 生物力学原理:利用橡皮筋的弹性辅助 IP 屈曲。

(2) 适应证:主要用于矫正 IP 关节伸展挛缩引起的鹅颈畸形。注意防止 DIP 关节、基节的背侧产生压疮。

三、定制手部矫形器的制作

(一) 定制手部矫形器的选配

1. 手部固定矫形器

(1) 掌指关节固定矫形器(MP 固定器):用热塑板材制成,使 MP 关节固定在屈曲位置的矫形器,用于矫治 MP 关节伸展挛缩(图 10-3-18)。

(2) 生物力学原理:将全部手指固定在一定部位,通常是 MP 40°、PIP 20°、DIP 20°的屈曲位。

(3) 适应证:用于 MP 伸展、PIP 与 DIP 屈曲的爪形手畸形、沃尔科曼挛缩、烧伤瘢痕挛缩、脑瘫、偏瘫等引起的指间

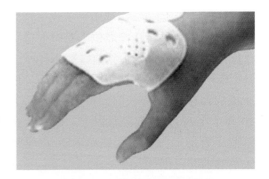

图 10-3-18　掌指关节固定矫形器

关节、掌指关节和腕关节的屈曲挛缩和畸形。也用于先天性拇指屈曲内收畸形、先天性指屈症等。注意防止因压迫而发生手指坏死或使 MP 关节部位产生压疮。

2. MP 屈曲辅助矫形器　即掌指关节屈曲辅助矫形器,又称 MP 屈指器,是由美国著名的手外科医师邦内尔设计的利用橡皮筋辅助 MP 关节保持屈曲的矫形器(图 10-3-19)。

由背侧压在掌骨处、四指基节与中节处的两块金属板和掌侧横夹在掌骨小头处的手掌杆构成。它们之间用钢丝连接,再用橡皮筋牵引两块金属板,使 MP 关节屈曲。

(1) 生物力学原理:利用橡皮筋的弹性,矫正 MP 关节的伸展挛缩。

(2) 适应证:矫治 MP 关节伸展挛缩,用于尺神经、正中神经瘫痪引起的手指内在肌瘫痪。另外还用于手指骨折、术后苏蒂克骨萎缩症等。

它对 MP 关节的屈曲与伸展是同样进行的,所以不能对单个手指进行调整。要想对单个手指进行调整,最好是各个手指单独使用 MP 屈曲辅助装置,即从手掌对各个手指分别进行牵引。该矫形器的缺点是体积大。

3. **MP 伸展辅助矫形器** 即掌指关节伸展辅助矫形器(MP 伸指器),利用橡皮筋辅助 MP 关节保持伸展位的矫形器。具有与屈指辅助矫形器同样的结构,但为了伸展 MP 关节,改为在手指的背侧利用橡皮筋牵引,以矫正 MP 关节的屈曲挛缩(图10-3-20)。

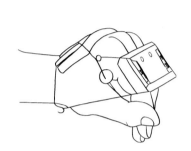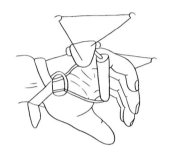

图 10-3-19 MP 屈曲辅助矫形器　图 10-3-20 MP 伸展辅助矫形器

(1) 生物力学原理:利用橡皮筋的弹性矫正 MP 关节的屈曲挛缩。

(2) 适应证:用于矫治 MP 关节屈曲挛缩。

4. **尺神经麻痹矫形器**

(1) 分类:尺神经麻痹矫形器分为①简易型尺神经麻痹矫形器(莫伯格):用橡皮筋制成的简易矫形器;②卡佩纳型矫形器:由圈簧、拉带和手掌侧的钢丝组成的矫形器;③辅助腕关节背伸的切辛顿矫形器:将卡佩纳型矫形器伸长到前臂部(图 10-3-21)。

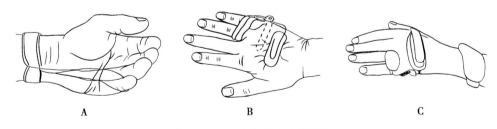

图 10-3-21 尺神经麻痹矫形器

A. 简易型,即莫伯格(Moberg)型;B. 卡佩纳型(Capener);C. 切辛顿型(Chessington)

(2) 生物力学原理:①莫伯格矫形器:环指和小指套有拉带,用橡皮筋向腕的三角骨方向牵引。橡皮筋固定在前臂环带上;②卡佩纳型矫形器:利用圈簧的弹性,由背固定板、加在环指和小指上的拉带和手掌侧的钢丝形成三点固定,以防止环指和小指的 MP 关节过伸展。

（3）适应证：用于尺神经麻痹导致的①环指和小指的 MP 关节过伸，IP 关节屈曲；②手指的内收、外展受限；③拇指的内收受限；④小指的对掌受限，出现爪状指畸形。

由于尺神经损伤，引起知觉迟钝或丧失，因此要注意防止皮肤发生压疮。

（二）低温热塑静态手部矫形器的制作

1. **绘图**   轮廓图是模拟上肢的外形描绘出的线条图，它是制作上肢矫形器的基础。以低温热塑板为材料制作的矫形器大多数都需要获取患肢的轮廓图。在取得矫形器板材样式之前，需要根据患者肢体情况，在矫形器设计原则的指导下，以轮廓图为依据，绘制出符合治疗要求的矫形器图样，其方法是：

（1）患者取坐位，患肢前臂平放于白纸上，中指与前臂的中线呈一条直线，铅笔垂直于桌面，沿肢体边缘画出手部轮廓图，并标出近端指间关节和掌横纹的位置（图 10-3-22），如果患肢畸形或痉挛十分严重影响绘图，可以先画出患者的健侧手，然后利用白纸背面阴影用铅笔描出其图形，以替代患肢轮廓图。

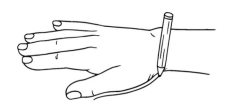

图 10-3-22   画肢体轮廓线图

（2）以近端指间关节到腕横纹的距离为边长作一正方形，用皮尺测量患者拇指近节指骨中点的围长，以此为标准截掉正方形的 1 个角，同时作出正方形的对角线，并沿对角线剪开直到正方形的中心（图 10-3-23）。

（3）注明患者姓名、性别、诊断、矫形器名称、左右侧、制作日期等。

2. **取样**   获取所需形状的低温板材。根据所需制作矫形器要求的强度取合适厚度和黏性的板材，手部矫形器一般选择厚度为 2~3mm 板材，将调节修改后的纸样简单清楚地画在低温热塑板上，再沿画线将低温热塑板剪切下来。

3. **塑型**   将剪切下来的低温热塑板放入65~70℃的恒温水箱中至软化，取出软化好的板材并擦干水，并用腕掌皮肤感知温度，在不会烫伤患者的前提下，依据固定部位迅速塑型：①将板材适度牵拉，以塑出虎口形状（图 10-3-24）。②将拇指背侧边缘黏合在一起，但不要过紧，以防无法取下（图 10-3-25）。③将小鱼际肌处板

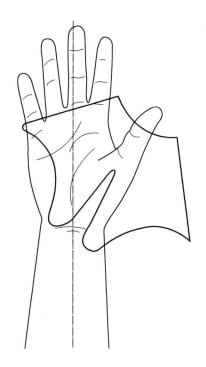

图 10-3-23   绘纸样图

材黏合（图 10-3-26）。④沿黏合处剪掉多余板材（图 10-3-27）；2~3 分钟后板材冷却成型，取下。最后对边缘进行翻边处理：将边缘浸入热水，待软化，取出用大拇指指腹对边缘进行外翻。

4. **打磨**   如有必要可用布轮打磨机将矫形器边缘打磨光滑。

5. **安装辅助件**   在小鱼际肌处背侧、掌侧粘贴钩面搭扣，加装毛面尼龙带。

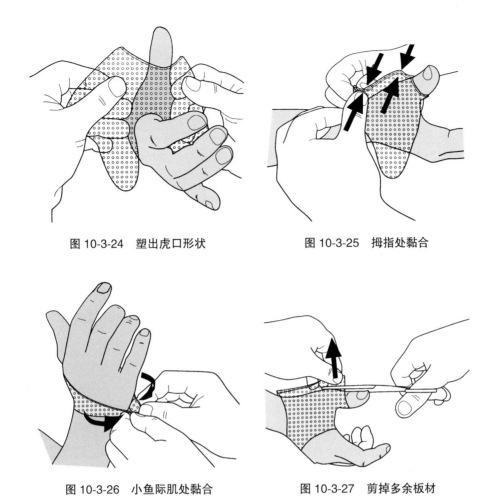

图 10-3-24 塑出虎口形状　　　　　图 10-3-25 拇指处黏合

图 10-3-26 小鱼际肌处黏合　　　　图 10-3-27 剪掉多余板材

(三) 低温热塑动态手部矫形器的制作

1. **绘图** 轮廓图是模拟手部的外形描绘出的线条图,它是制作手部矫形器的基础。以低温热塑板为材料制作的矫形器大多数都需要获取患肢的轮廓图。在取得矫形器板材样式之前,需要根据患者肢体情况,在矫形器设计原则的指导下,以轮廓图为依据,绘制出符合治疗要求的矫形器图样,其方法是:

(1) 患者取坐位,患肢前臂平放于白纸上,中指与前臂的中线呈一条直线,铅笔垂直于桌面,沿肢体边缘画出手部轮廓图,如果患肢畸形或痉挛十分严重影响绘图,可以先画出患者的健侧手,然后利用白纸背面阴影用铅笔描出其图形,以替代患肢轮廓图。

(2) 记录相关的标志点,标出腕横纹、掌横纹、近端指间关节、远端指间关节位置,根据肢体测量尺寸,以肢体轮廓线为基础,放大轮廓的尺寸,掌部和手指处以其厚度的 1/2 尺寸放宽。

(3) 注明患者姓名、性别、诊断、矫形器名称、左右侧、辅助件及制作日期等。

2. **取样** 获取所需形状的低温板材。根据所需制作矫形器要求的强度选取一块合适厚度和黏性的低温热塑板材,将调节修改后的纸样简单清楚地画在低温热塑板上,再沿画线将低温热塑板剪切下来。

3. **塑型**   将剪切下来的低温热塑板放入恒温水箱内,于 65~70℃加热至软化,取出软化好的板材并擦干水,用腕掌皮肤感知温度,在不会烫伤患者的前提下,在患者手背部迅速塑型,尤其要注意掌背侧和近节指骨背侧的塑型,且可在矫形器外用弹力绷带加压以维持形状,2~3分钟后板材冷却成型,取下已成型矫形器,并剪下手背部和近节指骨部所覆盖的板材,最后对这两块板材边缘进行翻边处理。

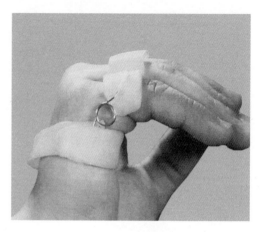

图 10-3-28   MP 屈曲辅助动态矫形器

4. **打磨**   如有必要可用布轮打磨机将两块板材打磨光滑。

5. **安装辅助件**   选择手部动态矫形器专用钢丝弹簧、弹力橡皮筋、手指扣环将打磨好的低温热塑板进行组装(图 10-3-28),并根据患者病情调整钢丝弹性以达到矫形效果。

四、适合性检验

(一) 检查评估

1. 骨突部位的处理是否合理,是否有压迫。
2. 重要解剖结构是否得以保持,如掌弓、虎口、手掌背部有没有完美的塑造出来。
3. 皮肤的横纹处,折痕处有没有进行边界过渡处理。
4. 矫形器是否依照正常的解剖结构和对线。
5. 考虑肌肉形态随运动而发生变化,矫形器是否允许这些变化。
6. 矫形器邻近关节的活动是否有阻碍,矫形器是否有过度限制。
7. 动态矫形器弹性弹力大小是否合适。

(二) 可能出现的问题和修正

1. 长时间穿戴可能会出现矫形器与皮肤接触受压部位产生疼痛、压痕、软组织挛缩,所以矫形器每穿戴 0.5~1 小时应松开粘带,让受压皮肤休息 5~10 分钟。夜间根据患者受压情况可适当放松尼龙搭扣。

2. 对于皮肤承受压力比较敏感的患者,应在矫形器与皮肤接触处增加软垫,减轻局部压力,防止皮肤湿疹。

3. 穿戴后手指远端出现肿胀、血液循环差,调整固定粘带,使松紧适宜。

(三) 基本训练方法

包括教会患者穿脱矫形器,穿上矫形器进行一些功能活动,根据不同的类型进行适当的训练,如用装有静态手部矫形器的手进行对掌练习,用装有动态手部矫形器的手进行抓握练习。

第十一章

腕手部矫形器的制作与应用

第一节　实践目的与要求

一、实践目的

1. 巩固所学腕手部矫形器理论知识,提高动手操作能力。
2. 加强对腕手部解剖和功能的认识。
3. 结合实践提高腕手部矫形器在临床应用中适配前的功能评估能力。
4. 通过实践能够独立正确完成腕手部矫形器的制作、临床适配和适合性检查,学会指导患者正确穿戴矫形器及如何应用矫形器进行康复训练。

二、实践要求

（一）掌握

腕手部矫形器装配前患者各项功能的检查、评定;各类腕手部矫形器的生物力学原理、适应证、设计要求、适配检查要点、穿戴时间;腕手部矫形器的处方,腕手部矫形器的制作材料及特性,常用腕手矫形器的制作方法;矫形器在适配过程中常见问题的正确应对方法。

（二）了解

腕手部常见疾病;腕手部矫形器的基本结构及作用原理;矫形器穿戴过程中或穿戴后不良症状的处理流程;腕手部矫形器适配后的穿戴要点、注意事项及正确的维护方法;矫形器穿戴后如何正确进行功能训练。

第二节　实践前的准备

一、患者部分的准备

1. **病历、检查报告**
2. **病史询问**
3. **患手查看,姿势准备**

二、评估设备器具

关节活动度测量尺、卡尺、软尺、医用棉签、大头针。

三、制作设备与专用工具

水温箱、布轮机、热风枪、大力剪、画笔、画纸、不锈钢直尺、宽头镊子、干燥毛巾。

四、材料与零部件

低温热塑板、免压垫、尼龙搭扣带、子母扣。

第三节　实　践　流　程

一、患者检查评估及处方制订

(一)患者腕手部功能评定

患者在适配腕手部矫形器前,需要对患侧腕手部做功能评定,确定患者关节功能、肌肉功能、运动功能控制、皮肤、感觉等方面的变化,了解目前的功能障碍,根据所评定的结果结合腕手部治疗康复的需要制订腕手部矫形器处方,在对患者进行腕手部功能评定时,向被检查者解释功能评定的目的与方法,消除紧张感,并取得配合。一般让患者保持端坐位,尽量暴露检查部位。

1. 腕关节活动度

(1)腕关节掌屈(0°~80°)(图11-3-1)

体位:坐位(前臂中立位,前臂和手的尺侧面置于桌面上)。

量角器摆放:轴心位于腕关节桡侧的桡骨茎突,固定臂与桡骨平行,移动臂与示指掌骨平行。

(2)腕关节背伸(0°~70°)(图11-3-2)

体位和量角器摆放:同掌屈。

(3)腕关节尺偏(0°~30°)(图11-3-3)

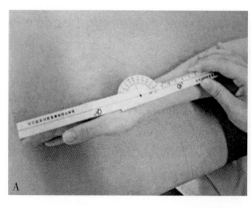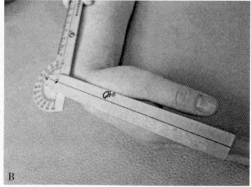

图 11-3-1　腕关节掌屈
A. 起始位;B. 终末位

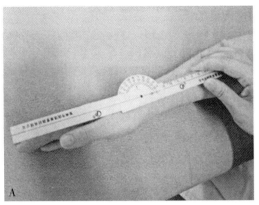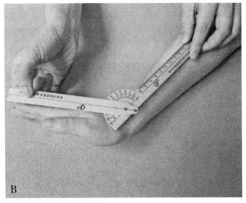

图 11-3-2　腕关节背伸

A.起始位；B.终末位

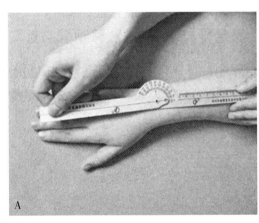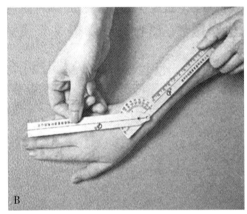

图 11-3-3　腕关节尺偏

A.起始位；B.终末位

体位：坐位(前臂旋前,掌心朝下置于桌面上)。

量角器摆放：轴心位于腕关节背侧第三掌骨的基底部,固定臂与第三掌骨平行。

(4) 腕关节桡偏(0°~20°)(图 11-3-4)：体位和量角器同尺偏。

2. 腕手关节肌力评定　肌力评定是指徒手或运用器械对患者肌肉主动收缩功能进行评定,常用于肌肉骨骼系统、神经系统疾病,尤其是周围神经系统疾病。肌力评定是运动功能评定的重要内容,主要用来判断有无肌力低下及肌力低下的范围与程度,为指导康复治疗、矫形器设计、检验治疗效果提供依据。

(1) 旋前圆肌(图 11-3-5)：令患者肘关节屈曲 90°,前臂保持中立位,对抗阻力做前臂旋前动作。检查者握住其腕部近端上方,用力将其前臂旋后。

动作：前臂旋前。

神经支配：正中神经(C_6,C_7)

起端：肱骨内上髁。

止端：桡骨中段外侧面。

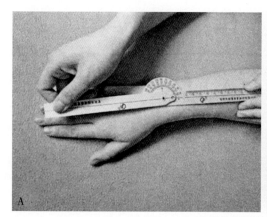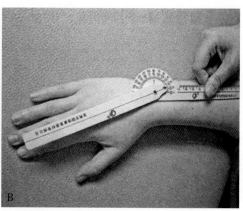

图 11-3-4   腕关节桡偏
A. 起始位;B. 终末位

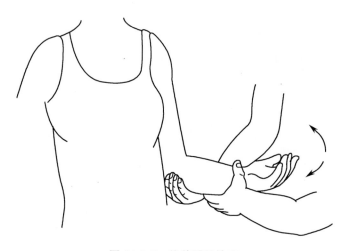

图 11-3-5   旋前圆肌检查

（2）尺侧腕屈肌（图 11-3-6）:令患者腕关节屈曲,并偏向尺侧（内收）。检查者一只手支撑住其腕部近端上方,另一只手施加力量使其腕关节伸展并偏向桡侧,同时触诊尺侧腕屈肌肌腱。

动作:腕关节屈曲,并偏向尺侧。

神经支配:尺神经（C_7,C_8）。

起端:肱骨内上髁。

止端:豌豆骨。

（3）桡侧腕长伸肌和桡侧腕短伸肌（图 11-3-7）:将患者的腕部靠在检查者的腕部上。令患者轻轻握拳,伸展腕关节,并偏向桡侧。检查者握住其拳头,用力将腕关节屈曲,并偏向尺侧。

动作:伸展腕关节,并偏向尺侧。

神经支配:桡神经（C_6、C_7）。

起端:肱骨外上髁。

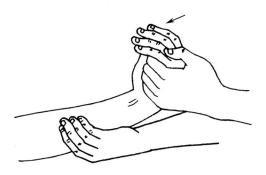

图 11-3-6　尺侧腕屈肌检查

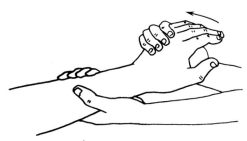

图 11-3-7　桡侧腕长伸肌和桡侧腕短伸肌检查

止端:桡侧腕长伸肌、第 2 掌骨底。

桡侧腕短伸肌:第 3 掌骨底。

3. **腕手部感觉评定**　主要对腕手部及周围软组织浅感觉功能进行评定,包括轻触觉、痛觉,操作方法如下:

(1)轻触觉检查:被检查者双眼紧闭,检查者用棉签对需要检查的腕手部及周围体表不同部位依次接触,询问被检查者有无感觉。

(2)痛觉检查:被检查者双眼紧闭,检查者用大头针对需要检查的腕手部及周围体表不同部位轻轻刺激皮肤,询问被检查者有无疼痛感。

4. **腕手部皮肤状况评定**　检查方式主要通过视诊,了解被检查者腕手部及周围软组织皮肤的颜色变化、温度、湿度、弹性、皮疹、皮下出血、水肿等。

5. **腕手关节形态学评定**　检查方式主要通过视诊,配合触诊,了解被检查者腕手部及周围软组织与正常腕手部生理结构上发生的形态变化。

6. **腕手关节疼痛评定**　通过疼痛评分量表,了解患者腕手关节在不同活动范围及不同体位下疼痛的变化,寻找腕手部疼痛与解剖结构之间的联系,疼痛评分量表将疼痛分为"无痛""轻微痛""中度痛""重度痛""极重痛",分值分别为"1""2""3""4""5"分,检查者通过询问被检者不同体位下腕手部疼痛的变化,根据被检者的描述完成腕手部疼痛的分值评定。

(二)腕手部矫形器的处方

腕手部矫形器的处方由康复工作小组、康复医生向假肢矫形器师表达完整的矫形器治疗要求,并根据使用者的年龄、疾病特点、功能障碍、功能代偿、治疗方案等方面的需求,而做出关于矫形器品种、结构、生物力学控制等方面的矫形器治疗要求的责任文件(表 11-3-1)。

二、成品腕手部矫形器的选配

(一)静态腕手部矫形器的选配

以静态腕背屈矫形器为例进行介绍。静态腕背屈矫形器使腕关节保持于轻度背屈的矫形器。采用柔软的弹性组织物制作护腕,内侧夹层中装有可塑性的金属或塑料支条。

1. **生物力学原理**　支撑型护腕(图 11-3-8):腕部用环形带加强,对腕关节起支撑作用,或将腕关节保持于功能位。

表 11-3-1　腕手部矫形器的处方

姓名＿＿＿＿＿　　性别＿＿＿＿＿　　年龄＿＿＿＿＿

病区＿＿＿＿＿　　住院号＿＿＿＿＿　床位＿＿＿＿＿

诊断＿＿＿＿＿＿＿＿＿＿＿＿＿＿＿＿＿

并发症＿＿＿＿＿＿＿＿＿＿＿＿＿＿＿

既往病史＿＿＿＿＿＿＿＿＿＿＿＿＿＿＿＿＿＿＿＿＿＿＿＿＿＿＿＿

＿＿＿＿＿＿＿＿＿＿＿＿＿＿＿＿＿＿＿＿＿＿＿＿＿＿＿＿＿＿＿＿＿

矫形部位：＿＿＿＿＿＿＿＿＿＿＿＿＿＿＿

腕手部肢体功能评定

肌力评定：

关节活动度评定：

浅感觉评定：

形态学评定：

皮肤状况评定：

疼痛评定：

其他评定：＿＿＿＿＿＿＿＿＿＿＿＿＿＿＿＿＿＿＿＿＿＿＿＿＿

功能障碍分析：＿＿＿＿＿＿＿＿＿＿＿＿＿＿＿＿＿＿＿＿＿＿＿＿

矫形器的治疗目的：

□稳定与支撑　　□固定与保护　　□矫正畸形　　□助动

□减免负荷　　　□肢体长度补偿　□抑制痉挛　　□其他

腕手部矫形器名称：＿＿＿＿＿＿＿＿＿＿＿＿＿＿＿＿＿＿＿＿

矫形器穿戴时间：

□日间需穿戴（　　　）h，每间隔（　　　）h/min 休息后交替穿戴使用

□夜间持续穿戴　　　　□晚间及日间各穿戴（　　　）h

矫形器穿戴要求及注意事项：＿＿＿＿＿＿＿＿＿＿＿＿＿＿＿＿＿＿＿

矫形器穿戴后的功能锻炼：＿＿＿＿＿＿＿＿＿＿＿＿＿＿＿＿＿＿＿＿

矫形器穿戴复诊要求：＿＿＿＿＿＿＿＿＿＿＿＿＿＿＿＿＿＿＿＿＿＿

假肢矫形师：＿＿＿＿＿　　时间：＿＿＿＿＿

2. **适应证**　用于伸腕肌群瘫痪(臂丛神经损伤和桡神经损伤)或肌力低下,使腕关节不能保持于伸展(背伸)位的情况;有时也用于屈肌腱裂术后和科利斯(Colles)骨折造成的指伸肌腱粘连;用于腕关节周围肌腱组织损伤、腕关节轻度扭伤、脱臼等症状。

(二)动态腕手部矫形器的选配

以托马斯型悬吊矫形器为例进行介绍。托马斯型悬吊矫形器由英国威尔士矫形外科医师托马斯于 1944 年开发的矫形器,采用安装在前臂背侧面的弹簧片和橡皮筋的弹力,辅助 MP 关节的伸展运动,并且使腕关节保持在背屈状态的动态矫形器。它

利用从带衬垫的前臂背侧板引向背侧的钢琴丝和橡皮筋的弹性,辅助 MP 关节与拇指的伸展运动(图 11-3-9)。

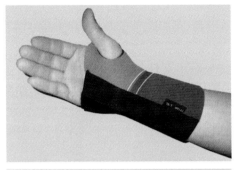

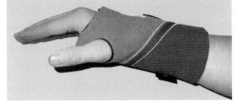

图 11-3-8　支撑型护腕

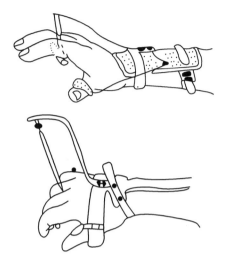

图 11-3-9　托马斯型矫形器

1. **生物力学原理**　利用钢琴丝、橡皮筋及弹簧的弹性,辅助腕关节、手指的伸展。同时腕关节和手指可主动屈曲。

腕关节的角度大致取中间位。当钢琴丝和橡皮筋的弹性过强时,MP 关节容易产生过伸展。

2. **适应证**　主要用于桡神经损伤后腕伸肌及指伸肌的瘫痪。因此也称为桡神经损伤用矫形器。

三、定制腕手部矫形器的制作流程

(一)定制腕手部矫形器的选配

1. **腕背伸矫形器**　腕背伸矫形器分为①前翘式矫形器:最基本的要求是腕关节伸展角度。将它设定在大约40°,以使伸肌腱松弛、屈肌腱紧张。当桡骨远端骨折(Colles骨折)后指伸肌腱粘连时,要使背伸角度增加到45°。椭圆形掌压垫设在第2掌骨中央处。②卡普兰型矫形器:用于中枢性瘫痪,肌痉挛明显的情况。考虑到前翘式矫形器会刺激前臂屈肌从而助长腕和手指的屈曲倾向,因此,该矫形器改为从前臂伸肌侧支撑,使屈肌很少受刺激的形式。为了增加对前臂伸肌的刺激,可在内侧贴上粗面布(图 11-3-10)。

(1)生物力学原理:使腕关节固定在合适的伸展位。

(2)适应证:用于伸腕肌群瘫痪或肌力低下,使腕关节不能保持伸展位

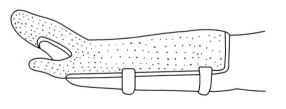

图 11-3-10　卡普兰型矫形器

的疾病,如臂丛神经损伤、桡神经损伤等。有时也用于屈肌腱断裂术后和 Colles 骨折造成的指伸肌腱粘连。

如果适配不良,使用中矫形器会向末端滑移,从而使手掌的 MP 伸展,可引起 MP 伸展挛缩,因此一定要注意。

2. 背侧保持式腕矫形器　又称邦内尔矫形器,是腕关节的掌屈、背伸都可调节的矫形器。

(1) 生物力学原理:在前臂及手的背侧中央有 1 支杆和 3 块平整的金属板,用皮带等将矫形器固定在手与前臂部。若将末端的固定带取下来,便能进行掌屈,而背伸只允许达到一定的角度。

(2) 适应证:用于屈肌腱损伤、末梢神经缝合术后,有时也用于脑卒中、脑瘫等引起的痉挛手。

3. 固定型腕手矫形器　用热塑板材和固定带制成,可根据病情需要采取腕掌固定、腕拇指固定和腕手指固定等多种形式(图 11-3-11)。

(1) 生物力学原理:辅助腕关节、手指的伸展。同时,腕关节和手指还可屈曲。

(2) 适应证:主要用于腕手部骨折和术后固定。

4. 静态对掌矫形器　对掌矫形器是为了保持拇指与其他四指(尤其是示指、中指)的对掌位而使用的矫形器。腕关节能控制时,采用短对掌矫形器;腕关节不能控制时,需要采用长对掌矫形器。有 C 形片、兰乔型、贝尼特型、恩根型等。

兰乔型长对掌矫形器由对掌挡片、张弓支条、前臂支条加固定带组成,使拇指保持在对掌位,腕关节保持在背屈位。

(1) 生物力学原理:在腕关节失去控制时,使腕关节固定,保持拇指与其他四指处于对掌位。

(2) 适应证:用于 C_7 损伤、臂丛神经损伤和正中神经损伤(图 11-3-12)。

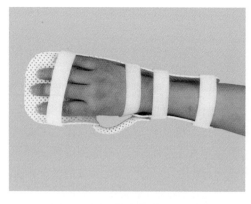

图 11-3-11　固定型腕手矫形器

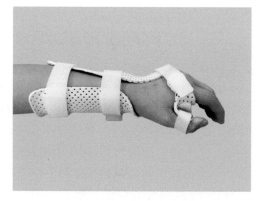

图 11-3-12　兰乔型矫形器

5. 奥本海默矫形器　是由美国矫形外科医师奥本海默于 1937 年开发的矫形器。它属于有活动性前翘的矫形器。从前臂环箍向前延伸的钢琴丝,在腕关节处绕成弹簧圈后再与 MP 撑杆连接。对于拇外展长肌瘫痪的患者,需使弹簧圈延伸成拇指外展辅助装置。该矫形器与托马斯型悬吊矫形器相比较,具有简便、体积小、重量轻的优点

（图 11-3-13）。

（1）生物力学原理：利用钢琴丝、橡皮筋及弹簧的弹性，辅助腕关节、手指的伸展。同时腕关节和手指可屈曲。其一端固定在前臂半月箍上、另一端与掌弓支杆相连的弹簧钢丝在腕关节处形成 1 个环，利用弹簧丝的弹性使腕关节保持在背屈位。

（2）适应证：用于桡神经损伤后的腕伸肌和指伸肌的瘫痪。该矫形器容易向末端移动，因此要注意金属环箍和弹簧圈的位置（不要触压桡骨茎突和尺骨茎突）。

6. 恩根型矫形器　这是一种通过用支杆将拇指固定在对掌位，用金属或塑料框架支撑示指和中指，不限制 MP 关节的活动的，从而可用这三指进行三点捏取的矫形器。拇指固定在对掌位，示指和中指支杆轴的另一端与固定在腕部的驱动杆相连；在 MP 关节和腕关节处装有铰链，利用腕关节的背屈运动来完成捏取动作（图 11-3-14）。

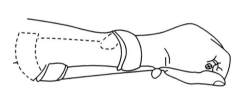

图 11-3-13　奥本海默矫形器

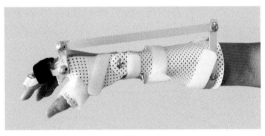

图 11-3-14　恩根型矫形器

（1）生物力学原理：将拇指固定在对掌位，用带轴的支杆对示指和中指进行支撑，不限制 MP 关节的活动，再利用驱动装置带动示指和中指与拇指闭合，从而实现三指捏取与夹持动作。

（2）适应证：正中神经损伤后的拇指对掌肌等的瘫痪，拇指桡侧副韧带损伤等。

（二）低温热塑静态腕手部矫形器的制作

1. 腕手功能位矫形器

（1）绘图：轮廓图是模拟上肢的外形描绘出的线条图，它是制作上肢矫形器的基础。以低温热塑板为材料制作的矫形器大多数都需要获取患肢的轮廓图。在取得矫形器板材样式之前，需要根据患者肢体情况，在矫形器设计原则的指导下，以轮廓图为依据，绘制出符合治疗要求的矫形器图样，其方法是：

1）患者取坐位，患肢前臂平放于白纸上，中指与前臂的中线呈一条直线，铅笔垂直于桌面，沿肢体边缘画出其轮廓图，近端到前臂 2/3。如果患肢畸形或痉挛十分严重影响绘图，可以先画出患者的健侧手，然后利用白纸背面阴影用铅笔描出其图形，以替代患肢轮廓图（图 11-3-15）。

2）记录相关的标志点，标出腕横纹、掌横纹内外所在位置，并作出腕横纹、掌横纹连线，以及中指与前臂的连线，找到掌横纹连线与前臂中线的交点，并向近端、桡侧各延伸 1cm 确定顶点。用圆滑弧线连接顶点与腕横纹桡侧点。根据肢体测量尺寸，以肢体轮廓线为基础，放大轮廓的尺寸，一般是在轮廓的两侧各放宽该肢体周径长度的

1/4,掌部是以其厚度的 1/2 放宽,同样用圆滑弧线连接桡侧边缘线掌横纹对应点与腕横纹桡侧点(图 11-3-16)。

    3)注明患者姓名、性别、诊断、矫形器名称、左右侧、辅助件及制作日期等。

    (2)取样:及时获取所需形状的低温板材。根据所需制作矫形器要求的强度选取合适厚度的低温热塑板材,将调节修改后的纸样简单清楚地画在低温热塑板上,再沿画线将低温热塑板剪切下来。

    (3)塑型:将剪切下来的低温热塑板放入恒温水箱内,于 60~80℃加热至软化,取出软化好的板材并擦干水,并用腕掌皮肤感知温度,在不会烫伤患者的前提下,依据固定部位迅速塑型,在整个塑型过程中保持掌心朝上,将腕关节置于背伸 30°,掌指关节屈曲 45°,近指关节屈曲 45°,远指关节屈曲 10~15℃,拇指置于对掌位,即腕关节与手指保持在功能位。可在矫形器外用弹力绷带加压以维持形状,2~3 分钟后板材冷却成型,取下已成型矫形器,最后对边缘进行翻边处理。

    (4)打磨:如有必要可用布轮机将矫形器的边缘进行打磨,使其光滑。

    (5)安装辅助件:在打磨好的矫形器近端指间关节、腕关节、近端离边沿 2cm 处、拇指指间关节处分别粘贴勾面尼龙搭扣带,加装毛面尼龙搭扣带(图 11-3-17)。

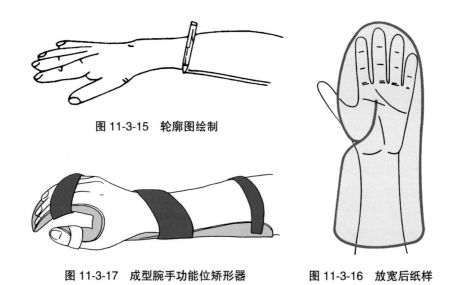

图 11-3-15   轮廓图绘制

图 11-3-17   成型腕手功能位矫形器   图 11-3-16   放宽后纸样

2. 腕手休息位矫形器

    (1)绘图:基本与腕手功能位矫形器的绘图方法一致,大拇指的轮廓线也要绘制出来(图 11-3-18)。

    (2)取样:同腕手功能位矫形器。

    (3)塑型:流程同腕手功能位矫形器,体位有所不同,将腕关节置于背伸 10°~15°,轻度尺侧倾斜。拇指外展、指尖指向示指远指关节桡侧,其拇指是外展位而非对掌位。

    (4)打磨:用布轮机将矫形器边缘打磨光滑,对于无法打磨到的地方可用热风枪局部加热,用手顺滑。

    (5)安装辅助件:分别在前臂近端、腕上部、掌部粘贴勾面尼龙搭扣带,加装毛面

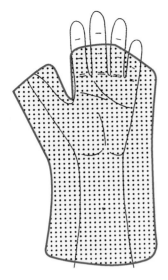

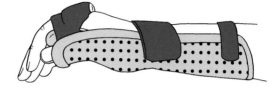

图 11-3-18 腕休息位矫形器纸样 　　图 11-3-19 成型腕休息位矫形器

尼龙带（图 11-3-19）。

3. 长手套式矫形器

（1）绘图：基本同腕休息位矫形器，作出腕横纹位置，并标出大拇指指间关节位置（图 11-3-20）。

（2）取样：依照腕休息位矫形器方法获取板材形状。

（3）塑型：体位应使腕关节制动，对桡、尺骨远端固定，保持腕关节在功能位，拇指关节对掌位。

打磨、安装辅助件后成型（图 11-3-21）。

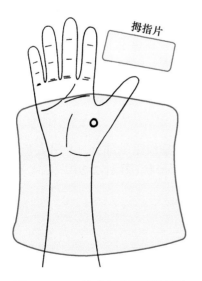

拇指片

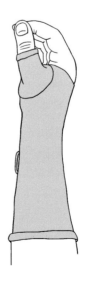

图 11-3-20 长手套式矫形器绘图　图 11-3-21 成型长手套式矫形器

4. 锥状握矫形器

(1) 绘图:同腕休息位矫形器,绘制轮廓图时注意描出大鱼际肌走向(图11-3-22)。

(2) 取样:依照轮廓图获取板材。

(3) 塑型:在塑型过程中保持手部肌肉放松,维持手的抓握状态。

打磨、安装辅助件后成型(图11-3-23)。

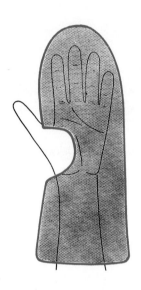

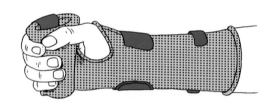

图 11-3-22　锥状握矫形
器绘图

图 11-3-23　成型锥状握矫形器

5. 抗痉挛矫形器

(1) 绘图:轮廓图见图11-3-24。

(2) 取样:依照轮廓图获取板材。

(3) 塑型:由于此矫形器一般用于屈肌痉挛,在患手上很难较好完成,可选择大小相当的手上完成塑型。塑型时保持腕关节背伸10°~30°,手掌部掌凹明显,诸指分开微屈。

打磨,安装辅助件后成型(图11-3-25)。

6. 背侧腕伸展矫形器

(1) 绘图:同腕功能位矫形器,但只需取掌横纹近端部分。并沿大鱼际肌、小鱼际肌外侧作弧线,使弧线连接完整,成手掌横截面形状(图11-3-26)。

(2) 取样:依照轮廓图获取板材。

(3) 塑型:保持腕关节功能位。

打磨、安装辅助件后成型(图11-3-27)。

7. 掌侧腕伸展矫形器

(1) 绘图:如背侧腕伸展矫形器,不需要绘出掌横截面形状,在大拇指根部描出拇指粗细的圆孔(图11-3-28)。

(2) 取样:依照轮廓图获取板材。

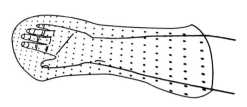

图 11-3-24 抗痉挛矫形器绘图

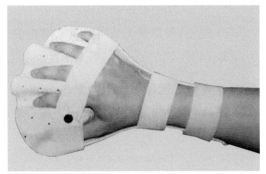

图 11-3-25 成型抗痉挛矫形器

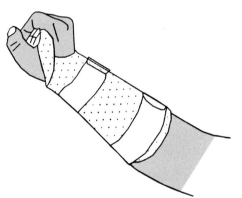

图 11-3-26 背侧腕伸展矫形器绘图

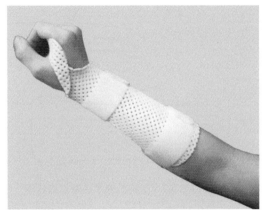

图 11-3-27 成型背侧腕伸展矫形器

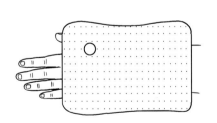

图 11-3-28 掌侧腕伸展矫形器绘图

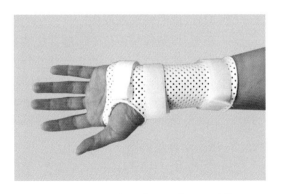

图 11-3-29 成型掌侧腕伸展矫形器

（3）塑型：腕关节置于背伸 30°，维持腕关节功能位，保持手的抓握、捏指功能。打磨、安装辅助件后成型（图 11-3-29）。

（三）低温热塑动态腕手部矫形器的制作

1. 屈肌肌腱术后矫形器

（1）绘图：同锥状抓握矫形器，注意沿小鱼际肌、掌横纹作一挡板（图 11-3-30）。

（2）取样：依照轮廓图取样。

（3）塑型：保持腕关节屈曲 30°，掌指关节屈曲 70°，指间关节伸展位。

（4）打磨。

（5）安装辅助件：在所需牵拉手指远端指骨戴上指套，掌侧挡板安装通过环，手指的牵引方向均指向舟骨，弹力橡皮筋止于前臂近端 1/3 处，并用子母扣固定（图 11-3-31）。

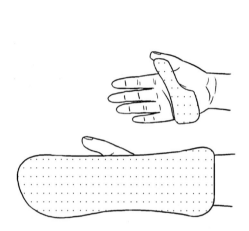 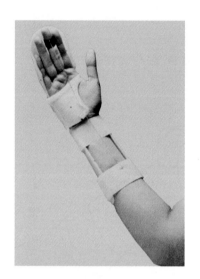

图 11-3-30   屈肌肌腱术后矫形器绘图　　图 11-3-31   成型屈肌肌腱术后矫形器

2. 弹簧式腕伸展矫形器

（1）绘图：只需绘制出前臂图形（图 11-3-32）。

（2）取样：依照轮廓图取样。

（3）塑型：按照腕功能位矫形器方法塑型。

（4）打磨：将板材边缘打磨光滑，同时弹簧钢丝也要作光滑处理。

（5）安装辅助件：先将前臂低温板材固定在手臂上，然后手握弹簧钢丝保持腕关节功能位，确定弹簧钢丝与低温板材的位置，用子母扣固定。在前臂近端、腕部粘贴勾面尼龙搭扣，加装尼龙带（图 11-3-33）。

3. 腕手牵伸矫形器

（1）绘图（图 11-3-34）。

（2）取样：依照轮廓图获取板材。

（3）塑型：将前臂、掌部板材在患者肢体上塑造出来。

（4）打磨。

（5）安装辅助件：橡皮筋牵伸手指近指骨与指骨呈 90°，通过弹力钢丝牵拉使 MP（掌指关节）伸展，并且使腕关节保持在背伸状态（图 11-3-35）。

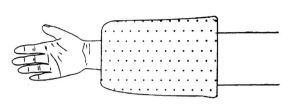

图 11-3-32　弹簧式腕伸展矫形器绘图

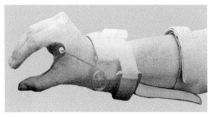

图 11-3-33　成型弹簧式腕伸展矫形器

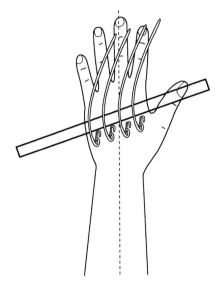

图 11-3-34　腕手牵伸矫形器绘图

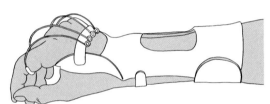

图 11-3-35　成型腕手牵伸矫形器

四、适合性检验

(一) 检查评估

腕手部矫形器在临床适配完成后,还需对患者穿戴好的矫形器进行检查评估,了解矫形器是否达到处方要求、手部关节功能对线是否正常、矫形器是否合适、患者舒适性是否满意、矫形器接触部位是否影响血液循环等,目的是为了矫形器的穿戴符合处方生物力学原理,达到治疗目的和效果,避免穿戴过程中出现不适。

1. 骨突部位的处理是否合理,骨突部位是否有压迫,尺骨头、尺骨茎突是否受压,桡骨下端和桡骨茎突是否得到避让,掌骨头有无压迫。

2. 重要解剖结构是否得以保持,如掌弓有没有完美的塑造出来,腕关节角度是否满足要求。

3. 皮肤的横纹处、折痕处有没有作边界过渡处理。

4. 矫形器是否依照正常的解剖结构和对线。

5. 考虑肌肉形态随运动而发生变化,矫形器是否允许这些变化。

(二) 可能出现的问题和修正

1. 长时间穿戴可能会出现矫形器与皮肤接触受压部位产生疼痛、压痕、软组织挛缩,所以矫形器每穿戴 0.5~1 小时应松开粘带,让受压皮肤休息 5~10 分钟。

2. 对于皮肤承受压力比较敏感的患者,应在矫形器与皮肤接触增加软垫,减轻皮肤局部压力过大,防止皮肤湿疹。

3. 穿戴后手指远端出现肿胀、血液循环差,调整固定粘带,使松紧适宜。

(三) 基本训练方法

教会患者穿脱矫形器,穿上矫形器进行一些功能活动,根据不同的类型进行适当的训练,如用屈指铰链夹板进行抓握各种不同大小和形状的物体练习,熟练掌握外部动力夹板的操作。

第十二章

肘矫形器的制作与应用

第一节　实践目的与要求

一、实践目的

1. 巩固所学肘矫形器理论知识,提高动手操作能力。

2. 加强对肘部解剖和功能的认识。

3. 结合实践提高肘矫形器在临床应用中适配前的功能评估能力。

4. 通过实践能够独立正确完成肘矫形器的制作、临床适配和适合性检查,学会指导患者正确穿戴矫形器及如何应用矫形器进行康复训练。

二、实践要求

1. **掌握**　肘矫形器装配前患者各项功能的检查、评定;矫形器处方;各类肘矫形器的生物力学原理、适应证、设计要求、适配检查要点、穿戴时间;矫形器在适配过程中常见问题的正确应对方法;矫形器穿戴后如何正确进行功能训练。

2. **了解**　肘部常见疾病,肘矫形器的制作材料及特性;肘矫形器的基本结构及作用原理;矫形器穿戴过程中或穿戴后不良症状的处理方法;肘矫形器适配后的穿戴要点、注意事项及正确的维护方法。

第二节　实践前的准备

一、患者部分的准备

（一）病历、检查报告阅读

1. 查看临床医生处理意见。

2. 阅片明确损伤部位。

（二）病史询问

1. 患者有无其他基础性疾病。

2. 患者目前的问题和诉求。

（三）患肘查看,姿势准备

1. 患肘的姿势形态、活动能力。

2. 与健侧比对,告知患者注意事项。

二、评估设备器具

关节活动度测量尺、软尺、医用棉签、大头针。

三、制作设备与专用工具

低温水箱、布轮机、热风枪、大力剪、画笔、画纸、直尺、宽头镊子、干燥毛巾。

四、材料与零部件

低温热塑板、免压垫、尼龙搭扣、子母扣、折弯扳手、肘关节。

第三节　实　践　流　程

一、患者检查评估及处方制订

（一）患者肘部功能评定

患者在适配肘矫形器前,需要对患侧肘部做功能评定,确定患者关节功能、肌肉功能、运动功能控制、皮肤、感觉等方面的变化,了解目前的功能障碍,根据所评定的结果结合肘部治疗康复的需要制订肘矫形器处方,在对患者进行肘部功能评定时,向患者解释功能评定的目的与方法,消除紧张感,并取得配合。一般让患者保持端坐位,尽量暴露检查部位。

1. 肘关节活动度

（1）肘关节伸展 - 屈曲（0°~135°~150°）

体位:站位、坐位或仰卧位（肱骨紧靠躯干,肩关节外旋,前臂旋后）。

量角器摆放:轴心位于肱骨外上髁即肘关节褶皱的末端,固定臂与肱骨干中线平行,移动臂与桡骨平行。在运动结束之后,由于肌肉组织的活动,与肱骨外上髁有关的肘关节褶皱的位置将产生变化,因此,量角器的轴心在终末位时需要重新放置（图 12-3-1）。

（2）前臂旋后（0°~80°~90°）。

体位 a:坐位或站位（肱骨紧靠躯干,肘关节屈曲 90°,前臂处于中立位并与身体的冠状面垂直）。

量角器摆放:轴心位于腕关节掌侧横纹与尺骨远端的交点即尺骨茎突,移动臂与腕关节掌侧横纹平行,固定臂则与地面垂直。注意:在前臂旋后完成后,量角器需重新放置以确保移动臂通过前臂远端的中心（图 12-3-2）。

体位 b:患者手握一支铅笔（或其他类似物品）使其与地面垂直,其余同上。

量角器摆放:轴心位于第三掌骨头,固定臂与地面垂直,移动臂与前臂平行（图 12-3-3）。

（3）前臂旋前（0°~80°~90°）。

体位 a:坐位或站位（肱骨紧靠躯干,肘关节屈曲 90°,前臂处于中立位并与身体的

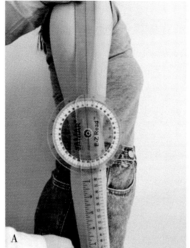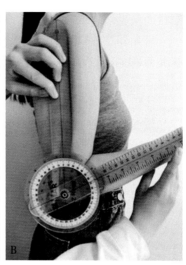

图 12-3-1　肘关节伸展-屈曲
A. 肘关节伸展；B. 肘关节屈曲

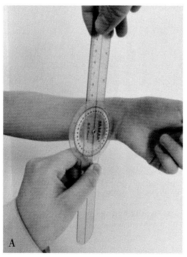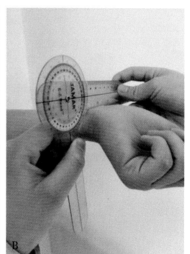

图 12-3-2　前臂旋后（a）
A. 起始位；B. 终末位

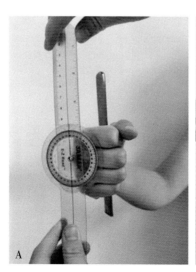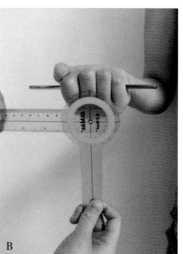

图 12-3-3　前臂旋后（b）
A. 起始位；B. 终末位

冠状面垂直)。

　　量角器摆放:轴心位于腕关节背侧横纹与尺骨远端的交点即尺骨茎突,移动臂与腕关节背侧横纹平行,固定臂则与地面垂直。注意:在前臂旋前完成后,量角器需重新放置以确保移动臂通过前臂远端背侧的中心(图12-3-4)。

　　体位b:患者手握一支铅笔(或其他类似物品)使其与地面垂直,其余同上。

　　量角器摆放:轴心位于第三掌骨头,固定臂与地面垂直,移动臂与前臂平行(图12-3-5)。

　　2. **肘关节肌力评定**　肌力评定是指徒手或运用器械对患者肌肉主动收缩功能进行评定,常用于肌肉骨骼系统、神经系统疾病,尤其是周围神经系统疾病。肌力评定

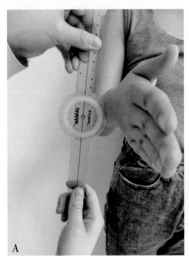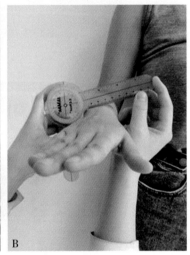

图 12-3-4　前臂旋前(a)
A. 起始位;B. 终末位

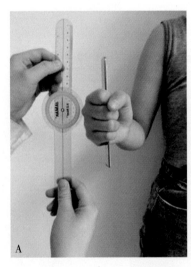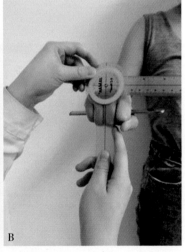

图 12-3-5　前臂旋前(b)
A. 起始位;B. 终末位

是运动功能评定的重要内容,主要用来判断有无肌力低下及肌力低下的范围与程度,为指导康复治疗、检验治疗效果提供依据。

(1) 肱二头肌、肱肌、喙肱肌肌力测定:嘱患者前臂置旋后位,然后屈肘,医者对此动作给以阻力。并分别触摸肱二头肌及肱肌之收缩(图 12-3-6)。

(2) 肱三头肌、肘后肌肌力测定:肩外展肘屈曲,作抗阻力伸肘动作,并触摸肱三头肌、肘后肌之收缩(图 12-3-7)。

(3) 旋前圆肌、旋前方肌肌力测定:患者肘屈曲,前臂旋后位,嘱其前臂旋前,医者给以阻力(图 12-3-8)。

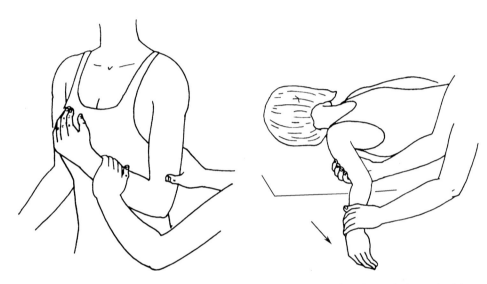

图 12-3-6　肱二头肌、肱肌及喙肱肌肌力测定　　　图 12-3-7　肱三头肌、肘后肌肌力测定

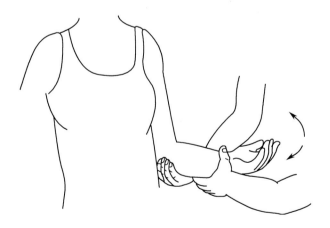

图 12-3-8　旋前圆肌、旋前方肌肌力测定

3. **肘部感觉评定**　主要对肘部及周围软组织浅感觉功能进行评定,包括轻触觉、痛觉,操作方法如下:

(1) 轻触觉检查:被检查者双眼紧闭,检查者用棉签对需要检查的肘部及周围体表不同部位依次接触,询问被检查者有无感觉。

（2）痛觉检查：被检查者双眼紧闭，检查者用大头针对需要检查的肘部及周围体表不同部位轻轻刺激皮肤，询问被检查者有无疼痛感。

4. 肘部皮肤状况评定　检查方式主要通过视诊，了解被检查者肘部及周围软组织皮肤的颜色变化、温度、湿度、弹性、皮疹、皮下出血、水肿等。

5. 肘关节形态学评定　检查方式主要通过视诊，配合触诊，了解被检查者肘部及周围软组织与正常肘部生理结构上发生的形态变化。

6. 肘关节疼痛评定　通过疼痛评分量表，了解患者肘关节在不同活动范围及不同体位下疼痛的变化，寻找肘部疼痛与解剖结构之间的联系，疼痛评分量表将疼痛分为"无痛""轻微痛""中度痛""重度痛""极重痛"，分值分别为"1""2""3""4""5"分，检查者通过询问被检者不同体位下肘部疼痛的变化，根据被检者的描述完成肘部疼痛的分值评定。

（二）肘矫形器的处方

肘矫形器的处方由康复工作小组、康复医生向假肢矫形器师表达完整的矫形器治疗要求，并根据使用者的年龄、疾病特点、功能障碍、功能代偿、治疗方案等方面的需求，而做出关于矫形器品种、结构、生物力学控制等方面的矫形器治疗要求的责任文件（表 12-3-1）。

二、成品肘矫形器的选配

（一）软性肘矫形器的选配

1. 护肘（图 12-3-9）

（1）髁上护围型：肘部附带的髁上护围，具有支撑和免荷的作用。适用于桡骨及尺骨上髁部位屈肌群及伸肌群压痛，尺骨桡骨髁上炎、肘关节炎等。

（2）侧向弹性支条型：缝在两侧夹层中的弹性支条，可以对肘关节起稳固和加强作用并防止过度运动。适用于肘关节软组织损伤、肌腱炎、滑囊炎和关节炎。

（3）交叉带加固型：交叉在肘关节屈曲面的加固带，可以对肘关节起稳固作用并防止过伸外展。适用于肘关节的肌腱炎、滑囊炎和关节炎。

2. 网球肘和高尔夫球肘带　利用肘带压迫肘关节的伸展肌群，引起肌群紧张，从而减弱该肌群对外侧上髁部位的牵引。一般采用内置的垫片对肘臂肌肉产生加压效果，适度的压力可以舒缓肌肉在剧烈运动时所承受的压力，预防网球肘及高尔夫球肘等肌腱炎的发生；受伤时，垫片能减轻肘臂肌肉的负担，避免再因承受作用力而受伤的可能（图 12-3-10）。

（二）动态肘矫形器的选配

动态肘矫形器，又称活动式肘矫形器，是一类带肘关节铰链的肘矫形器。由上臂支条、前臂支条和肘铰链组成。肘铰链可选用固定式或角度可调式的肘铰链。

1. 生物力学原理　利用上臂到前臂的两根支条、环带和肘关节铰链对肘关节进行固定和保护，并允许肘关节在一定范围内活动。

通常采用单轴肘关节铰链。肘铰链轴的位置与肱骨内外髁的连线相一致。为了矫正畸形（屈曲挛缩、伸展挛缩）时，常采用挛缩方向限制运动、挛缩反方向可运动的定位罗盘锁定式铰链。需要较大的肘关节可动范围（特别是最大屈曲角）时，可采用双轴铰链代替单轴铰链。有时也采用上肢假肢的能动（牵引式）肘铰链或带锁定机构

表 12-3-1 肘矫形器处方

姓名_____ 性别_____ 年龄_____

病区_____ 住院号_____ 床位_____

诊断_____

并发症_____

既往病史_____

_____

矫形部位:_____

肘部肢体功能评定

肌力评定:

关节活动度评定:

浅感觉评定:

形态学评定:

皮肤状况评定:

疼痛评定:

其他评定:_____

功能障碍分析:_____

矫形器的治疗目的:

□稳定与支撑　　□固定与保护　　□矫正畸形　　□助动

□减免负荷　　□肢体长度补偿　　□抑制痉挛　　□其他

肘部矫形器名称:_____

矫形器穿戴时间:

□日间需穿戴(　　)h,每间隔(　　)h/min 休息后交替穿戴使用

□夜间持续穿戴　　　□晚间及日间各穿戴(　　)h

矫形器穿戴要求及注意事项:_____

矫形器穿戴后的功能锻炼:_____

矫形器穿戴复诊要求:_____

假肢矫形师:_____　　时间:_____

的专用肘铰链。气压肘铰链是目前最先进的肘铰链,它利用空气压力辅助肘屈曲(由5 个连杆和空压气缸组成)。用于功能性肘矫形器,患者只要稍微用力,便能使肘关节屈曲,而且重量轻、外观好。

2. **适应证**　用于关节挛缩、肌力低下、肘关节不稳定以及保持肘关节于功能位等。

三、定制肘矫形器的制作流程

(一) 定制肘矫形器的选配

1. 固定式肘矫形器,又称静态肘矫形器,由热塑板材制作,用环带固定前臂和上

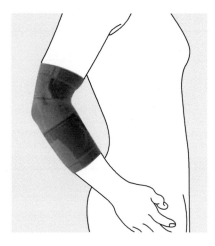

图 12-3-9　护肘

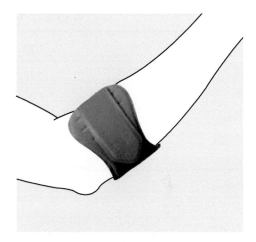

图 12-3-10　网球肘和高尔夫球肘带

臂。对于合并有腕关节、手指障碍的病例，可制成肘腕矫形器或肘腕手矫形器（图 12-3-11）。

（1）生物力学原理：一般将肘关节固定于屈曲 90°的功能位。

（2）适应证：适用于肘关节手术后的固定、保护和功能位的保持。

2. 活动肘矫形器　用低温热塑板材、角度可调肘关节制作，用环带固定于前臂和上臂。

（1）生物力学原理：利用肘关节的上下支条、环带对肘关节进行固定和保护，并允许肘关节在一定范围内活动。

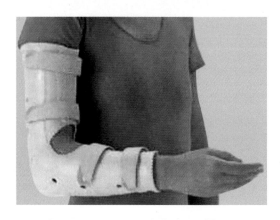

图 12-3-11　固定式肘矫形器

（2）适应证：关节挛缩、肌力低下、肘关节不稳定以及保持肘关节于功能位等。

（二）低温热塑静态肘矫形器的制作

1. 测量

（1）上肢长度：保持肘关节在伸直位，测量肩峰至桡骨茎突长度。

（2）周径：于肱二头肌中部环绕 1 周得到上臂周径，于肱骨内上髁下约 6cm 处环绕 1 周得到前臂周径，经尺、桡骨茎突尖端环绕 1 周得到腕关节周径。

2. 取样　以腕关节周径为梯形上边长，上臂周径为梯形下边长，上肢长度为梯形高在低温热塑板材上作一等腰梯形，并裁剪下来（图 12-3-12）。

3. 塑型　将肩关节和肘关节均置于屈曲 90°，前臂处于旋前旋后中立位，虎口朝上。将加热好的低温板材包敷在上臂上，开口朝上，为了塑型方便，可用弹力绷带对板材包扎，但绷带拉力不宜过大。待冷却后取下已成形状。将上面多余材料用强力剪去掉，并将边缘作翻边处理。

4. 打磨　对取下的矫形器边缘进行打磨，光滑处理。

5. 安装辅助件　在上臂上端、肘关节上端、下端、腕关节处分别加装尼龙搭扣带

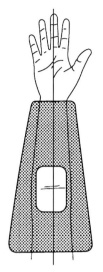
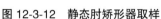

图 12-3-12　静态肘矫形器取样

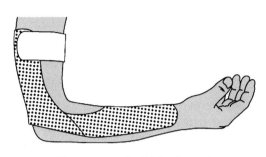

图 12-3-13　成型静态肘矫形器

（图 12-3-13）。

（三）低温热塑动态肘矫形器的制作

1. 测量、取样、塑型同低温静态肘矫形器

2. 定位　将肘关节放在上臂外侧,肘关节轴与生理肘关节肘对应,两侧支条与上臂中线一致。画出肘关节与板材的对应位置。

3. 肘关节支条处理　将肘关节两端支条用扳手进行折弯处理,使支条尽量与板材服贴,同时保证关节圆盘平面与肘关节轴垂直。

4. 裁剪　将塑好型的矫形器分别沿肘关节上下各 3cm 处剪开,并作翻边处理。

5. 打磨

6. 组装　用子母扣将肘关节支条分别与上臂和前臂打磨好的矫形器固定。

7. 安装辅助件　分别在上臂的近端、远端,前臂的近端、远端加装尼龙搭扣带（图 12-3-14）。

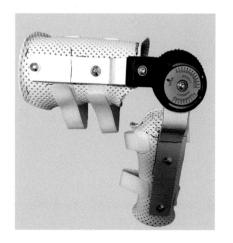

图 12-3-14　成型动态肘矫形器

四、适合性检验

（一）检查评估

肘矫形器在临床适配完成后,还需对患者穿戴好的矫形器进行检查评估,了解矫形器是否达到处方要求、肘部关节功能对线是否正常、矫形器是否合适、患者舒适性是否满意、矫形器接触部位是否影响血液循环等,目的是为了矫形器的穿戴符合处方生物力学原理,达到治疗目的和效果,避免穿戴过程中出现的不适。

1. 骨突部位的处理是否合理,是否有压迫,肩峰角、鹰嘴、肱骨外上髁、肱骨内上髁、尺骨头、尺骨茎突、桡骨下端、桡骨茎突这些骨性突出部位是否有压迫。

2. 重要解剖结构是否得以保持,肘关节是否处于 90°,前臂是否处于旋前旋后中立位。

3. 皮肤的横纹处,折痕处有没有作边界过渡处理,矫形器上下端,肘关节上下是否作翻边处理。

4. 矫形器是否依照正常的解剖结构和对线。

5. 考虑肌肉形态随运动而发生变化,矫形器是否允许这些变化。

(二) 可能出现的问题和修正

1. 长时间穿戴可能会出现矫形器与皮肤接触受压部位产生疼痛、压痕、软组织挛缩,所以矫形器每穿戴 0.5~1 小时应松开粘带,让受压皮肤休息 5~10 分钟。

2. 对于皮肤承受压力比较敏感的患者,应在矫形器与皮肤接触增加软垫,减轻局部压力,防止皮肤湿疹。

3. 穿戴后手指远端出现肿胀、血液循环差,调整固定粘带,使松紧适宜。

(三) 基本训练方法

教会患者穿脱矫形器,穿上矫形器进行一些功能活动,根据不同的类型进行适当的训练,如戴上肘矫形器后肩关节、腕关节、手部的活动,穿戴动态肘矫形器肘关节的运动。

第十三章

肩部矫形器的制作与应用

第一节　实践目的与要求

一、实践目的

1. 巩固所学肩部矫形器理论知识，提高动手操作能力。

2. 加强对肩部解剖和功能的认识。

3. 结合实践提高肩部矫形器在临床应用中适配前的功能评估能力。

4. 通过实践能够独立正确完成肩部矫形器的制作、临床适配和适合性检查，学会指导患者正确穿戴矫形器及如何应用矫形器进行康复训练。

二、实践要求

1. **掌握**　肩部矫形器装配前患者各项功能的检查、评定；矫形器处方；各类肩部矫形器的生物力学原理、适应证、设计要求、适配检查要点、穿戴时间；矫形器在适配过程中常见问题的正确应对方法；矫形器穿戴后如何正确进行功能训练。

2. **了解**　肩部常见疾病，肩部矫形器的制作材料及特性；肩部矫形器的基本结构及作用原理；矫形器穿戴过程中或穿戴后不良症状的处理方法；肩部矫形器适配后的穿戴要点、注意事项及正确的维护方法。

第二节　实践前的准备

一、患者部分的准备

（一）病历、检查报告阅读

1. 查看临床医生处理意见。

2. 阅片明确损伤部位。

（二）病史询问

1. 患者有无其他基础性疾病。

2. 患者目前的问题和诉求。

（三）患肩查看，姿势准备

1. 患肩的姿势形态、活动能力。

2. 与健侧比对，告知患者注意事项。

二、评估设备器具

关节活动度测量尺、软尺、医用棉签、大头针。

三、制作设备与专用工具

低温水箱、布轮机、热风枪、大力剪、画笔、画纸、直尺、宽头镊子、干燥毛巾。

四、材料与零部件

低温热塑板、免压垫、尼龙搭扣、子母扣、折弯扳手、肩肘关节。

第三节　实 践 流 程

一、患者检查评估及处方制订

（一）患者肩部功能评定

在选配肩部矫形器前，需要对患者进行全面的功能评估，充分了解患者目前功能，详细评定患侧上肢的运动、感觉功能及肢体形态，包括肌力、关节活动度、肌张力、浅深感觉、肢体周径、皮肤及瘢痕情况等。根据评定结果分析并确定患者功能障碍的情况。在对患者进行功能评定前，向患者解释评定的目的与方法，消除紧张并取得配合。患者需保持舒适体位，可为端坐位或卧位，尽量暴露检查部位。

1. 肩关节活动度

（1）肩关节屈（0°~170°）

体位：站位、坐位或仰卧位（肱骨处于中立位）。

量角器摆放：轴心位于肱骨侧面的肩峰，固定臂与躯干平行，移动臂与肱骨平行。值得注意的是在患者屈肩的同时，轴心逐渐移向肩的后部，因此当测量终末位的角度时，轴心应置于三角肌群所形成的褶皱末端（图13-3-1）。

（2）肩关节伸（0°~60°）

体位：站位、坐位或俯卧位（肱骨处于中立位）。

量角器摆放：轴心位于肱骨侧面的肩峰，固定臂与躯干（腋中线）平行，移动臂与肱骨平行。注意患者肩后伸时轴心的位置不变；运动时伴随有肩胛骨的轻微向上倾斜，避免肩胛骨的过度运动（图13-3-2）。

（3）肩关节外展（0°~180°）

体位：站位、坐位或俯卧位（肱骨处于外旋位）。

量角器摆放：轴心位于肩峰的后部，固定臂与躯干（脊柱）平行，移动臂与肱骨平行（图13-3-3）。

（4）肩关节内收、内旋（0°~60°）

体位：站位、坐位（肱骨紧靠躯干，肘关节屈曲90°，前臂中立位并与身体的冠状面

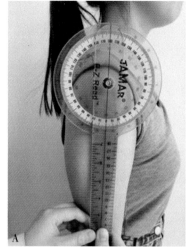
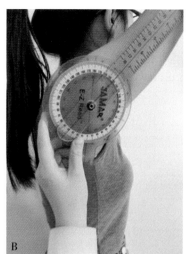

图 13-3-1　肩关节屈
A. 起始位；B. 中间位

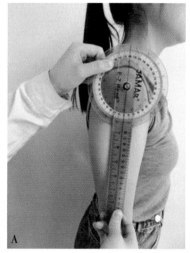
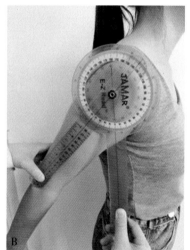

图 13-3-2　肩关节伸
A. 起始位；B. 终末位

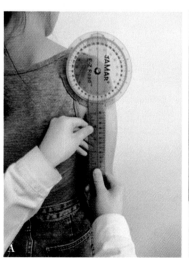
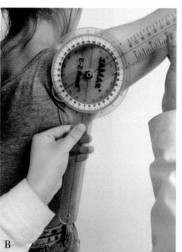

图 13-3-3　肩关节外展
A. 起始位；B. 中间位

垂直)。

量角器摆放:轴心位于肘关节的鹰嘴突,固定臂和移动臂与前臂平行。注意:当肩关节内旋是固定臂仍保留于原来的位置与地面平行,移动臂则跟随前臂移动(图13-3-4)。

(5) 肩关节外展、内旋(0°~70°)

体位:站位、坐位或仰卧位(肩关节外展90°,肘关节屈曲90°,前臂中立位并与身体的冠状面垂直)。

量角器摆放:轴心位于鹰嘴突,固定臂和移动臂与前臂平行。注意:当肩关节内旋时固定臂仍保留于原来的位置与地面平行,移动臂则跟随前臂移动(图13-3-5)。

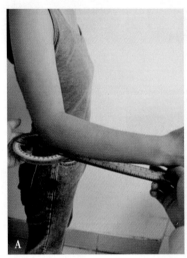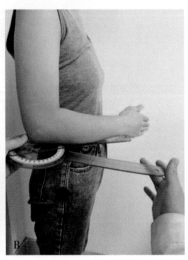

图 13-3-4　肩关节内旋、内收
A.起始位;B.终末位

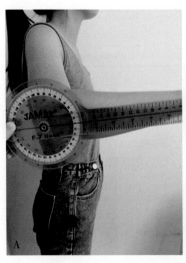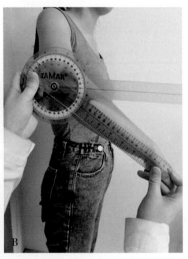

图 13-3-5　肩关节外展、内旋
A.起始位;B.中间位

（6）肩关节内收、外旋（0°~80°）

体位：站位、坐位（肱骨紧靠躯干，肘关节屈曲90°，前臂处于中立位并与身体的冠状面垂直）。

量角器摆放：轴心位于鹰嘴突，固定臂和移动臂与前臂平行。注意：当肩关节外旋时固定臂仍保持于原来的位置与地面平行，移动臂则跟随前臂移动（图13-3-6）。

（7）肩关节外展、外旋（0°~90°）

体位：站位、坐位或仰卧位（肩关节外展90°，肘关节屈曲90°，前臂旋前）。

量角器摆放：轴心位于鹰嘴突，固定臂和移动臂与前臂平行。注意：当肩关节外旋时固定臂仍保持于原来的位置与地面平行，移动臂则跟随前臂移动（图13-3-7）。

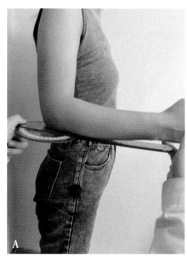
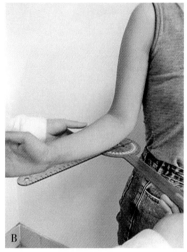

图 13-3-6　肩关节内收、外旋
A.起始位；B.终末位

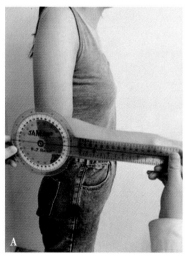
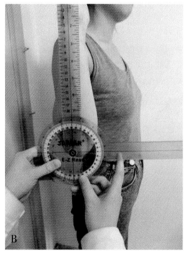

图 13-3-7　肩关节外展、外旋
A.起始位；B.终末位

（8）肩关节水平外展（0°~40°）

体位：站位、垂直坐位（肩关节外展 90°，肘伸，掌心朝下）。

量角器摆放：轴心以肩峰突为中心，固定臂与肩峰至头颈的连线平行，移动臂与肱骨平行（图 13-3-8）。

（9）肩关节水平内收（0°~130°）

体位和量角器摆放：同水平外展（图 13-3-9）。

2. 肩关节肌力评定　采用徒手肌力检查法，检查被检肩关节前屈、后伸、外展、内收肌群的肌力，具体检查方法如下：

肩关节前屈肌力评定：被检者取坐位，手位于膝关节上方，检查者让被检者上肢

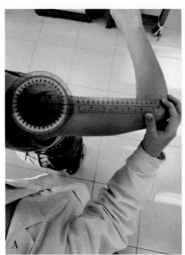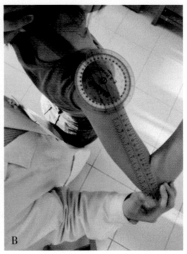

图 13-3-8　肩关节水平外展
A.起始位；B.终末位

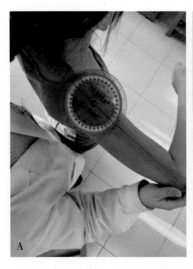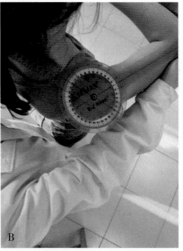

图 13-3-9　肩关节水平内收
A.起始位；B.中间位

向前并向上举起,在肩关节前屈约 130° 时,检查者一手在肘关节上方向相反方向施加阻力,另一手对肩胛骨的内侧缘与外侧缘进行触诊。能对抗最大阻力,且上肢保持前屈为 5 级肌力,能对抗一定阻力达到上肢前屈为 4 级肌力,不能对抗阻力且能使上肢保持 130° 前屈为 3 级肌力,上肢需在辅助情况下完成前屈活动范围为 2 级肌力,可触及肩胛骨的内侧缘与外侧肌肉收缩但不能完成前屈关节活动为 1 级肌力,完全不能触及肩胛骨的内侧缘与外侧肌肉收缩为 0 级肌力。

根据以上肌力评定标准,分别对肩关节后伸、外展、内收活动作肌力评定。

3. 肩关节感觉评定　主要对肩部及周围软组织浅感觉功能进行评定,包括轻触觉、痛觉,操作方法如下:

(1) 轻触觉检查:被检查者双眼紧闭,检查者用棉签对需要检查的肩部及周围体表不同部位依次接触,询问被检查者有无感觉。

(2) 痛觉检查:被检查者双眼紧闭,检查者用大头针对需要检查的肩部及周围体表不同部位轻轻刺激皮肤,询问被检查者有无疼痛感。

4. 肩关节皮肤状况评定　通过视诊了解被检查者肩部及周围软组织皮肤的颜色变化、温度、瘢痕、弹性、皮疹、皮下出血、水肿等。

5. 肩关节形态学评定　通过视诊配合触诊,了解被检查者肩部及周围软组织与正常肩部生理结构上发生的形态变化,如肩关节脱位、双肩不等高、肩部肌肉的萎缩等。

6. 肩关节疼痛评定　通过疼痛评分量表,了解患者肩关节在不同活动范围及不同体位下疼痛的变化,寻找肩部疼痛与解剖结构之间的联系,疼痛评分量表将疼痛分为"无痛""轻微痛""中度痛""重度痛""极重痛",分值分别为"1""2""3""4""5"分,检查者通过询问被检者不同体位下肩部疼痛的变化,根据被检者的描述完成肩部疼痛的分值评定,如肩部前屈 90° 时,疼痛分值为 4 分(重度痛)。

(二)肩部矫形器的处方

肩部矫形器的处方由患者的康复团队成员和患者共同制订,并根据使用者的年龄、性别、疾病特点、功能障碍、功能代偿、治疗方案、居家环境、患者本人或家属诉求等方面的情况,做出关于矫形器品种、结构、生物力学控制等方面的矫形器治疗要求的责任文件(表 13-3-1)。

二、肩部成品矫形器的选配

(一)护肩及上肢悬吊带的选配

护肩(图 13-3-10)是对肩关节及周围软组织提供固定、支持、保护、免荷、减轻疼痛的肩部矫形器,也称为肩托。作用原理是通过对上臂及肩关节周围软组织的固定,并借助对侧腋下斜拉带的固定作用,对肩关节产生上提、斜拉力,减轻肩部肌力下降、上肢受重力牵拉对关节产生的下坠力,增加肩关节活动时的稳定性。功能是保护、支持肩关节,减轻肩关节运动和静止时的负荷,防止关节脱位;限制肩关节过度外旋和外展,辅助肩胛骨后缩,减轻肩部周围软组织疼痛;对肩部进行保暖,给予肩周软组织适度压力,促进血液循环及淋巴回流。因结构所限,护肩的支撑力有限,在临床中适用于肩关节活动度轻度受限,肌力大于 3 级,皮肤状况较好的轻度肩关节半脱位,关节活动时无剧烈疼痛的患者,如偏瘫肩、肩部肌肉拉伤、肩袖损伤、肩关节周围肌腱韧带损伤、肩关节滑囊炎等。对患者进行适配时,需测量患侧上肢上臂中部围长(图 13-3-11),

表 13-3-1 肩部矫形器的处方

姓名＿＿＿＿＿＿ 性别＿＿＿＿＿＿ 年龄＿＿＿＿＿＿

病区＿＿＿＿＿＿ 住院号＿＿＿＿＿ 床位＿＿＿＿＿＿

诊断＿＿＿＿＿＿＿＿＿＿＿＿＿＿＿＿＿＿＿

并发症＿＿＿＿＿＿＿＿＿＿＿＿＿＿＿＿＿＿

既往病史＿＿＿＿＿＿＿＿＿＿＿＿＿＿＿＿＿＿＿＿＿＿＿＿＿＿

＿＿＿＿＿＿＿＿＿＿＿＿＿＿＿＿＿＿＿＿＿＿＿＿＿＿＿＿＿＿＿

矫形部位：＿＿＿＿＿＿＿＿＿＿＿＿＿＿＿＿

肩部肢体功能评定

肌力评定：

关节活动度评定：

浅感觉评定：

形态学评定：

皮肤状况评定：

疼痛评定：

其他评定：＿＿＿＿＿＿＿＿＿＿＿＿＿＿＿＿＿＿＿＿＿＿＿＿＿＿

功能障碍分析：＿＿＿＿＿＿＿＿＿＿＿＿＿＿＿＿＿＿＿＿＿＿＿＿

矫形器的治疗目的：

□稳定与支撑 □固定与保护 □矫正畸形 □助动

□减免负荷 □肢体长度补偿 □抑制痉挛 □其他

肩部矫形器名称：＿＿＿＿＿＿＿＿＿＿＿＿＿＿＿＿

矫形器穿戴时间：

□日间需穿戴（   ）h，每间隔（   ）h/min 休息后交替穿戴使用

□夜间持续穿戴   □晚间及日间各穿戴（   ）h

矫形器穿戴要求及注意事项：＿＿＿＿＿＿＿＿＿＿＿＿＿＿＿＿＿

矫形器穿戴后的功能锻炼：＿＿＿＿＿＿＿＿＿＿＿＿＿＿＿＿＿＿

矫形器穿戴复诊要求：＿＿＿＿＿＿＿＿＿＿＿＿＿＿＿＿＿＿＿＿

假肢矫形师：＿＿＿＿＿ 时间：＿＿＿＿＿

根据所测得尺寸选配合适的护肩型号。穿戴过程见图 13-3-12、图 13-3-13。

上肢悬吊带（图 13-3-14）是用于固定、稳定肩关节的吊带式肩部矫形器，作用原理是上肢重量通过前臂托、腕部托和颈部悬吊带，使肩关节保持在内收、内旋、屈肘、前臂中立位，减轻上肢下垂对肩关节向下的牵拉力，起到对肩关节固定、稳定、保护的作用。通过对前臂的上拉作用力，使肩关节被动的保持在正常生理位置，预防因肩部肌肉无力、上肢重力牵拉而导致的肩关节脱位；减轻肩关节周围肌肉麻痹时关节疼痛；促进肩部骨折愈合；改善上肢血液循环，促进肩部肿胀恢复。上肢悬吊带在临床中适用于稳定的肩关节骨折、肩关节活动度受限、肩关节半脱位、关节疼痛的患者。如臂

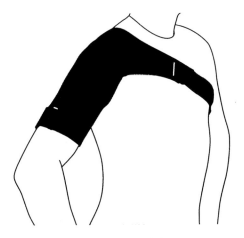

图 13-3-10　护肩

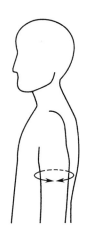

图 13-3-11　上臂中部围长测量

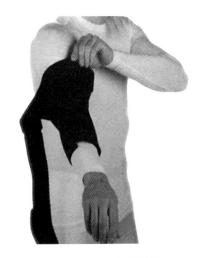

图 13-3-12　穿戴过程

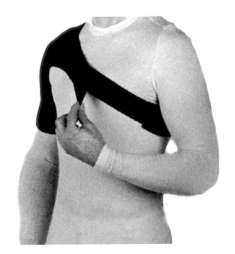

图 13-3-13　穿戴过程

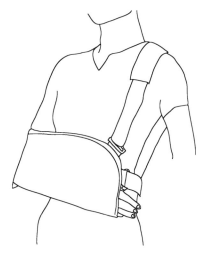

图 13-3-14　上肢悬吊带

丛神经损伤、肩袖损伤、肩部损伤性疼痛、肱骨骨折、肩关节脱位、脑卒中软瘫期偏瘫肩等。对患者进行适配时,需测量患侧前臂长度(图 13-3-15),根据所测得尺寸选配合适的型号。穿戴过程见图 13-3-16~图 13-3-18。

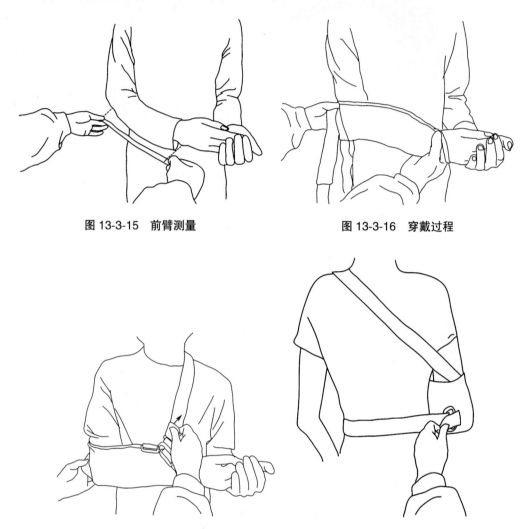

图 13-3-15　前臂测量　　　　　　　　　　图 13-3-16　穿戴过程

图 13-3-17　穿戴过程　　　　　　　　　　图 13-3-18　穿戴过程

(二)肩外展矫形器的选配

肩外展矫形器(图 13-3-19)临床应用的目的是维持上肢处于生理功能位、肩关节处于解剖对线位。作用原理是通过将外展架置于腋下,把肩关节、上臂、前臂及手固定于矫形器上,保持肩部功能位,并借助腰部、颈部固定带,使矫形器固定于躯干,减轻上肢负荷。功能是减轻肩关节周围肌肉、韧带负荷,促进受损软组织修复,改善肩部血液循环,促进骨折愈合;预防肩关节活动度降低,防止肩部周围软组织粘连。肩外展架在骨科康复中应用较多,常用于肩关节功能位的固定,预防肩关节长期制动导致的周围软组织挛缩、粘连,如肩部肌腱撕裂、肩关节骨折、肩关节融合术后、肱骨上段骨折术后、冈上肌肌腱断裂术后、肩关节脱位复位后的固定、肩关节术后固定等。穿戴过程见图 13-3-20~图 13-3-23。

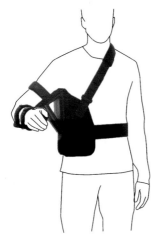

图 13-3-19　肩外展矫形器

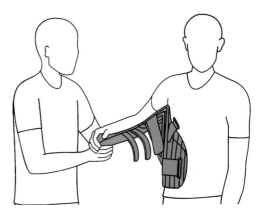

图 13-3-20　穿戴过程

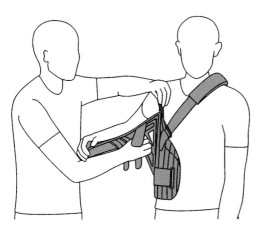

图 13-3-21　穿戴过程

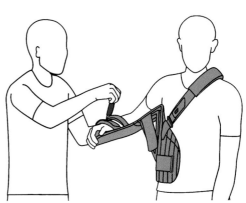

图 13-3-22　穿戴过程

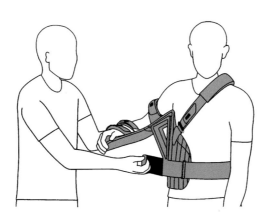

图 13-3-23　穿戴过程

三、适合性检验

(一) 检查评估

肩部矫形器在临床适配完成后,还需对患者穿戴好的矫形器进行检查评估,了解矫形器是否达到处方要求、肩关节力线是否正常、矫形器尺寸是否合适、患者舒适性是否满意、矫形器接触部位是否影响血液循环等,目的是为了矫形器的穿戴符合处方生物力学原理,达到治疗目的和效果,满足患者需求,避免穿戴过程中出现不适。

1. **护肩穿戴后的检查**   护肩穿戴后应使①肩关节原有的活动度不受影响及限制、不影响肘关节活动;②轻度的肩关节半脱位(脱位约半横指)症状应恢复到正常肩关节生理结构;③护肩与上臂、肩部周围皮肤接触地方不应有疼痛感、强烈压迫感及皮肤过敏症状;④护肩的上臂粘带及对侧腋下粘带,松紧调整应适宜,不应有明显压迫;⑤矫形器穿戴半小时后,穿戴侧皮肤感觉应正常、上肢没有麻木感、肢体无肿胀及血液循环障碍。

2. **上肢悬吊带穿戴后的检查**   上肢悬吊带穿戴后应使①肩关节处于生理功能位、关节处于解剖对线位,保持在内收、内旋位,肘关节处于屈肘 90°,前臂处于中立位;②肩关节的活动度应得到合理的限制;③肘托、腕托、颈部悬吊与周围皮肤接触地方不应有疼痛及过敏症状;④矫形器穿戴半小时后,穿戴侧皮肤感觉应正常、上肢没有麻木感、肢体无肿胀及血液循环障碍;⑤不影响手部功能活动。

3. **肩外展矫形器穿戴后的检查**   肩外展矫形器穿戴后应使①肩部处于解剖对线位,肩关节处于外展 45°~90°,前屈 15°~30°,内旋 15°,肘关节处于屈肘 90°,腕关节处于背伸 30°;②肩关节的活动度应得到限制;③颈部、躯干侧壁、上臂、前臂、手腕部与矫形器接触的周围皮肤不应有疼痛及过敏症状;④穿戴侧的腋下不应有麻木、疼痛感;⑤矫形器穿戴半小时后,穿戴侧皮肤感觉应正常、上肢没有麻木感、肢体无肿胀及血液循环障碍;⑥不影响腕手部的伸展、手部的屈曲抓握活动;⑦不影响躯干的前屈、后伸、旋转活动。

(二) 可能出现的问题和修正

1. **护肩及上肢悬吊带**   在临床使用中①长时间穿戴可能会出现矫形器悬吊带与皮肤接触受压的地方产生疼痛、压痕、软组织挛缩,所以矫形器每穿戴 2 小时,在肩部正确的体位下应松开悬吊带、粘带,让受压皮肤休息 5~10 分钟;②对于皮肤承受压力比较敏感的患者,应在肩部矫形器悬吊带与皮肤接触地方垫柔软、干燥的毛巾,减轻皮肤压力,防止皮肤湿疹。

2. **肩外展矫形器**   在临床使用中①长时间穿戴可能会出现颈部悬吊带、上肢固定带与皮肤接触受压的地方产生疼痛、压痕,所以矫形器每穿戴 2 小时,在肩部正确的体位下应松开颈部悬吊带、粘带,让受压皮肤休息 5~10 分钟,继续穿戴;②对于皮肤承受压力比较敏感的患者,应在肩外展架矫形器颈部悬吊带、腋下、躯干侧壁与皮肤接触的地方垫柔软、干燥的毛巾,以减轻皮肤压力,防止皮肤湿疹;③对于穿戴矫形器后出现腋下疼痛及轻度麻木,可能是因为肩外展架对腋下的支撑力过大、外展角度过大,调整颈部悬吊带的松紧、降低肩外展角度,使腋下支撑力适宜,并根据病情需要逐步调整外展角度;④上肢远端穿戴后出现肿胀、手部血液循环差,调整上肢的固定粘带,使松紧适宜。

（三）基本训练方法

1. **护肩穿戴后的功能训练**　①肩部肌力、关节活动度训练：患侧穿戴护肩后在不影响病情及无疼痛范围内，进行肩部的前屈、后伸、外展、内旋、外旋肌力、关节活动度训练；②进行肩梯、肋木训练。

2. **上肢悬吊带穿戴后的功能训练**　①对于肩部要求制动的应进行肩关节等长肌肉收缩训练；②在不影响肩关节的前提下，肘关节应进行屈伸、内外旋训练，腕部应进行屈曲、伸展、旋转训练。

3. **肩外展矫形器穿戴后的功能训练**　①肩部应进行肩关节等长肌肉收缩训练；②在肩外展架上进行肘关节的屈曲、伸展、内旋、外旋肌力及关节活动度训练；③手腕部应进行背伸、屈曲抓握、旋转功能训练。

第十四章

足部矫形器的制作与应用

第一节　实践目的与要求

一、实践目的

为患者进行全面、充分的功能检查,并确认患者的康复目标。综合考虑其他治疗方法及因素,为患者制订最佳的足部矫形器处方。

二、实践要求

（一）掌握

1. 患者资料的收集与体格检查方法。

2. 模塑型足部矫形器的制作。

3. 定制足部矫形器的选配。

（二）了解

计算机辅助设计与制作方法。

第二节　实践前的准备

一、患者部分的准备

患者病历、相关检查报告（包括 X 线平片等）。

二、评估设备器具

卷尺、棉球、卡尺、量角器等。

三、制作设备与专用工具

足型取模盒、烘箱、热风枪、打磨机、震动锯、真空泵、计算机辅助设计与制作设备（硬件、软件）、剪刀、刀子、标记笔等。

四、材料与零部件

（一）一般材料与零部件

石膏绷带、石膏粉、水、凡士林、尼龙袜套、砂纸、高温热塑聚丙烯（PP）板材、高温热塑 PVC 泡沫板、胶水等。

（二）足部矫形器材料的选取

足部矫形器材料有软性、硬性，软性的材料一般用于鞋垫的基本材料，硬性的材料适用于运动量较大、活跃的患者。

第三节　实践流程

一、患者检查评估及处方制订

由于每位患者功能障碍的情况都不相同，矫形器师需要为患者进行全面的功能检查，并结合患者的康复目标，综合考虑其他因素后为患者提供个性化的矫形器处方。

（一）主观资料

包括患者的主诉、目前的症状、过往所接受的治疗及相关治疗效果、相关病史（是否患有关节炎、周围神经病变、卒中病史等）、希望达到的康复目标、经济状况、家庭环境和工作环境的特殊要求等。

（二）客观检查

1. 感觉功能检查　主要包括浅表痛觉、轻触觉、振动觉和本体感觉的功能。这些测试应在患者闭眼时进行。

浅表痛觉：通常用大头针的针尖以均匀的力量轻刺患者皮肤，让患者立即陈述具体的感受。为了避免主观或暗示作用，患者应闭目接受测试。测试时注意两侧对称部位的比较，检查后记录感觉障碍的类型（正常、过敏、减退、消失）和范围。

轻触觉：用棉签轻触患者的皮肤或黏膜，让患者回答有无轻痒的感觉（图 14-3-1）。

振动觉：用每秒震动 128 次的音叉柄端置于患者肢体的骨隆处，如胸骨、锁骨、肩峰、鹰嘴、尺桡骨茎突、棘突、髂前上棘、股骨粗隆、腓骨小头及内外踝等，询问患者有无振动感，并注意感受时间，两侧对比，正常人有共鸣性振动感。

本体感觉：可通过要求患者移动其四肢到 1 个舒适的体位，来检验他 / 她的本体感觉功能状况（图 14-3-2）。

2. 末梢循环状况检查　检查患者双腿，注意皮肤颜色、毛发分布、静脉类型、大小和是否存在任何皮肤破损或溃疡（图 14-3-3）。正常情况下，患者腿上应有体毛。患者两腿的大小应对称。如腿有肿胀或萎缩时，使用卷尺测量其周径，以进行精确比较并记录。矫形器师可使用手背沿患者双腿至脚触摸其皮肤表面的温度。正常情况下，两侧的温度应该是温暖的，且相差不大。矫形器师在评估患者是否存在下肢水肿时，可以用力按压患者胫骨或内踝数秒，之后检查患者按压位置的情况。正常情况下，患者的足部及下肢不会留下凹痕。

3. 双下肢长度差异检查　评估真实双下肢长度差异需要测量单侧髂前上棘

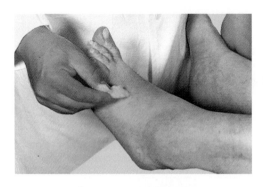

图 14-3-1　轻触觉检查

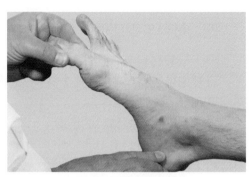

图 14-3-2　本体感觉检查

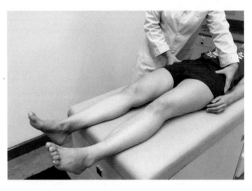

图 14-3-3　末梢循环状况检查

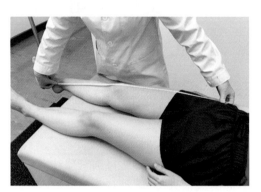

图 14-3-4　双下肢长度差异检查

（ASIS）到同侧内踝最高点的距离（图 14-3-4）。

4. **平衡功能检查**　闭目直立试验是常见的一种评估静态平衡功能的方法，它主要比较患者在睁眼和闭眼站立时的平衡状况。进行该项评估时，矫形器师应要求患者将双脚并在一起，上肢交叉，并将双手放在对侧肩膀上（图 14-3-5）。当患者患有本体感觉功能障碍时，其在睁眼状态下可以轻松地保持平衡，但在闭眼状态下会表现出显著增加的身体晃动、绊倒、甚至跌倒。双脚前后站立试验则是挑战性版本的闭目直立试验，它需要患者在进行闭目直立试验时，双脚保持一前一后接触式的站立，即前侧脚的脚跟需要同后侧脚的脚趾接触。通过这两种方法评估时，矫形器师可以通过肉眼观察在患者睁眼和闭眼时的身体晃动状况来评估其平衡功能。

闭目直立试验是常见的一种评估静态平衡功能的方法，它主要比较患者在睁眼和闭眼站立时的平衡状况。矫形器师应要求患者将双脚并立在一起，上肢交叉，并将双手放在对侧肩膀上。

双脚前后行走试验要求患者在行走时，每一步前侧脚的脚跟都需要同后侧脚的脚趾接触。通常情况下，患者需要行走大概 10 步左右，以完成详细、完整的评估（图 14-3-6）。矫形器师可通过肉眼观察患者在行走时的身体晃动程度，来评估其动态平衡功能。进行该项评估时，患者过多的身体晃动甚至是无法完成该项测试，意味着患者的动态平衡功能较差。进行该试验时，矫形器师还可以考虑使用包含相机和反光球的步态分析系统或惯性运动传感器来测量试验对象的时空步态参数和身体重心

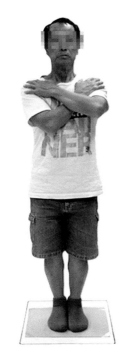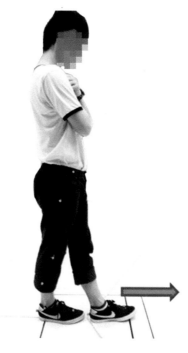

图 14-3-5　闭目直立试验　　　图 14-3-6　双脚前后行走试验

的偏移状况,来获得客观的评估结果。

5. **足部解剖学检查**　患者取坐位或卧位,在足和踝关节表面触摸并检查相关解剖学结构的位置和状况,包括内踝、外踝、距骨头、舟骨头、载距突、第五跖骨基底部、跟骰关节、第一和第五跖骨头的内外侧跟骨结节等。

6. **确定距下关节的中立位**　矫形器师可通过触摸患者距骨头中部来确定其距下关节的中立位,即该关节既不旋前也不旋后的位置。矫形器师在患者足部旋前时,可在足内侧触及距骨头;在患者足部旋后时,可在足外侧触及距骨头;当在足内、外侧均无法触及距骨头,或触及到的距骨头大小相同时,该关节所处的位置即为距下关节的中立位(图 14-3-7)。

7. **被动关节活动度检查**

(1) 踝关节:矫形器师先要求患者主动跖屈和背屈踝关节,并观察在活动过程中,患者是否存在关节受限或有无疼痛。之后,矫形器师一手握住患者跟骨来稳定距下关节,另一只手握住靠近踝关节的足部前段部分,并被动背屈和跖屈患者的足部到最大范围,用量角器测量患者踝关节的被动背屈、跖屈关节活动度。正常情况下,患者的被动踝关节活动度应达到50°。当患者被动背屈受限时,该项检查应在膝关节屈曲 90°(图 14-3-8)和膝关节伸直(图 14-3-9)两种状况下进行,以评估患者的踝关节被动背屈受限的具体原因:当患者膝关节在

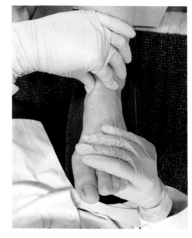

图 14-3-7　确定距下关节的中立位

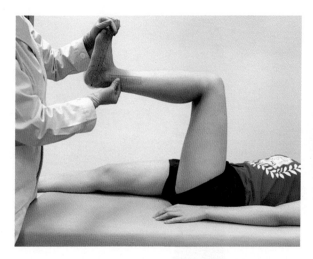 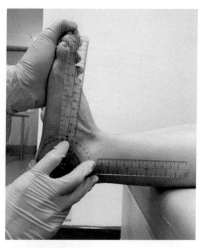

图 14-3-8　踝关节被动关节活动度检查（膝关节屈曲 90°）　图 14-3-9　踝关节被动关节活动度检查（膝关节伸直）

伸直和屈曲状况下均存在踝关节被动背屈受限时,提示患者存在比目鱼肌紧张或骨性异常;当患者仅在膝关节伸直时存在踝关节被动背屈受限时,提示患者存在腓肠肌紧张。

（2）距下关节:矫形器师可通过评估被动旋前、旋后患者足部时,跟骨在冠状面的运动来评估其距下关节的活动度,并使用量角器进行测量（图 14-3-10）。正常的足旋后关节活动度是 20°,旋前是 10°。

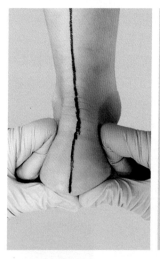 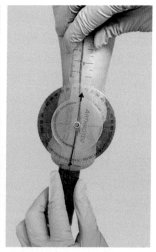

图 14-3-10　距下关节被动关节活动度检查

（3）跗骨间关节:矫形器师可通过一只手固定患者跟骨,另一只手内收、外展、内翻、外翻患者足部前段来评估其跗骨间关节活动度（图 14-3-11）。

（4）第一跖趾关节:包括背屈、跖屈、内收和外展时的关节活动度。矫形器师可通过要求患者先坐下、再站起并背屈第一跖趾关节来评估其关节活动度。背屈受限提示患者可能存在踇趾僵硬或踇趾受限的情况。若第一跖趾关节在不受外力的情况

下处于外展位置,则提示患者可能存在
踇外翻畸形。

8. 主动关节活动度和下肢畸形评估　矫形器师可通过观察患者的步态状况来初步评估患者的下肢关节情况。通过观察,矫形器师可初步评估患者是否存在真实或表面双侧腿长差异、前足蹬地困难或力量不足、减痛步态、足跟不着地、各关节跖屈及背屈肌肉力量不足、马蹄内翻足畸形、后足内外翻畸形(图 14-3-12)、前足内翻畸形(图 14-3-13)、前足外翻畸形(图 14-3-14)、第一线硬性跖屈(图 14-3-15)、

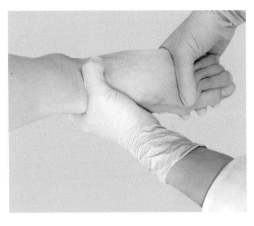

图 14-3-11　跗骨间关节被动关节活动度检查

膝关节或髋关节的屈曲畸形、膝关节内 / 外翻畸形及膝关节过度伸展畸形等。

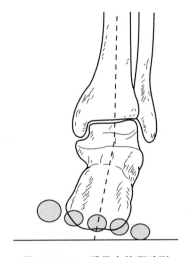

图 14-3-12　后足内外翻畸形

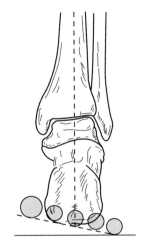

图 14-3-13　前足内翻畸形

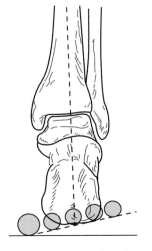

图 14-3-14　前足外翻畸形

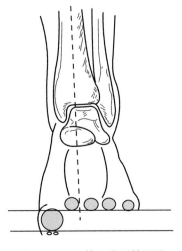

图 14-3-15　第一线硬性跖屈

9. 肌力检查   采用徒手肌力检查的分级标准,各级肌力的具体标准见表 14-3-1。

表 14-3-1   MMT 肌力分级标准

级别	名称	标准	相当于正常肌力的 %
0	零	无可测知的肌肉收缩	0
1	微缩	有轻微收缩,但不能引起关节活动	10
2	差	在减重状态下能做关节全范围运动	25
3	尚可	能抗重力做关节全范围运动,但不能抗阻力	50
4	良好	能抗重力、抗一定阻力运动	75
5	正常	能抗重力、抗充分阻力运动	100

二、成品足部矫形器的选配

成品足部矫形器主要包含:内侧纵弓垫(或半月垫)、外侧纵弓垫、横弓垫(或跖骨垫)、半足垫和全足垫等(图 14-3-16)。其主要功能为提供缓冲和轻度支撑,以减轻患者在承重状态下的疼痛;将疼痛的跖骨头处的承重转移到足部其他位置;提升跖趾关节和内侧纵弓的对线;保护受损的皮肤;促进压疮处皮肤的修复等。矫形器师应依据患者病症和足部大小选配合适的成品足部矫形器。

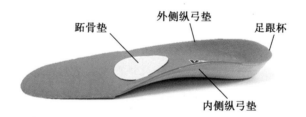

跖骨垫   外侧纵弓垫   足跟杯

内侧纵弓垫

图 14-3-16   成品足部矫形器

三、定制矫形鞋垫的制作流程

(一)计算机辅助设计与制作方法(CAD-CAM)

CAD-CAM 系统的重要组成部分有扫描仪、计算机及数控铣磨机。

1. 计算机扫描   该步骤主要使用扫描仪扫描患者的足部。在此过程中,患者应尽量保持不动(图 14-3-17),这一过程仅需要几秒钟。具体操作步骤如下:

(1)指导患者把脚放在承重台上,并设置软件进行扫描。在此过程中,矫

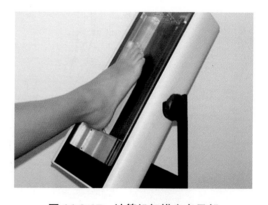

图 14-3-17   计算机扫描患者足部

形器师需要调整患者足部至合适的位置和生物力学对线,并提醒患者保持足部位置不动。

(2) 数秒后,扫描图及足部测量数据将显示在计算机屏幕上(图 14-3-18)。

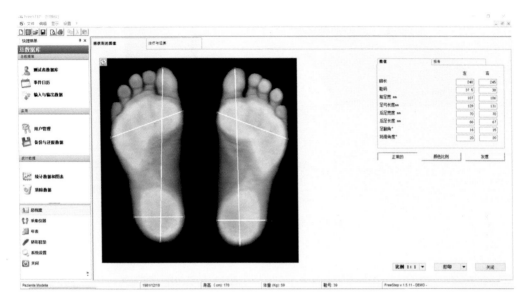

图 14-3-18　3D 足底扫描结果

(3) 完成后,将扫描文件发送到相关鞋垫设计软件中进行设计修改。

为了保证扫描的准确性,矫形器师可以标出患者足部的骨性标记,并用数码相机拍下患者足部照片,作为之后计算机设计的辅助参考。

足底扫描仪可在几秒钟内获得患者的足底形状。可捕获不承重、全承重或部分承重姿势的全部足底数据。

2. **计算机设计**　矫形器师可以利用软件对患者足部进行必要的修型,包括足弓对线的调节、跖骨头近端处材料的移除、骨性标记处材料的添加等(图 14-3-19)。主要设计步骤如下:

(1) 将患者足部的扫描图像或测量数据与图库中的鞋垫设计进行匹配,或将图库中的图像(例如鞋头)与矫形器师修改后的设计进行融合。

(2) 根据足底图像、压力图信息以及临床建议来修改形状以适应患者的需要(图 14-3-20)。

(3) 将设计的形状发送到鞋垫数控铣磨机进行制作。

(4) 进行具体设计时,矫形器师可以:①选择跖骨垫,以提供足弓支撑;②在痛点附近添加软垫,以缓解溃疡、足跟骨刺、蹈囊炎和槌状趾;③加深后跟杯,已增加足部与矫形器的接触面积;④加入补高垫来弥补两腿长度不一致;⑤使用可裁剪的外缘线,以适应患者不同的鞋子大小。

设计好的模型还可保存为数码数据,并传输到实验室、工作坊,甚至是通过邮件发送到其他地方,实现远程矫形器的制作。这将大大减少假肢矫形器制作所需的空间。

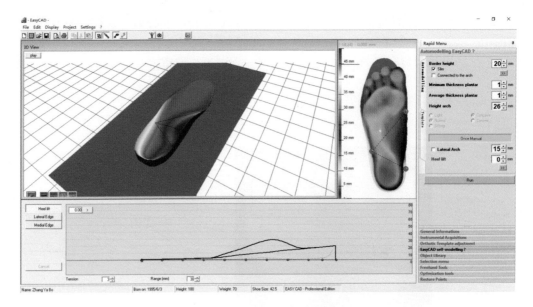

图 14-3-19   计算机辅助设计

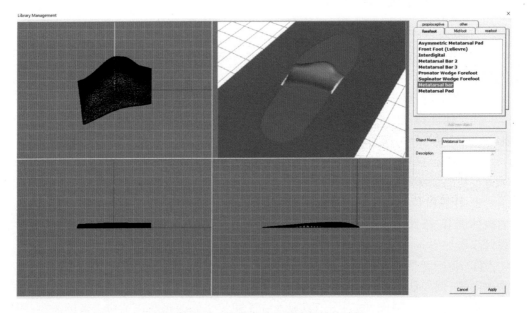

图 14-3-20   多种计算机辅助设计的选择

3. **计算机成型**　在完成模型的三维设计后,相关数据可以传输到数控铣磨机(图 14-3-21)来制作足部矫形器。数控铣磨机的铣刀有不同的尺寸和功能,矫形器师应根据使用材料的硬度和类型选择合适的铣刀。矫形领域通常使用一整块聚氨酯作为制作材料,之后用铣刀对模型进行铣削。整个过程需要几分钟的时间来完成。

4. **适配与调整**　将足部矫形器边缘打磨光滑,并在患者身上做适配和必要的调整。

（二）模塑型足部矫形器的制作

热塑型泡沫板材制足部矫形器（软性鞋垫）见图14-3-22。

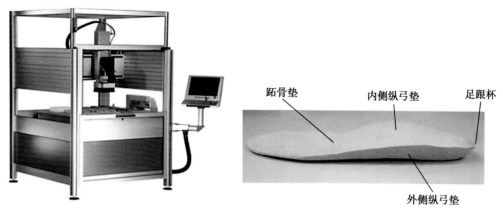

图 14-3-21　数控铣磨机　　　　图 14-3-22　软性鞋垫

1. 测量、取型、修型

（1）测量：矫形器师在完成对患者的相关体格检查的基础上，应在取型前，测量患者在承重脚长、跖趾关节处的宽度、足跟的宽度、内侧纵弓最高点到地面的距离等并记录（表14-3-2）。

（2）取型：矫形器师可以考虑使用石膏绷带（图14-3-23）或者足型取模盒（图14-3-24）来进行足部矫形器的取型。取型时，矫形器师应注意保持患者的踝关节处于中立位。

使用石膏绷带进行足部矫形器取型的步骤：

1）患者坐在凳子或者可调节高度的治疗台上，并换上取型用的尼龙袜套（图14-3-25）。

2）矫形器师在患者所穿的尼龙袜套或皮肤表面做骨性标志，包括：内踝、外踝、足舟骨头、跟骨结节内侧突、跟骰关节、第五跖骨基底部、第一和第五跖骨头以及跟骨载距突；压力敏感区域，如跟骨刺和踇囊炎处等（图14-3-26）。

3）矫形器师在保证患者踝关节屈曲角度为中立位的条件下，从第一趾骨开始，向后在患者足部缠绕第一层石膏绷带，注意不要让石膏绷带与足弓间出现缝隙或空气夹层（图14-3-27）。之后将石膏绷带绕过足跟到患者足部的外侧，直至到达绷带开始的位置。最后，矫形器师用手沿患者足部表面抹平石膏绷带。

4）重复以上步骤缠绕第二层和第三层石膏绷带，并用手沿患者足部表面抹平（图14-3-28）。

5）准备3~4层的石膏绷带，在患者足底从脚趾到足跟平铺石膏绷带，保证石膏绷带与足部形状完全贴合并抹平。

6）在石膏绷带变硬的过程中，用大鱼际塑出患者内侧纵弓的形状，之后将大拇指放置在跖骨头后方并施加一定程度的压力，直至石膏绷带完全变硬。同时，注意要在足跟底部施加压力，以保证足跟底部的平面是平坦的（图14-3-29）。除此之外，另外一

表 14-3-2 下肢矫形器制作单

患者姓名		性别		年龄		身高		体重	
家庭住址									
联系方式						所属医院			
产品名称				交付日期			价格		

诊断:

矫形器建议:

患侧:	□ 左		□ 右		□ 双侧		
选用材料:	□ 金属材料		□ 高分子材料		□ 皮革		□ 低温热塑板材
使用关节:	□ 踝关节		□ 不使用				

同意制作		试样		交付使用	

腓骨头

小腿近段

小腿中段

小腿最细处

踝关节

跖趾关节　　脚长

制作人员		技术主管		日期	

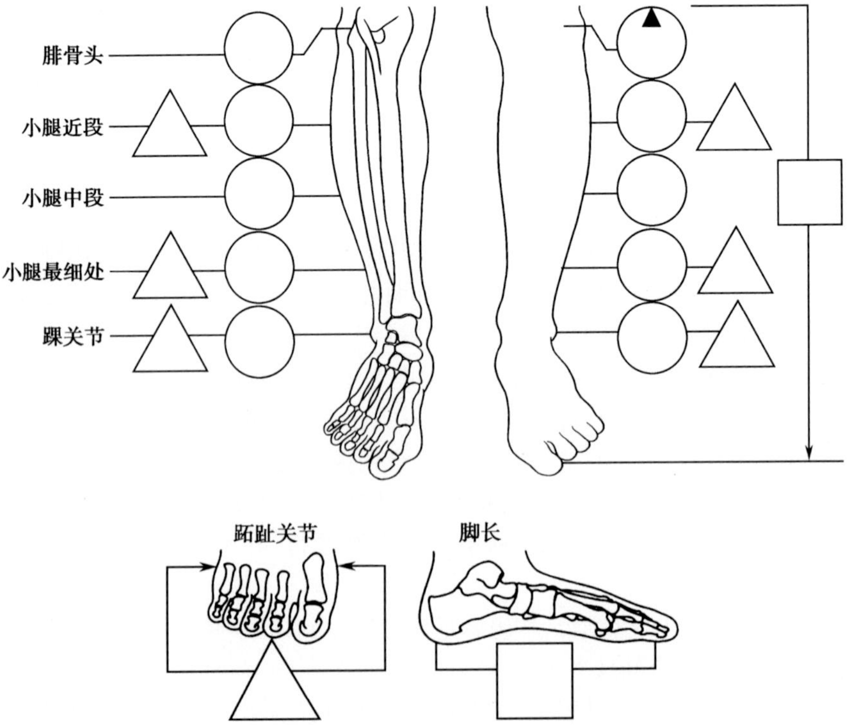

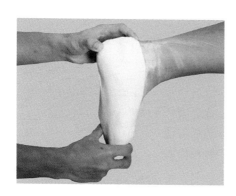

图 14-3-23　使用石膏绷带取型

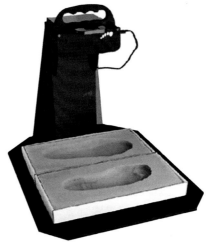

图 14-3-24　使用足型取模盒取型

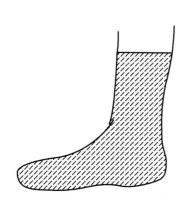

图 14-3-25　患者换上取型用尼龙袜套

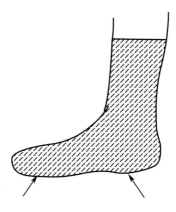

图 14-3-26　标记压力敏感区域

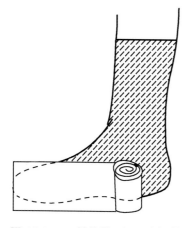

图 14-3-27　缠绕第一层石膏绷带

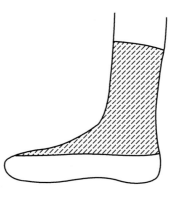

图 14-3-28　缠绕第二、三层石膏绷带

种塑出距骨区域形状的方法是使用一块距骨垫,将它按在患者距骨头后的位置。

　　使用不负重取模技术时,患者还可以采取俯卧位,让患者趴在睡椅上并让足部悬垂在睡椅边上,矫形器师通过触诊距骨头这一常用方法来控制距下关节到其中立位。同时,检查第一跖骨所成弧的最高点和第二跖骨与胫骨所连成的线是否符合生物力学的良好对线。矫形器师最好是在缠绕石膏绷带之前进行这些步骤。检查患者所有的关节活动度。特别要注意患者任何的前足内翻情况,因为这样的情况下,矫形器师可能必须对足部矫形器的足跟部分拥有充分的了解和检查后,才能进行。

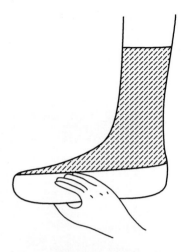

图 14-3-29　塑出患者内侧纵弓和横弓的轮廓

　　7) 另外,矫形器师还可以使用塑型板来完成横弓和平坦足跟的形状。使用时,只需将塑型板轻微地压向患者足底即可(图 14-3-30)。

　　8) 另外,矫形器师还可以考虑在足部背侧放置一塑料软管,然后从内踝上方至少5cm 处开始缠绕石膏绷带,只到石膏绷带充分包住患者的整个足部和踝关节位置。之后,将用石膏绷带缠好的足部压向具有正确足跟高度的取模板(图 14-3-31)。这是为了模拟患者在部分负重位下的足部形状。在此过程中,矫形器师一手抓住患者前足并压住取模板,另一手抓住患者跟骨使其处于良好的生物力学对线。这种矫形方法应在负重位下进行,操作步骤如下:

　　a. 将后足的外翻和内翻调整至中立位。

　　b. 抬升或降低外翻所致的内侧纵弓。

　　c. 将前足的内收、外展和旋前进行矫正。所有这些生物力学调整均应对抗地面反作用力。

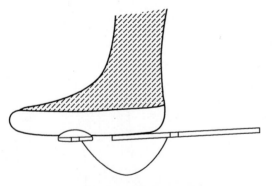

图 14-3-30　使用塑型板塑型

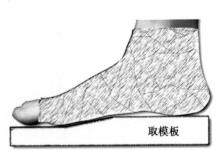

图 14-3-31　取模板的使用

　　9) 将石膏阴型取下,之后将石膏阴型放置在 1 个平面上,确保石膏阴型与平面的三点接触,即:第一跖骨头、第五跖骨头和足跟。如果石膏阴模无法达到这三点接触,需调整直到阴型与平面的三点接触。

10）矫形器师可在石膏阴型内表面抹上凡士林或清洁剂，以方便移除阳型上的石膏绷带。

11）在阴型或足型取模发泡海绵盒印模中灌入石膏浆（图 14-3-32）。

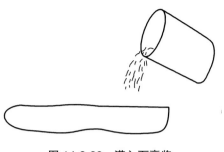

图 14-3-32 灌入石膏浆

（3）修型：待石膏浆变硬后，将石膏阳型取出，以备修型使用。具体的修型步骤如下：

1）将石膏阴型的后侧从上到下割开，轻轻地将阴型从石膏阳型上移除，注意避免损坏脚趾等石膏比较脆弱的部位。

2）先将石膏阳型修正至跟骨处于中立位（图 14-3-33）。

3）沿第五跖骨外侧缘和第一跖骨头内侧缘的走向，修整部分石膏，以取得第一、第五跖骨头内外径的准确宽度，控制前足的内外翻（图 14-3-34）。

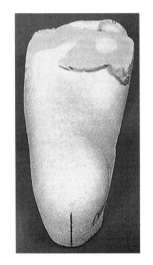
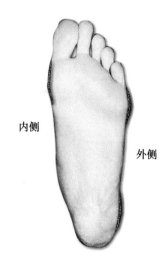

内侧

外侧

图 14-3-33 跟骨处的修型 图 14-3-34 修整第一、第五跖骨头的石膏

4）在骨突处添加一些石膏，如踝、足舟骨以及其他骨性突起处。

5）修整跟骨载距突，跟骨载距突的准确位置通过从内踝向下的垂直线和通过足舟骨头的水平线两者的交点确定，包括扩大内侧纵弓后方，修整跟骨结节上方内侧支持区域。

6）修整跟骨载距突和跟骨结节之间的石膏。为了准确包容跟骨，位于外踝和跟骨外侧结节之间的跟骨外侧面也必须进行修整。在足部内侧缘，也须对跟骨载距突进行修整，用以帮助预防足部的外翻塌陷。

7）内侧的修整线应经过足舟骨头部的近端，外侧的修整线相对较低。通常双侧的修整线应位于内外踝的下方。

8）前方的修整线为距骨头近端 5mm 处。后方的修整线应足够高，使矫形器对跟骨提供有效的控制。

9）为避免患者跖骨头处受压,可以在阳型上加深横弓位置(跖骨垫)(图 14-3-35)。

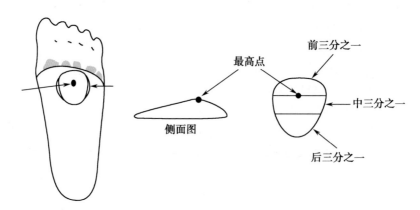

图 14-3-35　加深横弓(跖骨垫)

10）修型时可在阳型上的压力敏感区域添补适量石膏,包括跟骨刺、跚囊炎处等位置(图 14-3-36)。

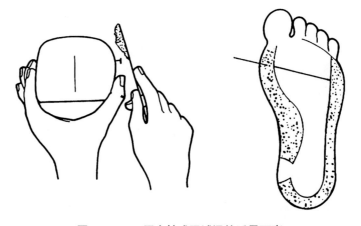

图 14-3-36　压力敏感区域添补适量石膏

11）使用砂纸将阳型磨平,特别要注意压力敏感区域、横弓和其他重要的部位。

12）修型后的石膏阳型示例(图 14-3-37)。

13）矫形器师将修型后的石膏阳型烘干,以备成型时使用。

2. 成型

(1) 乙烯醋酸乙烯酯(EVA)成型

1）在阳型上覆盖 1 层薄的尼龙袜套,并将袜套固定好(图 14-3-38)。

2）将塑型材料放入烘箱中加热至变软,将板材取出,放置在石膏阳型上,使用弹性绷带缠紧(图 14-3-39)。

3）使用打磨机打磨鞋垫至鞋垫底部可平放于地面上(图 14-3-40)。

(2) PP 板材真空成型

1）在阳型上覆盖 1 层尼龙袜套,并将袜套固定好。

2）将高温热塑 PP 板材放入烘箱中,待板材加热变透明后取出。取出 PP 板材时

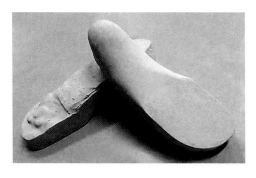

图 14-3-37 修型后的石膏阳型

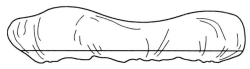

图 14-3-38 在阳型上覆盖 1 层薄的尼龙袜套

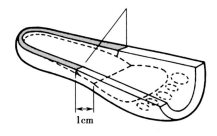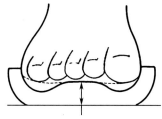

图 14-3-39 EVA 板材塑型

注意应穿戴隔热手套做好保护工作。

　　3）将 PP 板材放置在石膏阳型上，并以与水平面呈 45°的方向向足跟相反方向轻拉。在此过程中，注意防止板材产生皱褶（图 14-3-41）。

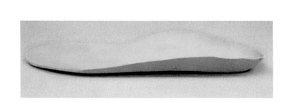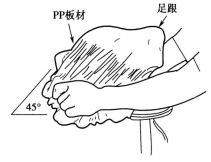

图 14-3-40 EVA 板材塑型

图 14-3-41 成型

　　4）将 PP 板材的下方扎紧，打开真空泵开始真空成型。

　　5）将阳型倒转，夹在台钳上，使用震动锯沿修整线将足部矫形器切下。

　　3. 成品加工 使用打磨机将足部矫形器边缘打磨光滑，并在患者身上做适配和必要的调整。

四、适合性检验

(一) 检查评估

矫形器正式使用前，矫形器师要进行试穿（初检），了解矫形器是否达到处方要求、舒适性及对线是否正确。然后,教会患者如何穿脱矫形器,如何穿上矫形器进行一些功能活动。训练后,再检查矫形器的装配是否符合生物力学原理,是否达到预期的目的和效果,了解患者使用矫形器后的感觉和反应,这一过程称为终检。终检合格后方可交付患者正式使用。对需长期使用矫形器的患者,应每3个月或半年随访一次,以了解矫形器的使用效果及病情变化,必要时进行修改和调整。

（二）可能出现的问题和修正

值得重视的是,如果要使足部在负重时稳定,就必须使跟骨在距骨下方保持中立位。若患者采用异常姿势穿戴时,可能使矫正力无法在异常姿势下起到矫正作用。另外,患者需要宽松一点的鞋子,使得足部和矫形器可以同时穿戴进鞋中。

1. 如果矫正力没有让畸形部分得到矫正,且没有使距下关节矫正至中立位的话,否定了定制矫形鞋垫的作用。

2. 病理改变导致的水肿或大面积的皮肤问题,使得矫正力无法正确接触需要矫正的位置则定制矫形鞋垫也没有起到矫形作用。

以上两种情况为定制矫形鞋垫矫形器治疗的禁忌证。

（三）注意事项

在穿脱足部矫形器或鞋垫时,应保证矫形器在鞋内的位置准确,跟骨处于稳定的位置。

第十五章

踝足矫形器的制作与应用

第一节　实践目的与要求

一、实践目的

为患者进行全面、充分的功能检查，并确认患者的康复目标。综合考虑其他治疗方法及因素，为患者制订最佳的踝足矫形器处方。

二、实践要求

（一）掌握

1. 填写踝足矫形器装配检查与测量表格。
2. 踝足矫形器制作技术要点和手法。

（二）了解

1. 不同病理步态相应修型位置的不同。
2. 不同踝足矫形器开口形式与固定拉带的位置关系。

第二节　实践前的准备

一、患者部分的准备

询问患者了解其身体状况，包含患者的初始症状、受伤原因、近期状况、以前接受的治疗效果、潜在的禁忌证、既往病历信息及检查报告等。

二、评估设备器具

检查床、角度尺、信息记录卡。

三、制作设备与专用工具

（一）制作设备

包括台钳、抽真空管、真空泵、震动锯、激光对线仪、打磨机、打磨头、砂箱及固定架、热风枪、抽真空管夹具。

（二）专用工具

包括橡皮锤、剪刀、游标卡尺、内六角扳手、马口扳手、铆杠、标记笔、圆锉、半圆锉、补高板、软尺、石膏剪刀、石膏调刀、石膏碗、石膏搅拌器、壁纸刀、石棉手套、切割防护条等。

四、材料与零部件

（一）材料
石膏绷带、石膏粉、铆钉、尼龙搭扣、丙纶纱套、聚丙烯塑料板、低温热塑板、袜套等。

（二）零部件
踝关节模块。

第三节　实践流程

一、患者检查评估及处方制订

（一）检查评估

1. 整体观察

（1）首先需要观察患者整体情况，是否方便取型。

（2）观察患者下肢状态，是否有运动障碍，关节活动度是否受限。

（3）有无骨折未愈，伤口有无红、肿、热、痛；是否有压疮。

（4）患者坐位平衡是否正常（若能站立时则检查重心线所处的位置）。期间可以询问有无其他病史。

2. 感觉检查　踝足矫形器使用时会接触患者皮肤，如果患者皮肤的浅感觉有损伤，可能会导致患者察觉不到皮肤压力而增加患者皮肤破溃的风险，所以应叮嘱患者及家属在使用矫形器时多关注患者皮肤状况，而对于关节深感觉功能丧失的患者所表现的运动不协调性是矫形器无法矫正的。

3. 关节活动度检查　关节活动范围可以通过关节的主动运动和被动运动来评估。对关节活动度的评估可以作为选择矫形器的辅助条件，例如是否需要限制关节活动、是否需要稳定关节、是否需要矫正畸形等。

4. 肌力检查　通过徒手肌力检查来确定肌力等级。检查肌肉或肌群时，关节上部节段需固定，阻力的拉伸方向要尽可能地接近肌肉或肌群的拉伸方向以确保测量的准确性。

（二）处方制订

在康复协作组综合评估后，根据对患者的评估结果结合患者的康复目标及家庭经济能力制订矫形器处方。

二、成品踝足矫形器的选配

（一）碳纤维踝足矫形器的选配
碳纤维踝足矫形器具有弹性势能大，强度高，质量轻等特点。为患者选择此类矫形器时,根据患者的病情、适应能力、经济承受能力等条件来选择矫形器。具体矫形器形式要根据患者病状不同而选定。

（二）塑料踝足矫形器的选配

塑料踝足矫形器具有方便穿戴、应用范围广、可再次加工等特点。为患者选择此类矫形器时,具体矫形器形式根据患者病情而定,在患者经济可承受范围之内。

三、定制踝足矫形器的制作流程

（一）低温热塑踝足矫形器的制作

1. **测量**　小腿最粗处围长、踝关节围长、脚掌围长、从腓骨小头通过足跟至脚尖的长度,并做好记录。

2. **剪裁板材**　按照测量尺寸适当放宽,裁剪相应大小的低温热塑板。

3. **塑型**　为患者穿戴取型袜,将剪裁好的低温热塑板材浸泡于70℃温水中,待变软后擦干水敷在患者患肢处并进行有效调整,包括中立位调整、内外旋调整等,直至低温热塑板材恢复硬度后取下。

4. **半成品修整**　对取下的板材进行适当剪裁,包括足底滚动边位置剪裁,开口方向调整,如需调整位置或角度可用热风枪加热处理。

5. **安装辅助件**　在矫形器脚踝处、小腿部分上段安装尼龙搭扣带。

（二）高温热塑踝足矫形器的制作（动态）

1. **测量、取型和修型**

（1）测量:给患者穿戴取型袜,用记号笔标记骨突处以及需要特殊注意的部位,如腓骨小头、内外踝、足舟骨、第一第五跖趾关节、跟腱走向以及其他骨性标志。填写患者基本信息及测量尺寸。测量尺寸包括:跖趾关节宽度（图15-3-1）、内外踝宽度（图15-3-2）、踝关节中立位时腓骨头到地面的高度（图15-3-3）、外踝距地面高度（图15-3-4）、小腿最粗处围长（图15-3-5）、足长（图15-3-6）,描画双足的轮廓。

（2）取型

1）取型时踝关节位置的确定:调节座椅高度,使患者在坐位时膝关节和髋关节各保持90°（图15-3-7）,测量有效跟高,并在有效跟高的基础上使踝关节保持在中立位。

2）取石膏阴型:首先放置切割防护条（图15-3-8）,把石膏绷带浸入温水中（水温

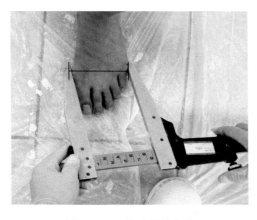

图 15-3-1　跖趾关节宽度

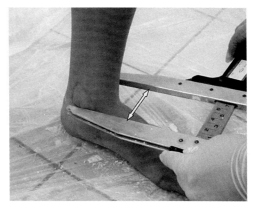

图 15-3-2　踝关节宽度

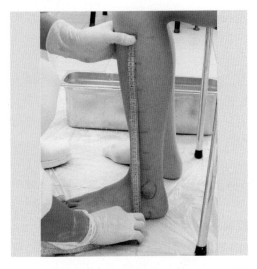

图 15-3-3　腓骨头高度

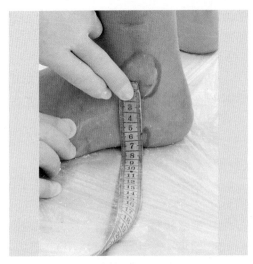

图 15-3-4　外踝高度

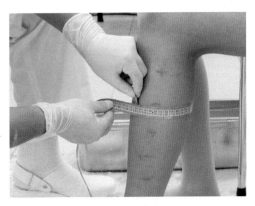

图 15-3-5　小腿最粗处围长

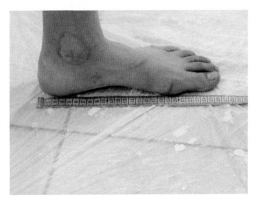

图 15-3-6　足长

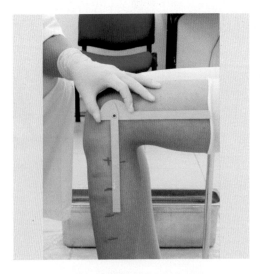

图 15-3-7　取型体位角度检查

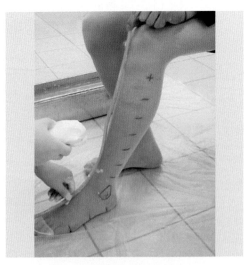

图 15-3-8　放置切割防护条

不能过高,否则石膏绷带固化速度会过快),由腓骨小头处从上到下缠绕石膏绷带,初始阶段完整缠绕两圈之后慢慢向下缠绕,用均匀的拉力缠绕,缠绕至脚踝处时多缠绕2~3层,之后将石膏绷带缠绕至脚尖,包裹完整,放好跟高块,使小腿处于中立位,在踩住跟高块的基础上保持踝关节在中立位,塑出跟腱及足跟部形状(图15-3-9)。在前方切割的部位画出横向的封口对合线(图15-3-10),待石膏凝固后沿切割线用石膏剪剪开或用壁纸刀割开,小心取下石膏阴型,注意不要划伤患者(图15-3-11)。

为患者简单清洗患肢,清理场地,对石膏阴型进行修整,用记号笔重新在阴型内部加深所画的标记,然后用石膏绷带封口。

先检查石膏阴型的对线,如果对线误差较大则先进行阴型调整,将石膏阴型调整到正确对线。然后画出踝关节对线模具插孔的位置,以外踝的高度为基准,分别在内外踝处各画一记号(图15-3-12)。分别过内外踝正中点画一条垂线,以垂线和高度横

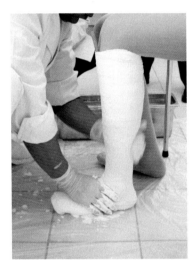

图 15-3-9　取型

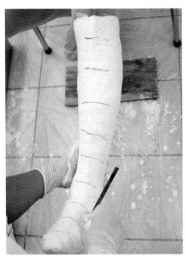

图 15-3-10　画对合线

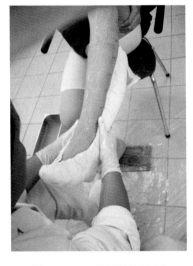

图 15-3-11　取下石膏阴型

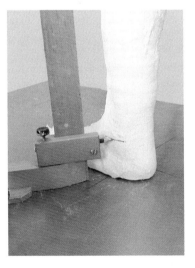

图 15-3-12　踝关节高度

线的交点为基准,外踝向前移 10mm,通过该点做行进线的垂线并画出对线模具的形状(图 15-3-13)。用刀割开画好的形状,并将磨具插入孔中。使用激光对线仪对踝关节铰链进行精确定位。在阴型内涂抹凡士林或肥皂水作为脱模剂。

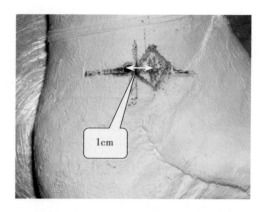

图 15-3-13　踝关节模具位置及形状

(3) 修型

1) 灌阳型:将搅拌均匀的石膏浆灌入阴型内,再选好需要角度插入一根固定钢管。待石膏凝固后剥出石膏阳型,复核阳型上的标记,并画出冠状面和矢状面的对线基准线作为参考线。整理阳型表面多余的石膏,将模型放在水平桌面检查对线,确保石膏阳型对线基本正确,若不正确需先进行调整。

2) 足底修型:首先确认足底的基准线,并找到前进线的位置。之后找到足底的趾关节滚动边,将足底部按区域划分前、中、后三个部分。前足区域修成与地面成斜角的平面,有助于患者穿戴后走路时的足趾离地;足中部区域修出内侧纵弓、外侧纵弓和横弓的形状;足跟部的区域确保与水平面平行,即足跟支撑面,并在足跟周围适当添补石膏,以扩大足跟支撑面积。为保证后续制作,足尖区域应加长和向上加厚 10mm。

3) 踝关节修型:加宽 10mm,将踝关节模具孔周边修平整。

4) 其他部位修型:检查石膏阳型尺寸(图 15-3-14),在石膏型上做出骨性标记点、压痛区及敏感区等需要免荷的区域。除标志区域外,其他区域适当地削减石膏,使围长与患者肢体围长相匹配。在骨突点、免荷部位以及跟腱部位添补适量石膏,然后用纱网打磨光滑石膏阳型表面。最后检验整个石膏模型的对线、形状、尺寸等信息是否符合要求。

5) 弯制支条:检查石膏阳型对线(图 15-3-15),确定金属支条的安装位置(图 15-3-16),画出金属支条的安装标志线。然后对支条进行弯制,使之与石膏阳型相贴合(图 15-3-17)。弯制足蹬板,使足蹬板与足底服贴(图 15-3-18),将超出足底中线的多余部分进行裁剪。检查支条弯制服帖,踝铰链位置不会碰触踝关节后。在腓骨小头下缘下约 20mm 处作为矫形器参考高度,用石膏做出免压翻边,然后用纱网打磨光滑。

6) 支条处理:确定支条的长度(矫形器上边缘以下 20mm),对支条及足蹬板进行边缘打磨抛光处理并在需固定部位进行打孔。

2. 热塑成型

(1) 材料选用:常用板材为聚丙烯(PP)板材。PP 板相对强度、刚性以及抗弯曲疲劳强度较高,但价格成本高。板材厚度常见有 3mm、4mm、5mm 3 种规格,需根据患者体重、活动强度等自身情况以及矫形器的设计情况选择板材。然后根据石膏阳型尺寸切割合适大小的热塑成型板材。

(2) 热塑成型:固定好已干燥的石膏阳型,先套好袜套,再将金属支条固定在石膏阳型上准备热塑成型(图 15-3-19)。根据板材产品标定的温度设置烘箱温度,将裁好的板材放入已达到温度的烘箱中,待板材加热至透明状,将其取出覆盖石膏模型并进

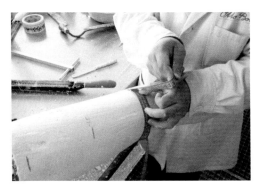

图 15-3-14　检验石膏阳型尺寸

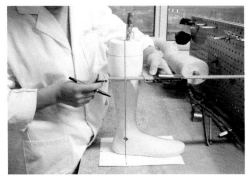

图 15-3-15　检查石膏阳型对线

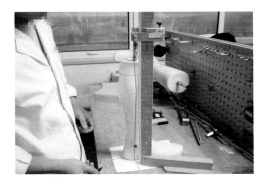

图 15-3-16　确定金属支条安装位置

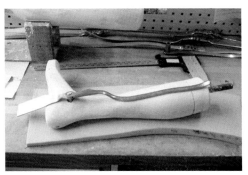

图 15-3-17　弯制金属支条

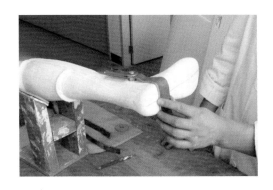

图 15-3-18　弯制足蹬板

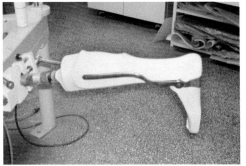

图 15-3-19　热塑成型准备工作

行合缝,带踝铰链的踝足矫形器为前开口式,将板材粘接缝放置在足背侧,确保足底部、踝关节处及小腿后侧板材光滑,无褶皱现象。用封口绳将板材与真空管处密封,打开真空泵进行抽真空成型。若板材没有吸附则检查是否有漏气的地方,密封后裁剪多余的边料继续抽真空,直至板材冷却后停止。

3. **组装与调整**　待板材冷却后于支条孔相应的位置打孔。根据轮廓线进行切割,将切割下来的塑料部分在打磨机上进行精细打磨并抛光(图 15-3-20)。将支条及足蹬和打磨好的塑料部分用螺栓连接在一起。

4. **成品加工**　在矫形器的前侧近端部位安装尼龙搭扣带,粘贴免压垫(图 15-3-21)。

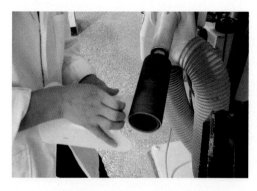

图 15-3-20　打磨

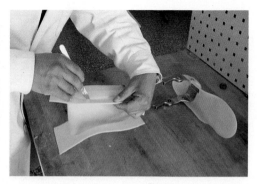

图 15-3-21　粘贴免压垫

视患者情况决定是否在踝关节处加矫正带或固定带。

（三）定制踝足矫形器的选配

定制踝足矫形器是根据患者的病情及其他情况进行量身定制的矫形器。矫形器的功能更符合患者的需求，辅助效果较成品矫形器更明显，但制作周期相对较长。

四、适合性检验

（一）检查评估

1. **矫形器检查**　踝关节是否平行，矫形器边缘处理是否光滑等。

2. **试穿检查**

（1）是否符合处方要求。

（2）患者是否能够很顺利地穿上矫形器。

（3）是否过高，是否影响膝关节屈曲。

3. **站立检查**　检查体位：穿鞋，双足站立，双足间距与肩宽等距，双脚前后一致，双下肢均匀承重，双手自然下垂，目视前方。

（1）首先检查鞋是否适合患者穿戴矫形器。

（2）鞋底是否能够完全接触地面。

（3）鞋和矫形器前足部分是否有利于患者足跟离地时蹬离地面。

（4）矫形器是否与小腿的轮廓相符。

（5）矫正带的位置和力量是否合适，是否给患者带来很大的不适和疼痛感；是否能够起到矫正效果。

（6）矫形器的上缘是否位于腓骨小头下缘以下 20mm 左右。

（7）患者是否能够稳定平衡的站立。

（8）矫形器踝关节轴心位置是否符合设计要求。

4. **步行检查**　检查要求：要求患者在平整的路面上以自我感觉最舒适的速度行走。

（1）步态检查：观察有无异常步态，如：躯干侧倾、提髋、下肢旋内或旋外、划圈、足内缘或外缘着地、躯干前屈、躯干后伸、膝关节过伸、膝关节屈曲、难以足跟离地、向前滚动过快等。

（2）观察矫形器是否有较大移位。

（3）有无特殊的响声。

5. 脱去矫形器的检查　检查要求：让患者穿戴矫形器约 20 分钟，脱下矫形器。

（1）局部皮肤有无压迫症状，如有红印，能否在 20 分钟之内消失，如不能消失，表明压力过大。

（2）患者对矫形器的工艺、外观、质量是否满意。

（3）患者对矫形器的重量、矫形效果、舒适程度等方面是否满意。

（二）可能出现的问题和修正（表 15-3-1）

表 15-3-1　可能出现的问题和修正

检查项目	可能出现的问题	修正方法
稳定性	患者不能稳定站立，站立平衡能力较差，站立时双脚前后不一致，脚不能平放于地面，患者感觉身体有向前向后倾倒的感觉	可能是由于矫形器静态对线不良或者患者的鞋跟高度不合适引起，须通过各种检查判断造成不稳定的原因，如果是力线不正确造成的，则需要进行细致调整
高度	患者穿戴矫形器后，双下肢出现高度差	当高度出现差异时需要通过插高板调整骨盆平面水平，确定高度差以后，再对矫形器或健侧进行调整
舒适性	鞋过小、跖趾关节处过窄	换较大一号鞋
	尼龙搭扣带过紧	调整尼龙搭扣带的力度
	矫形器上缘过高压迫腓骨小头	调整矫形器高度
	矫形器与肢体外形不相符，局部压力过大	对于局部压点，用热风枪将该部位的材料加热软化，并且从里向外按压，避免压迫
	站立或者行走过程中内外踝受压	可能是由于踝关节的不稳定造成的，应加强对足部的包容，调整内、外翻，稳定踝关节
	可能出现的问题包括边缘粗糙、铆钉和矫形器表面不贴近、附件不服帖等等	及时改进加工工艺

（三）基本训练方法

1. 穿戴训练　先将踝足矫形器穿戴合适后穿到鞋里，注意矫形器尼龙搭扣带的力度合适。新适配矫形器的患者应该每 45 分钟脱掉矫形器休息 15 分钟，循序渐进，让足部逐渐习惯矫形器。脱掉矫形器时须检查足部，查看皮肤有无水疱或擦伤。如果患者在脱掉矫形器后，压垫处出现红印，此类红印应在 20 分钟消除，如长期不能消除，或出现皮疹应立即通知矫形器师。另外，应注意保持清洁，并做好个人卫生。

踝足矫形器表面非常滑，不能直接与地面接触，使用者必须穿鞋以预防滑倒，鞋子大小要适中，不能穿高跟鞋、拖鞋。穿戴时鞋子要适当的拉紧，鞋跟的高度要根据患者的情况由矫形器师给予正确指导。

另外，有些患者由于矫形器使用不当，会使矫形器的施力位置与患者应受力位置不符，这样就不能够起到应有作用，甚至还有可能起到反作用，不能达到应有的效果，因此正确的穿戴是矫形器发挥作用的关键。对于肌张力较高的患者来说，刚穿戴矫形器时,足跟往往不能穿到足跟的相应位置,而压在矫形器后壁上从而会在足跟处产生较大的压力,造成局部红肿甚至瘀青。有些足内翻、足外翻较严重的患者,在穿戴矫形器时,会在内外踝、足舟骨等骨突部位造成局部卡压和疼痛。所以在穿戴时应采取背靠、屈髋、屈膝、屈踝的体位,以降低张力,缓解紧张,保证足跟到位。

2. 站立训练及步行训练

(1) 借助矫形器在平行杠内进行平衡能力训练:包括静态平衡能力、动态平衡能力训练;进行躯体前、后及两侧的重心转移训练;指导患者做引体向上、转体、侧屈、伸展上肢等动作,以加强背阔肌、斜方肌的力量,维持躯干平衡;侧向转移训练;原地迈步训练。提高身体耐力和适应能力,当熟练平行杠内的行走技巧后,再进行杠外的行走训练。

(2) 应用助行器及拐杖的步行训练:借助助行器或拐杖进行步行训练,练习四点步行,交替迈步训练,逐渐过渡到绕过障碍物,上下斜坡及室外步行训练,注意评估步幅、步速及步态对称性。

第十六章

膝矫形器的制作与应用

第一节　实践目的与要求

一、实践目的

由于每位患者的情况均不同,矫形器师应在对患者进行详细的体格检查和评估后,依据患者的具体情况来提供合适的矫形器处方。在此过程中,矫形器师需要为患者进行一个全面的功能检查,确认患者的治疗目标,并考虑其他合适的、矫形器以外的替代性方法。

二、实践要求

（一）掌握

1. 患者的主观资料的收集与体格检查方法。
2. 模塑型膝矫形器的制作。
3. 定制膝矫形器的选配。
4. 矫形器的保养与基本训练方法。

（二）了解

计算机辅助设计与制作方法。

第二节　实践前的准备

一、患者部分的准备

患者病历及相关检查报告,包括 X 线平片等。患者着装尽量穿舒适、宽松、且方便穿脱的衣服。

二、评估设备器具

检查评估量表、音叉、棉球、卷尺、关节量角器、检查床等。

三、制作设备与专用工具

恒温水箱、烘箱、热风枪、打磨机、震动锯、真空泵、卷尺、锤子、剪刀等。

四、材料与零部件

弹性绷带、石膏粉、低温热塑板材、PVC 泡沫板或硅胶垫、高温热塑板材、尼龙搭扣、螺栓、胶水等。

第三节 实 践 流 程

一、患者检查评估

(一) 主观资料

包括患者的主诉、目前的症状、过往所接受的治疗及相关治疗效果、相关病史(是否患有关节炎、周围神经病变、卒中病史等)、希望达到的康复目标、经济状况、家庭环境和工作环境的特殊要求等。

(二) 客观检查

客观检查的内容包括关节活动度、感觉功能、水肿、步态评估、既往损伤及穿鞋的类型等,主要通过以下检查方法进行评估。

1. **感觉功能检查** 主要包括浅表痛觉、轻触觉、振动觉和本体感觉的功能。这些测试应在患者闭眼时进行。

浅表痛觉是痛觉通常用大头针的针尖以均匀的力量轻刺患者皮肤,让患者立即陈述具体的感受。为了避免主观或暗示作用,患者应闭目接受测试。测试时注意两侧对称部位的比较,检查后记录感觉障碍的类型(正常、过敏、减退、消失)和范围。

轻触觉用棉签轻触患者的皮肤或黏膜,让患者回答有无轻痒的感觉。

2. **末梢循环状况检查** 检查患者双腿,并注意观察皮肤的颜色、毛发分布、静脉类型、大小和是否存在任何皮肤破损或溃疡。正常情况下,患者腿上应有体毛。正常静脉的形状是扁的。两腿的大小应对称。如果患者的腿有肿胀或萎缩,矫形器师应使用卷尺测量两腿的周径做更精确的比较,并进行记录。矫形器师可使用手背沿患者双腿至脚触摸其皮肤表面的温度。正常情况下,两侧的温度应该是温暖的,且相差不大。矫形器师还可使用手指触摸内踝和跟腱之间的沟来评估的患者动脉搏动情况。评估是否存在水肿时,矫形器师用力按压患者的胫骨或内踝数秒钟,然后放开手。正常情况下,患者的足部及下肢不会留下凹痕。

3. **半月板研磨试验(评估患者半月板的完整性及是否存在撕裂伤)** 进行半月板研磨试验时,矫形器师应要求患者俯卧,屈膝 90°。矫形器师一手握住并固定患者足跟的下方,另一只手握住患者大腿后面近膝关节处,之后内、外旋转患者的胫骨,同时用力下压患者足跟。若患者在检查过程中感到疼痛,则预示着患者可能存在半月板撕裂伤。

4. **交叉韧带损伤检查(抽屉试验)** 进行膝关节抽屉试验时,矫形器师应要求患者在有支撑下、半坐在检查椅上,屈膝 90°,并保持患者的脚固定。矫形器师在胫骨近端后部的内外侧用手围成杯形并向前、向后推动患者的胫骨,其中矫形器师的大拇指位于患者髌韧带的两侧,其余四指位于患者小腿的后侧。若矫形器师向前推胫骨时,患者胫骨前移,提示患者可能存在前交叉韧带损伤(图 16-3-1);若矫形器师向后推胫骨时,患者胫骨后移,提示患者可能存在后交叉韧带损伤(图 16-3-2)。

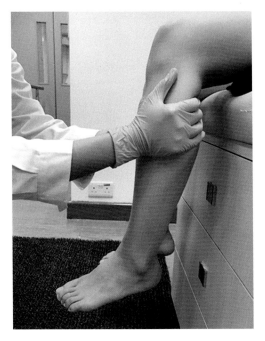

图 16-3-1 前交叉韧带损伤检查(抽屉试验)

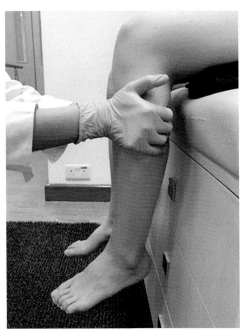

图 16-3-2 后交叉韧带损伤检查(抽屉试验)

5. **侧副韧带损伤检查** 进行膝关节侧副韧带检查时,矫形器师应要求患者在支撑下半坐在检查椅上,膝关节屈曲10°左右。矫形器师一只手握住患者踝关节,另一只手放于膝关节的外侧面。检查患者内侧副韧带时向内推膝关节的同时向外拉踝关节,如果膝关节出现缝隙并且患者出现疼痛,则提示患者可能存在内侧副韧带损伤(图 16-3-3);检查患者外侧副韧带时矫形器师互换双手的位置,向外推膝关节的同时向内拉踝关节,如果膝关节出现缝隙并且患者出现疼痛,则提示患者可能存在外侧副韧带损伤(图 16-3-4)。

6. **膝关节冠状面对线(内外翻角度)的检查** 测量膝关节冠状面的对线时,患者应处于仰卧位,矫形器师使用量角器测

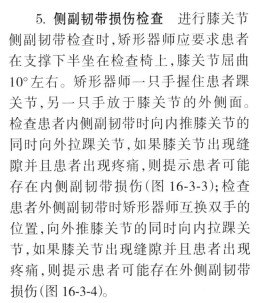

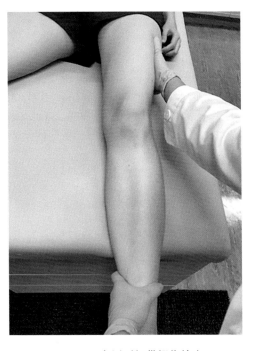

图 16-3-3 内侧副韧带损伤检查

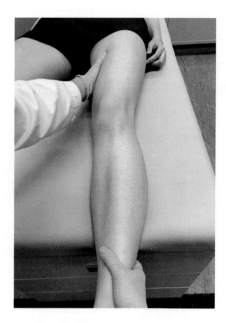 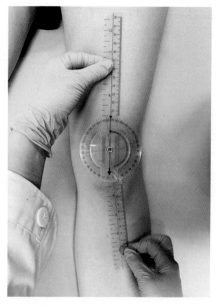

图 16-3-4　外侧副韧带损伤检查　　　图 16-3-5　膝关节冠状面对线（内外翻
　　　　　　　　　　　　　　　　　　　　　　　　　角度）检查

量患者膝关节在冠状面的对线，即膝关节的内外翻角度。患者将量角器轴心放置在患者髌骨中心处，量角器的一条长轴沿大腿走向放置，另一条长轴沿小腿走向放置，并读取量角器的角度（图 16-3-5）。

　　7. **膝关节屈曲和伸展的主动关节活动度检查**　测量膝关节屈、伸的主动关节活动度时，患者应处于俯卧位并将膝关节屈、伸到最大范围，矫形器师使用量角器测量患者膝关节在矢状面的角度。矫形器师将量角器轴心放置在患者膝关节中心处，将量角器的一条长轴沿患者大腿走向放置，另一条长轴沿小腿走向放置，并读取量角器的角度（图 16-3-6、图 16-3-7）。

　　8. **膝关节屈曲和伸展的被动关节活动度检查**　测量膝关节屈曲、伸展的被动关节活动度时，患者应处于俯卧位并先自主的屈曲、伸展膝关节。之后矫形器师将一只手放置于患者大腿近端，另一只手放置于患者小腿远端，两只手顺应患者膝关节屈

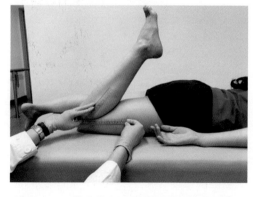 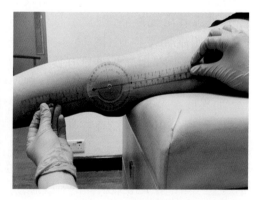

图 16-3-6　膝关节主动关节活动度检查（屈曲）　　图 16-3-7　膝关节主动关节活动度检查（伸展）

曲、伸展的方向将膝关节屈、伸到最大范围,并使用量角器测量膝关节在矢状面的角度。矫形器师将量角器轴心放置在患者膝关节在矢状面的中心处,量角器一条长轴沿大腿走向放置,另一条长轴沿小腿走向放置,并读取量角器的角度。

9. **膝关节屈曲和伸展的肌力检查**　测量膝关节屈曲、伸展的肌力时,矫形器师应先要求患者在抵抗重力的情况下屈曲、伸展膝关节。若患者可以完成以上运动,说明其肌力已经达到 3 级。之后,矫形器师将一只手放置于患者大腿近端,另一只手放置于患者小腿远端,在患者屈曲、伸展膝关节时施加额外的阻力,以确认患者的肌力是否达到 4 级或 5 级(图 16-3-8、图 16-3-9)。

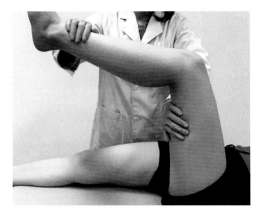

图 16-3-8　膝关节伸展的肌力检查

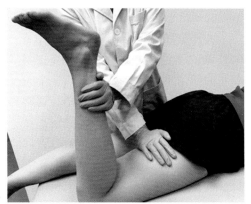

图 16-3-9　膝关节屈曲的肌力检查

二、成品膝矫形器的选配

(一) 预防性膝矫形器的选配

预防性膝矫形器目的是预防或降低膝关节损伤程度,可以由弹性材料或者橡胶制作。预防性膝矫形器的设计多种多样,包括金属铰链膝关节、髌骨垫、防止矫形器移动的防滑材料和允许调节松紧程度的带子。通常,预防性膝矫形器应①包括一根带关节的侧面支条,机械关节可以是单轴的、双轴的或带有阻止膝关节过伸的多轴关节;②包括带关节的大小腿罩、绑带。预防性膝矫形器通常价格比较便宜,选择比较多,并且易于使用。预防性膝矫形器实例见图 16-3-10。

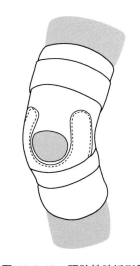

图 16-3-10　预防性膝矫形器

(二) 康复性膝矫形器的选配

康复性膝矫形器目的是允许经手术治疗或未经手术治疗的受伤的膝关节进行保护性运动,设计特征为包含:①单轴、双轴或多轴关节;②能或不能补偿对侧下肢;③控制水肿的支具下护带;④保证控制矫形器旋转和预防矫形器下滑的足部部件。康复性膝矫形器的膝关节活动度通常可依据患者的康复状况进行调整,甚至是完全制动膝关节。康复性膝矫形器相对容易应用,但矫形器师应小心指导患者进行矫形器的穿脱,并尽量指导患者接受矫形器治疗的依从。康复性膝矫形器实例见图 16-3-11。

（三）功能性膝矫形器的选配

功能性膝矫形器设计目的是为不稳定的膝关节提供稳定性。应保证膝关节的动态运动,同时为下肢提供稳定性。功能性膝矫形器主要包括机械关节、后侧支撑、大小腿罩和绑带。功能性膝矫形器实例见图 16-3-12。

大部分膝矫形器用于控制膝关节内外侧的不稳定、膝过伸和一些膝关节屈曲肌力不足。膝矫形器的一个关键问题是如何保持合适的悬吊。通常情况下,矫形器师可以选择将膝矫形器

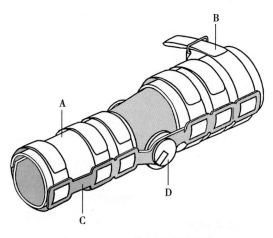

图 16-3-11　康复性膝矫形器
A. 可打开的泡沫界面;B. 非弹性的尼龙搭扣;C. 铝制支条;D. 单个膝关节铰链

向肢体近端延伸连接一个腰带,或者向肢体远端延伸以刚性连接至足底来解决这一问题。在选择膝矫形器时,矫形器师需要特别注意的是,仔细检查膝矫形器所提供的支撑是否足够。

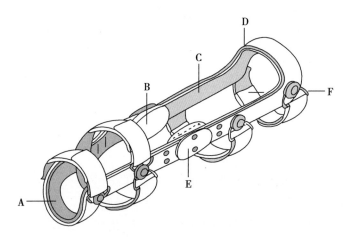

图 16-3-12　功能性膝矫形器
A. 小腿部分;B. 内外侧股骨髁保护垫;C. 大腿部分;D. 碳纤维板;
E. 可调节的膝关节铰链;F. 大腿绑带

三、定制膝矫形器的制作流程

（一）低温热塑膝矫形器的制作

此处以后覆盖式膝矫形器为例说明低温热塑膝矫形器的制作。

1. **绘图**　矫形器师在患者坐位或仰卧位时,进行以下测量,并在纸样上做标记（图 16-3-13）：

（1）测量 H、K、C 和 M 之间的距离。

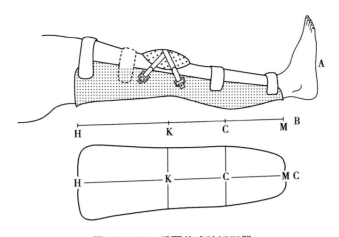

图 16-3-13　后覆盖式膝矫形器
A. 后覆盖式膝矫形器的组成；B. 纸样中下肢不同结构的测量
起始点位置；C. 下肢的解剖学结构

(2) 测量并记录 H、K、C 和 M 处围长的五分之三。

(3) 展开纸样，矫形器的中点应在图的中间位置。

(4) 剪下一块热塑性泡沫板盖住膝关节的前方，以作保护。

2. **取样**　依据纸样选取合适的低温热塑板材，并在板材上依照纸样做好标记，之后加热和裁剪低温热塑板材。

3. **塑型**　进行塑型时，患者坐在抬高的凳子上，对其臀部和足跟给予支撑，并空出患者的下肢后侧以易于塑型。由于完全伸展膝关节可能会导致膝关节处于锁定位置及在软骨和韧带处施加压力，因此，在塑型时，患者的膝关节不应处于完全伸展的位置。调整好患者的位置之后，矫形器师进行以下塑型步骤：

(1) 矫形器师应先在自己的皮肤上检查低温热塑板材的温度，之后在患者身上检查，以确认板材的温度合适，不会烫伤患者。

(2) 将加热后的低温热塑板材放置在患者下肢的后侧。

(3) 使用弹性绷带从下肢的远端向近端，在患者身上缠绕软化的低温热塑板材。在此过程中，注意防止板材产生皱褶或折叠。

(4) 在低温热塑板材变冷、快要变硬时，取下所缠绕的弹性绷带，标记修整线，取下矫形器，并对矫形器进行修整。

(5) 在打磨好矫形器后，在患者身上进行适配和必要的调节，并标记尼龙搭扣带的位置和长短。

4. **安装辅助件**　在调试好矫形器后：

(1) 根据需要粘贴免压垫。

(2) 粘贴尼龙搭扣带。

(二) 高温热塑膝矫形器的制作

在制作膝矫形器时，矫形器师需要特别注意膝矫形器所提供的支撑是否足够，矫形器长度预留不足是常见问题。高温热塑膝矫形器的制作步骤如下：

1. 测量、取型、修型

（1）为患者套上尼龙袜套，确定膝关节的位置，以及膝矫形器近端和远端的终点（图 16-3-14）。

（2）标记解剖学位置（图 16-3-15）。

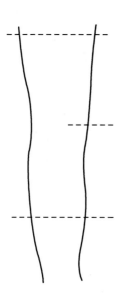

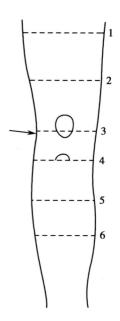

图 16-3-14　确定矫形器的起始点

图 16-3-15　标记解剖学位置

1：大腿中部；2：大腿中部和膝关节的中点处；
3：膝关节；4：胫骨平台；5：小腿最粗的位置；
6：小腿最粗位置的下方；圆圈位置为膝关节间隙

（3）使用卷尺测量已标记的解剖学位置的围长并记录（图 16-3-16）。

（4）使用卡尺测量已标记的解剖学位置的内外径并记录（图 16-3-17）。

（5）取型时，患者坐在升高的凳子上，对其臀部和足跟给予支撑，并空出患者的下

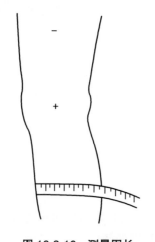

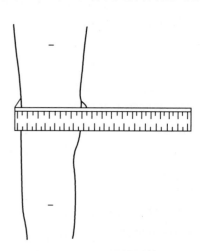

图 16-3-16　测量围长

+：髌骨中间位置；−：需要测量的位置

图 16-3-17　测量内外径

−：需要测量的位置

肢后侧以便于取型。由于完全伸展膝关节可能会导致膝关节处于锁定位置、在软骨和韧带处加压，因此，患者的膝关节不应处于完全伸展的位置。之后矫形器师进行以下取型步骤：

1）放置切割管。

2）依照膝矫形器的起、始点位置，使用石膏绷带缠绕患者的下肢。之后沿垂直于软管走向的方向，在石膏阴模上画几条横线，用于之后封型时准确定位石膏阴型的位置。

3）在石膏绷带变硬后，沿之前软管放置的位置和走向切割。

4）将石膏阴型取下，检查模型上的标记是否移位，必要时可以修改或加深所做的标记。

5）使用石膏绷带将石膏阴型封好（注意保持之前画的几条线均对齐），选择合适的金属管，灌入石膏浆。

6）待石膏浆发热变硬后，取下石膏阴型，描清晰石膏阳型上的标记，以备修型时使用。

（6）进行石膏阳型的修型

1）应先复核所测量的尺寸，若石膏阳型的尺寸变大，可以削减软组织处的石膏，以达到之前所测量的内外径。

2）可以在石膏阳型上骨突部位添加石膏，以防止患者穿矫形器时受压，导致皮肤损伤。

3）将石膏阳型两侧适当填补，以方便穿脱矫形器。

4）完成以上修型步骤后，在石膏阳型上标出膝关节轴心的位置。膝关节轴心应比人体膝间隙高 20mm，与膝关节前后径 6∶4 的交点处，两侧高度误差不得大于 2mm。

5）确定矫形器的上下边缘线，用石膏绷带做出翻边。

2. 成型

（1）成型前：矫形器师需将石膏阳型烘干，选取合适厚度高温热塑 PP 板材，并进行以下成型步骤：

1）将石膏阳型沿膝关节朝下的方向固定在台钳上，检查真空泵的压力是否合适，并裁剪和加热板材。

2）将加热后的板材放置在石膏阳型上并密封好，注意在此过程中防止板材产生皱褶或折叠。

3）对板材进行真空成型。

4）在板材快要变冷时，关闭真空泵，标记修整线。

（2）膝关节支条的弯制：矫形器师应根据体格检查后的评估结果，为患者选择合适的机械膝关节，包括：自由活动式膝关节、落环锁式膝关节、可调节落环锁式膝关节及杠杆锁定式膝关节等（图 16-3-18）。

1）确定好机械膝关节轴心的位置后，将支条放置在阳型上（图 16-3-19）。

2）在泡沫板上画出支条在大腿和小腿处的位置和走向（图 16-3-20）。

3）将矫形器内外侧的机械膝关节支条沿着大腿和小腿的轮廓裁剪和弯制（图16-3-21）。在保证内外侧的机械膝关节轴心完全一致、且与前进方向平行的条件下，支

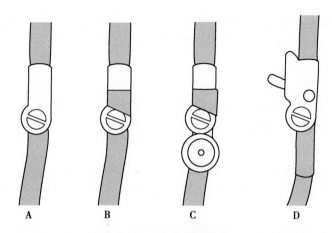

图 16-3-18 机械膝关节

A.自由活动式膝关节;B.落环锁式膝关节;C.可调节落环锁
式膝关节;D.杠杆锁定式膝关节

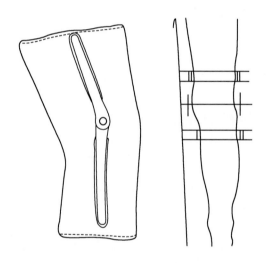

图 16-3-19 确定好机械膝关节轴心

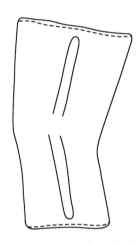

图 16-3-20 画出支条的位置和走向

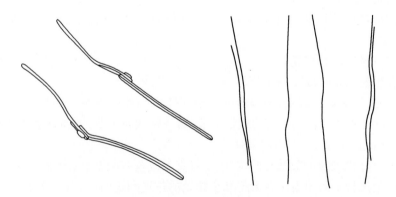

图 16-3-21 弯制支条

条应尽量与矫形器达到严密的贴合。

4）将弯制好的支条打磨、抛光，并清理干净支条上的标记（图 16-3-22）。

5）在支条和泡沫板材上打孔。

（3）尼龙搭扣的固定

1）选择宽度合适的尼龙搭扣带，并用打孔器打孔（图 16-3-23）。

2）根据所打孔的大小选择合适的铆钉（图 16-3-24）。

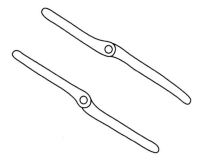

图 16-3-22 打磨、抛光支条

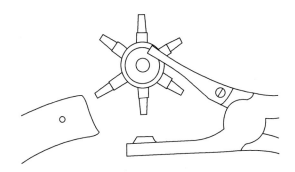

图 16-3-23 选择搭扣带并打孔

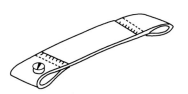

图 16-3-24 选择合适的铆钉

3. 组装与调整

（1）使用震动锯切下矫形器，并进行粗略的修整。

（2）将矫形器打磨。

（3）用螺丝固定膝关节支条和尼龙搭扣带（图 16-3-25）。

（4）在患者身上进行适配和必要的调整。

4. **成品加工** 矫形器师在完成膝矫形器在患者身上的适配和调整后，使用铆钉将膝关节支条、绑带等固定在矫形器上，完成膝矫形器的制作和适配。

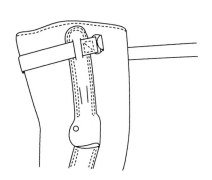

图 16-3-25 组装与调整

（三）定制膝矫形器的选配

动态定制膝矫形器适用于预防或降低膝关节损伤的程度，允许经手术治疗或未经手术治疗的受伤的膝关节进行保护性运动，及为不稳定的膝关节提供稳定性支撑。动态定制膝矫形器的基本要求是治疗效果好，构造简单、轻便、耐用，安全可靠、无压痛，最大限度地消除不良副作用，透气性好、易保持清洁，尽可能使患者在穿戴时不引人注意，且价格适当。可进行功能代偿，辅助患者的肢体运动。

静态定制膝矫形器通常适用于任何需要固定或制动膝关节的情况，包括烧伤、膝关节手术后、髌骨骨折、韧带损伤、股骨远端或髌骨近端骨折、膝关节炎和胫骨小腿截肢术后等。静态定制膝矫形器的基本要求是治疗效果好，构造简单、轻便、耐用，安全可靠、无压痛，最大限度地消除不良副作用，不影响固定范围以外的关节功能，透气性好、易保持清洁,并尽可能使患者在穿戴时不引人注意,且价格适当。增强对患者的保护,预防组织损伤。针对骨折的矫形器应达到促使骨折的愈合的功能。

四、适合性检验

(一) 检查评估

矫形器在制作完成后,应在正式交付患者使用前进行适配和必要的调整。矫形器的适配调整主要是评价矫形器的功能效果,是否适合患者使用以及患者的身体和心理状况。在矫形器师和患者双方都满意,不需再做进一步处理时方可将矫形器交付患者使用。

(二) 可能出现的问题和修正(表 16-3-1)

表 16-3-1 可能出现的问题和修正

可能出现的问题	修正的方法
膝关节矫形器与下肢肢体轮廓相吻合十分困难,膝矫形器容易产生窜动	使用包含腰带的悬吊系统绑紧,或在矫形器远端使用刚性连接固定在足底
	利用股骨内外髁的解剖形状来固定矫形器的位置
	在需要使用绑紧的带子时,应尽量增大护膝垫的面积,以减少固定带处所施加的压力
	使用内衬垫,增加摩擦力
矫形器师应注意患者穿上矫形器一段时间后,下肢是否出现压力点或血液循环受限的情况(特别是在患者下肢感觉功能存在障碍的情况下)	当患者无法承受膝关节衬垫的压力时,矫形器师可考虑在髌骨上下方使用两根 5cm 宽的绑带作为解决方法。另外,矫形器师还可以使用弹性绷带作为膝关节衬垫和绑带的替代品(图 16-3-26)
需要逐步减少膝关节屈曲挛缩的患者	对于矫形器师应及时检查患者的情况,并随时进行机械膝关节角度的调整

(三) 基本训练方法

膝矫形器经过适配、调整,加工成为成品后,即可开始功能训练。包括教会患者穿脱矫形器的训练、必要的肢体功能训练和使用矫形器训练。

1. 在患者刚开始接受膝矫形器治疗时,可以按照以下渐进的方式逐步达到每天穿戴膝矫形器的目的。

在第一周时,患者应保证每天穿戴膝矫形器约 2 小时;在第二周时,患者应保证每天穿戴膝矫形器约 4 小时;在第三周时,患者应保证每天穿戴膝矫形器 6~8 小时。

为了保证患者可以穿戴矫形器达到有效的时间及疗效,矫形器师可以建议患者记录每天穿戴膝矫形器

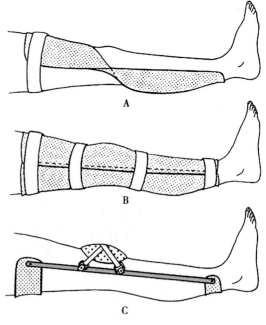

图 16-3-26 替代性膝矫形器设计

的时间。

2. 在穿戴过程中,一些患者可能会出现皮肤过敏的问题。当患者出现皮肤过敏或不舒服的问题时,矫形器师可建议患者酌情继续穿戴膝矫形器,但应减少每天穿戴的时间。当患者不再出现明显的皮肤过敏时,即可逐步延长穿戴矫形器的时间。但是,矫形器师应注意,当患者出现皮疹、红疹时,应立即停止使用膝矫形器,并到医院就诊。

3. 每天保持适当的运动有助于身体健康。适当的身体锻炼有助于防止肌肉力量的减弱,维持健康的体重,并提高身体的柔韧度。适当的身体锻炼包括行动训练、肌肉强化训练和肺活量训练。患者在锻炼身体时,应根据身体的情况,逐步增加其每天的运动量和活动强度。

穿戴膝矫形器的患者可以考虑进行以下日常活动,包括:抬腿运动、踩踏运动、腿部上提拉升、坐 - 立转换运动、游泳、行走和骑自行车等。

第十七章

膝踝足矫形器的制作与应用

第一节　实践目的与要求

一、实践目的

为患者进行全面、充分的功能检查，并确认患者的康复目标。综合考虑其他治疗方法及因素，为患者制订最佳的膝踝足矫形器处方。

二、实践要求

(一) 掌握

1. 患者资料的收集与体格检查方法。

2. 膝踝足矫形器制作技术要点和手法。

(二) 了解

1. 不同病理步态相应修型位置的区别。

2. 矫形器不同生物力线对患者步态的影响。

3. 不同类型的膝踝足矫形器的适应证。

第二节　实践前的准备

一、患者部分的准备

询问患者了解其身体状况，包含患者的初始症状、受伤原因、近期状况、以前接受的治疗效果、潜在的禁忌证、既往病例信息及检查报告等。

二、评估设备器具

检查床、角度尺、信息记录卡等。

三、制作设备与专用工具

制作设备包括：台钳、抽真空管、真空泵、震动锯、激光对线仪、打磨机、打磨头、砂箱及固定架、热风枪、抽真空管夹具。

专用工具包括：橡皮锤、剪刀、游标卡尺、内六角扳手、马口扳手、铆杠、标记笔、圆锉、半圆锉、补高板、软尺、石膏剪刀、石膏调刀、石膏碗、石膏搅拌器、壁纸刀、石棉手套、切割防护条等。

四、材料与零部件

材料：聚乙烯塑料板、袜套、石膏绷带、石膏粉、丙纶纱套等。
零部件：膝关节铰链、支条、铆钉、尼龙搭扣。

第三节　实　践　流　程

一、患者检查评估及处方制订

（一）检查评估

接待患者时，应先对患者进行全面的检查评估，再进行矫形器处方的制订，检查评估的内容不应仅局限于膝踝足部位，应观察患者整体情况。

1. **精神状况**　通过询问病史，观察评估患者的精神状况，以预判患者能否配合进行矫形器的适配工作以及后期患者对矫形器的使用能力。

2. **肌力检查**　通过徒手肌力检查来确定肌力等级。检查肌肉或肌群时，关节上部节段需固定，阻力的拉伸方向要尽可能地接近肌肉或肌群的拉伸方向以确保测量的准确性。

3. **肌张力检查**　上运动神经元的病变会导致不同程度的痉挛，从而影响矫形器的适配。对轻度和中等程度的痉挛，肌肉对被动拉伸的阻力增加，此种程度的痉挛有利于患者稳定关节，但畸形、阵挛或重度痉挛则会给装配矫形器增加一定的难度。

4. **关节的活动范围和稳定性**　关节活动范围可以通过关节的主动运动和被动运动来评估。对关节活动度的评估可以作为选择矫形器的辅助条件，例如是否需要限制关节活动、是否需要稳定关节、是否需要矫正畸形等。

5. **感觉检查**　膝踝足矫形器使用时会接触患者皮肤，如果患者皮肤的浅感觉有损伤，可能会导致患者察觉不到皮肤压力而增加患者皮肤破溃的风险，所以应叮嘱患者及家属在使用矫形器时多关注患者皮肤状况，而对于关节深感觉功能丧失的患者所表现的运动不协调性是矫形器无法矫正的。

6. **患者肢体的体积变化与末端血液循环**　肌力较差的患者由于缺乏促进静脉回流的肌力，常导致患者肢体水肿，为给患者装配合适的矫形器，应先通过穿戴弹力袜等方式有效控制患者的水肿症状，否则使用全接触塑料矫形器可能会增加患者皮肤破溃的风险。

7. **步态**　通过询问病史和检查评估来判断患者的步态及步行能力。

（二）处方制订

在康复协作组综合评估后，根据对患者的评估结果结合患者的康复目标及家庭经济能力制订矫形器处方。

二、定制膝踝足矫形器的制作流程

(一) 膝踝足矫形器的制作

1. 测量、取型、修型

(1) 测量：根据膝踝足矫形器取型测量表填写相关信息及相应尺寸，包括足长、足的轮廓、跖趾关节宽度、内外踝宽度、腓骨小头宽度、小腿最粗处围长、膝间隙到地面距离、膝关节处的宽度(图 17-3-1)、髁上宽度、大转子到地面距离、会阴到地面的距离、会阴到大转子宽度及围长。

(2) 取型

1) 体位要求：患者取仰卧位，如患者膝关节呈屈曲畸形、下肢肿胀、脂肪组织较多等表现，可在膝关节下方放置毛巾卷或海绵垫，使膝关节保持在微屈位。

2) 取石膏阴型：①给患者穿戴取型裤袜；②标记大转子、膝间隙、髌骨轮廓、腓骨小头、内外踝、跟腱走向、小腿最粗处围长、足舟骨、第一及第五跖骨头及其他骨突点和需要免荷的部位；③放好切割防护条，浸泡石膏绷带，待石膏绷带完全浸湿后取出，内侧沿会阴下 15mm、外侧覆盖大转子开始向下缠绕，缠绕时石膏绷带以 2/3 宽度覆盖住上 1 层石膏绷带后向下缠绕，保持 4~5 层的均匀厚度，直至包裹全部患侧下肢。取型中确保踝关节处于 90°，距下关节处于中立位。观察髋关节是否有内外旋，膝关节是否有内外翻。将膝关节微屈，防止石膏阴型后侧面承受较大压力，等待石膏凝固，最后在切割防护条处画对缝线，沿切割线切割，注意不要划伤患者(图 17-3-2)，取下石膏阴型后写上患者信息，帮助患者清洁干净，将石膏阴型重新沿对缝线封好。

3) 灌石膏阳型：待石膏阴型固化后先检查石膏阴型的对线，如果对线误差比较大则先进行阴型调整，将石膏阴型调整到正确对线位置。在对线仪上核对测量表上的尺寸，确定膝关节轴心的位置。膝关节轴应比人体膝间隙高 20mm，与膝关节前后径 6：4 的交点处且垂直于前进方向线，两侧高度误差不得大于 2mm。在轴心的位置放

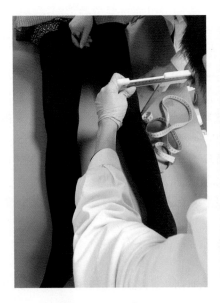
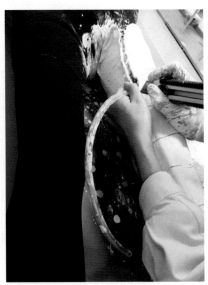

图 17-3-1 测量尺寸　　　　　　图 17-3-2 取型

置膝关节轴心模块,按照石膏阴型膝关节和踝关节角度将钢管插入石膏阴型中,进行最终的对线校正。对线完成后在阴型内涂抹凡士林或肥皂水作为脱模剂。然后将搅拌均匀的石膏浆灌入阴型内,轻轻敲打石膏模型将石膏浆里面的气泡排出,因膝踝足矫形器的石膏阳型质量较大,要小心处理不要断裂。待石膏固化后,剥去外层的石膏阴型,重新标记已经转移到石膏阳型上的标记点。

（3）修型

1）足底控制部分修型:参考足底滚动边,将足底部按区域划分前、中、后三个部分;滚动边以前的前足区域修成与地面成斜角的平面,有助于患者穿戴后产生的蹬离动作;中部区域修出内侧纵弓、外侧纵弓和横弓的形状;足跟部的区域修出与水平面平行的平面,即足跟支撑面,并在足跟周围适当添补石膏,以扩大足跟支撑面积,为保证后续制作质量足尖区域应加长和加厚10mm。

2）踝关节修型:为使骨突部位免压,将踝关节内外踝处、舟骨及其他骨突部位添补石膏。

3）膝关节修型:根据患者膝关节及大腿部位尺寸,对膝关节进行修正。为防止膝关节铰链与患者膝关节产生摩擦,建议膝关节处宽度增加10mm,在模块周围适当填补石膏,使模型圆滑过渡。

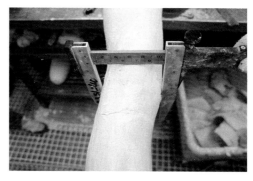

图 17-3-3　检验尺寸

4）其他部位修型:检验石膏型尺寸,在骨突点、免荷部位以及跟腱部位添补适量石膏,其他区域适当削减石膏,使围长与患者肢体围长相匹配。可以在石膏阳型上画出边缘,用石膏绷带制作翻边,然后抛光石膏阳型表面。最后检验整个石膏模型的对线、形状、尺寸等信息是否符合要求（图 17-3-3、图 17-3-4）。

2. 成型

（1）材料选用:制作常用板材为聚丙烯（polypropylene,PP）。PP 板相对强度、刚性以及抗弯曲疲劳强度较高,但价格成本高。板材厚度通常有 3mm、4mm、5mm 3 种规格,需根据患者体重、活动强度等自身情况以及矫形器的设计情况选择板材（一般成人截瘫用膝踝足矫形器均建议使用 5mm 厚的聚丙烯板材）,根据石膏阳型尺寸切割合适大小的热塑成型板材。

（2）热塑成型:将已干燥的石膏阳型固定,为防止关节定位模具受热变形,需在其中放置相应的金属模块。套好袜套,

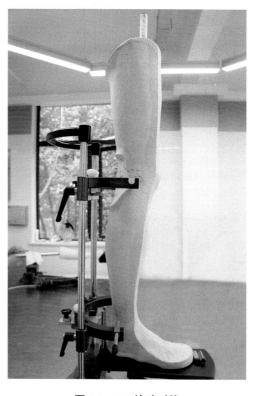

图 17-3-4　检验对线

打磨蝶形泡沫板,固定在踝关节位置,起到加强作用。根据板材产品标定的加热温度,将剪裁好的板材放入平板加热器中,待板材加热完全,将板材取出并包围石膏模型。若膝踝足矫形器为前开口式,将板材合缝放置在足背前侧,确保足底部、踝关节处、膝关节处及大腿后侧板材光滑,无褶皱现象。用封口绳将板材与真空管处密封,打开真空泵进行抽真空成型(图17-3-5)。若板材没有吸附则检查是否有漏气的情况发生,密封后继续抽真空,直至板材冷却后停止。

3. **组装与调整** 待板材冷却后沿膝关节模块四周切开(图17-3-6),将金属模块拔出。组装膝关节、金属模块及支条,弯制支条(图17-3-7),直至支条和板材表面贴合,确定支条上打孔位置,在支条和板材对应位置打固定孔(图17-3-8)。在板材上画出切割线,用震动锯进行切割(图17-3-9),取下后将边缘打磨光滑(图17-3-10),然后将膝关节、支条和打磨完成的板材连接在一起(图17-3-11),检查对线及屈伸是否受限,进行初步的调整。

4. **成品加工** 在矫形器前侧近端部位安装尼龙搭扣带,视患者情况决定是否在踝关节处安装踝关节绑带。可以根据

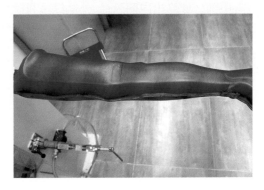

图 17-3-5 制作膝踝足矫形器热塑成型

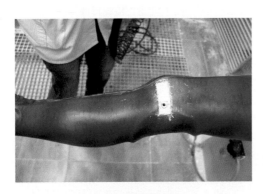

图 17-3-6 膝关节模块位置

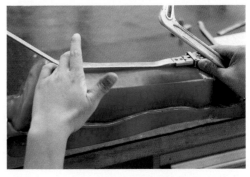

图 17-3-7 弯制支条

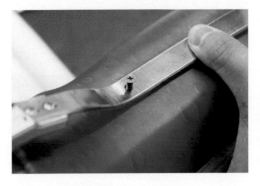

图 17-3-8 打孔固定

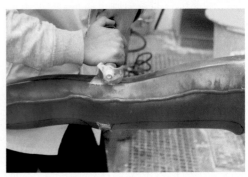

图 17-3-9 切割矫形器

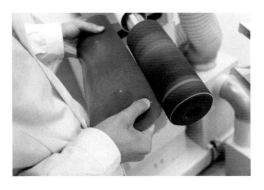

图 17-3-10　打磨矫形器

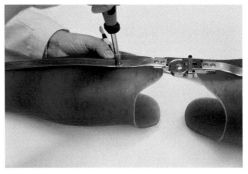

图 17-3-11　组装矫形器

适配情况对矫形器进一步调整。对线正确,无需再调整后用铆钉将支条和矫形器的塑料部分固定连接,交付患者使用。

（二）walkabout 截瘫行走器的制作

1. 测量、取型、修型

（1）测量

体位要求:仰卧位,患者膝关节处于完全伸展状态。

首先给患者穿戴取型裤袜,同时用标记笔标记内踝、外踝、腓骨小头、髌骨、会阴最高点等骨性标志点。需要测量的尺寸包括足长、第一至第五跖趾关节宽度、内外踝宽度、小腿最粗处围长、膝间隙到地面距离、膝关节处宽度、髁上宽度、大转子到地面距离、会阴到地面距离、会阴到大转子宽度及围长(图 17-3-12)。

（2）取型

1）患者取仰卧位,膝关节应处于 5°~10° 外旋位、踝关节应处于 2°~3° 背屈位,两足之间距离应保持 200mm。为保持膝关节前后径的精确尺寸,将切割防护条放置在髌骨的侧面(图 17-3-13)。

2）将石膏绷带浸湿后从会阴处开始缠绕直至足趾部。注意石膏绷带应包住大转子和部分臀大肌,便于确定外侧上缘高度,确保外侧稳定性;缠绕绷带时应适当加压,但要松紧适度,连续缠绕以免绷带分层。重复同样的程序为另一侧肢体取型,注意髋关节不可外展过大,以免影响对线。

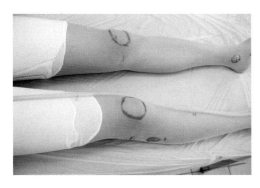

图 17-3-12　测量

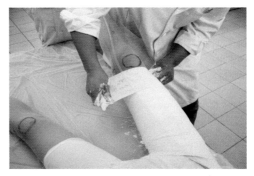

图 17-3-13　切割软管位置

3）待石膏固化后用记号笔画出切口对缝线，使用石膏剪刀沿切割防护条的走向将绷带剪开，并将防护条抽出（图17-3-14）。

（3）对线

1）确定膝关节转动中心：测量会阴内外径的尺寸，确定冠状面的对线基准（内侧50%、外侧50%）（图17-3-15、图17-3-16）。

2）利用激光对线仪检查对线是否符合要求，在单侧站立时脚底应全接触地面。

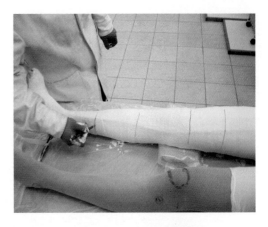

图 17-3-14　画对缝线

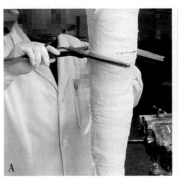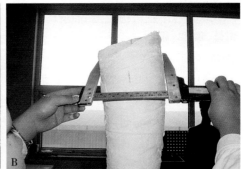

图 17-3-15　确定定位比例

3）检查转动中心与前进方向之间的关系，膝转动中心线应与前进方向垂直。

4）在阴型上膝关节轴心处打孔，放置对线泡沫模块，并用金属模块固定。

（4）修型

1）将钢管按石膏阴型腿型形状弯至合理位置插入石膏阴型内。

2）将石膏阴型放入砂箱内，用沙子固定石膏阴型，准备灌入石膏浆，灌型前把铁管略向上提，以免足部修型时露出铁管（图17-3-17）。

3）待石膏固化后抽去金属对线模块。

4）剥去石膏阴型。

5）对石膏型进行修整，修型时只需将模型表面凸起部分修平并修整出翻边即可。

6）检查膝关节、踝关节处修整是否符合要求，关节处的尺寸应比实际测量的尺寸大10mm左右（图17-3-18）。

7）进行必要的石膏添补，在内侧面修整出适合 walkabout 关节装配的平面。

2. 成型

（1）在石膏阳型上套两层纱套，并在踝关节处制作蝶状楔片，以加强踝关节处的强度（图17-3-19）。

（2）将加热完全的 PP 板包覆在石膏型上。板材加热温度为 185℃（图17-3-20）。

（3）打开真空泵，利用负压将热塑板迅速成型，并将多余部分剪去。

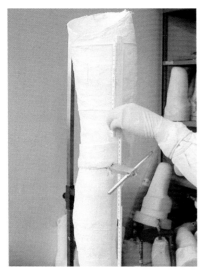

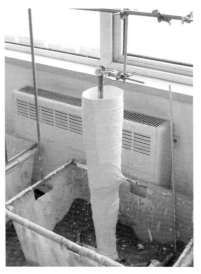

图 17-3-16　确定膝关节转动中心　　　　图 17-3-17　灌型

3. 弯制支条

（1）用马口扳手弯制金属支条，支条弯制后须与塑料板材保持服帖，关节铰链内侧面与肢体之间应保持 5mm 的间隙，在弯制支条时用 5mm 厚泡沫板制作垫子套在定位柱上，以保持间距。

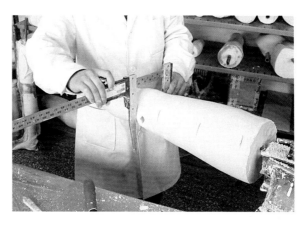

图 17-3-18　检查尺寸

（2）将支条多余部分截去，大腿部分内侧支条上端位于会阴下 30mm，外侧支条上端位于大转子下 20mm，小腿部分内外侧支条下端位于小腿中下部。

（3）检查支条长度和关节装配的位置是否合适。

（4）在支条上打孔，用胶带将支条固定在板材上，在板材上与支条孔对应的位置

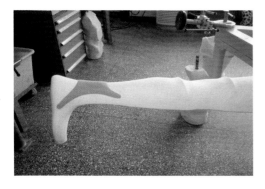

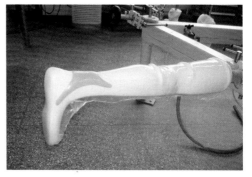

图 17-3-19　蝶状楔片　　　　　　　图 17-3-20　热成型

打孔。

4. 组装与调整

(1) 按裁剪线将所需板材部分裁下,然后在打磨机上进行打磨抛光。

(2) 将加工好的塑料部件和金属支条连接在一起。

(3) 用 walkabout 铰链将两部分矫形器连接在一起,完成最后的组装。注意:如果外展角度不合适,需在行走器两侧金属连接片与金属支条之间加装楔型片。金属连接片上扇形孔的作用为调整步幅(图 17-3-21)。

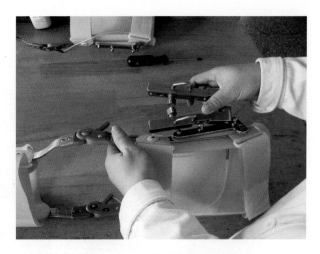

图 17-3-21 行走器铰链安装

5. **成品加工** 用铆钉将支条与板材进行固定,并固定尼龙搭扣。

(三) 定制膝踝足矫形器的适配原则

膝踝足矫形器适用于因偏瘫、L_1~L_3 平面脊髓损伤后的截瘫、脊髓灰质炎后遗症、肌肉营养不良等原因引起的下肢肌肉广泛无力,用于稳定膝、踝关节,改善站立步行功能,也适用于预防和矫正由各种原因引起的膝关节及踝关节畸形。矫形器的适配需要根据患者的病因及功能障碍程度进行量身定制。截瘫 walkabout 行走器适用于各种原因所致的截瘫患者,包括 T_{10} 或 T_{10} 以下 L_2 以上完全性截瘫或部分高位不完全性截瘫患者。

三、适合性检验

(一) 检查评估

1. 矫形器检查

(1) 膝关节是否同心且平行,边缘是否光滑。

(2) 膝上部分下缘和膝下部分上缘离膝铰链轴心的距离是否相等。

2. 试穿检查

(1) 是否符合处方要求。

(2) 患者是否能够很顺利地穿上矫形器。

3. 站立检查 检查体位:穿鞋,双足站立,双足间距与肩同宽,双脚前后一致,双下肢均匀承重,双手自然下垂,目视前方。

(1) 首先检查鞋是否适合患者穿戴矫形器。

(2) 鞋底是否能够完全接触地面;踝关节是否有 2°~3°背屈。

(3) 鞋和矫形器前足部分是否有利于患者足跟离地时蹬离地面。

(4) 通过目测及徒手测量金属条或者塑料壳的形状与大腿、小腿的轮廓是否相符,环带是否符合腿型。

(5) 矫形器附加物如垫片、矫正带、膝压垫的位置和力量是否合适,是否给患者带来很大的不适和疼痛,是否能够起到矫正效果。

（6）膝铰链轴是否近似地与解剖膝关节轴心相符,是否能够保证患者在站‑坐/坐‑站位转换的时候能够保持轴心的位置基本与膝关节的位置保持一致,是否造成膝部关节或者皮肤的不适、疼痛。

（7）内侧金属条的上端与会阴部位是否有足够的间隙。

（8）矫形器的上缘应位于大转子以下 20mm。

（9）腓骨小头部位是否留有间隙,避免压迫腓总神经。

（10）免荷性膝踝足矫形器（KAFO）,四边形接受腔上口后缘应与地面近似平行,坐骨结节应落于坐托部位,保证内收肌、会阴部位不受压。

（11）walkabout 行走器铰链上方是否水平,不可压迫外生殖器（图 17-3-22）。

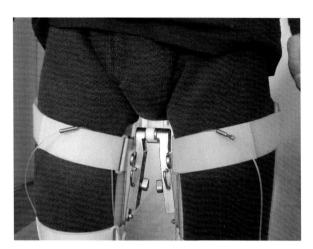

图 17-3-22　行走器铰链的检查

（12）walkabout 需要检查双脚的间距,身高在 150~165cm,双脚应分开 220~230mm;身高在 165~175cm,双脚应分开 245mm(最大),身高超过 175cm,双脚应最大分开至 260mm。

（13）膝关节锁是否可靠,是否容易打开。

（14）患者是否能够稳定地站立。

4. 坐位时检查

（1）患者是否能够在屈膝 90°~105° 的状态下,保持舒适的感觉。

（2）患者在进行坐‑站/站‑坐转换时,患者的膝部在矫形器内是否有明显的向上、向下、向前及向后的移动,患者是否感觉到明显的不适、疼痛。

（3）屈膝坐下时矫形器边缘是否挤压大腿远端和小腿近端后面的软组织。

（4）鞋底、鞋跟能否在地面上放平。

5. 步行检查　检查要求:要求患者在有/无辅助下在平整的路面上以自我感觉最舒适的速度行走。

（1）步态检查:观察有无异常步态,如:躯干侧倾、提髋、下肢旋内或旋外、划弧、足内缘或外缘着地、躯干前屈、躯干后伸、膝关节过伸、膝关节屈曲、难以向前滚动、后蹬力不足、向前滚动过快等。

（2）观察矫形器是否有较大的移位。

（3）检查双腿的步幅是否一致,必要时进行调整。

（4）有无特殊的响声。

6. 脱去矫形器的检查　检查要求:让患者穿戴矫形器约 20 分钟,脱下矫形器。

（1）局部皮肤有无压迫症状:如有红印,能否在 20 分钟之内消失,如不能消失,表明压力过大。

（2）患者对矫形器的工艺、外观、质量是否满意。

（3）患者对矫行器的重量、矫形效果、舒适程度等方面是否满意。

（二）可能出现的问题和修正

除踝足矫形器（AFO）可能出现的问题和修正方法外，对膝关节铰链及免荷性KAFO可能出现的问题及相关修正方法如下：

（1）因内外侧膝关节不同轴造成活动受限时，应调整两侧关节的同轴度。

（2）矫形器膝关节位置与人体膝关节位置偏差较大时，应调整矫形器膝关节的位置。

（3）对于免荷性KAFO，如果足底承重依然较大时，可适当的延长支条的长度，增加矫形器坐骨结节的高度，如果坐骨支持无效，则修改矫形器形状和尺寸。

（三）基本训练方法

1. 穿戴训练

（1）KAFO穿脱方法：单侧KAFO的穿脱较为容易，患者可自主完成。对于双侧KAFO，患者穿脱膝踝足矫形器时一般是需要在家属的辅助下进行，穿矫形器时首先将矫形器膝关节锁打开放置在轮椅旁或床旁，患者坐在轮椅上或床边，将患者下肢放进矫形器内，固定好绑带，在家属的帮助下穿鞋，然后家属用膝盖顶住患者的膝关节，通过提起患者腰部，辅助患者站立，或者患者在平行杠或助行器的辅助下站立，站立过程中要将膝关节用力向后伸，保证膝关节锁锁住膝关节。脱下矫形器时，首先在家属的辅助下打开膝关节锁，然后家属抱住患者腰部辅助患者慢慢坐进轮椅或床边，脱鞋，解除绑带，脱下矫形器。家属在患者穿脱矫形器过程中起着很重要的作用，在辅助患者过程中要注意施力的方法，保护自己。

（2）walkabout穿戴的注意事项包括：穿戴中注意固定好踝关节。站起和坐下时结合助行器，站起前注意双足尽量前伸，双手支撑时骨盆快速后伸，提高成功率，坐下时注意解锁膝关节后，立即用手支撑稳定，防止跌倒。

2. 早期康复训练　早期康复训练包括肌力训练、关节活动度的训练、协调能力训练、坐位平衡能力、翻身训练及日常生活活动能力的训练等等，尤其要强化上肢肌力及腰背肌肌力，为使用矫形器做好准备。

3. 平行杠内的站立训练

（1）患者可以借助矫形器在平行杠内进行平衡能力训练，包括静态平衡能力、动态平衡能力训练。

（2）进行躯体前、后及两侧的重心转移训练。

（3）指导患者做引体向上、转体、侧屈、伸展上肢等动作，以加强背阔肌、斜方肌的力量，维持躯干平衡。

（4）侧向转移训练。

（5）原地迈步训练。提高身体耐力和适应能力，当熟练平行杠内的行走技巧后，再进行杠外的行走训练。

4. 应用助行器及拐杖的步行训练　借助助行器或拐杖进行步行训练，练习四点步行，交替迈步训练，逐渐过渡到绕过障碍物、上下斜坡及室外步行训练，注意评估步幅、步速及步态对称性。

第十八章

髋膝踝足矫形器的制作与应用

第一节　实践目的与要求

一、实践目的

为患者进行全面、充分的功能检查，并确认患者的康复目标。综合考虑其他治疗方法及因素，为患者制订最佳的髋膝踝足矫形器处方。

二、实践要求

（一）掌握

1. 掌握评估检查方法、髋膝踝足矫形器的基本原理、制作方法（包括测量、取型、修型、成型、组装调整及适合性检查）。

2. 穿戴髋膝踝足矫形器后的基本训练方法。

（二）了解

不同类型的髋膝踝足矫形器的适应证。

第二节　实践前的准备

一、患者部分的准备

询问患者了解其身体状况，包含患者的初始症状、受伤原因、近期状况、以前接受的治疗效果、潜在的禁忌证、既往病例信息及检查报告等。

二、评估设备器具

检查床、角度尺、信息记录卡。

三、制作设备与专用工具

（一）制作设备

包括台钳、抽真空管、真空泵、震动锯、激光对线仪、打磨机、打磨头、砂箱及固定架、热风枪、抽真空管夹具。

（二）专用工具

包括橡皮锤、剪刀、游标卡尺、内六角扳手、马口扳手、铆杠、标记笔、圆锉、半圆锉、补高板、软尺、石膏剪刀、石膏调刀、石膏碗、石膏搅拌器、壁纸刀、石棉手套、切割防护条等。

四、材料与零部件

（一）材料

石膏绷带、石膏粉、铆钉、尼龙搭扣、丙纶纱套、聚丙烯塑料板等。

（二）零部件

髋关节部件、膝关节部件、支条、背板等。

第三节 实 践 流 程

一、患者检查评估及处方制订

（一）检查评估

评估患者的神经与肌肉骨骼功能状态，包含肌力、肌张力、关节活动度、关节稳定性、躯体感觉、水肿、认知功能等。

1. 肌力检查

（1）上肢肌力检查：检查上肢各关键肌肌力，确保患者可独立使用助行器或拐杖支撑身体。

（2）下肢肌力检查

1）髋关节：检查支配屈曲的主要肌肉肌力，如髂腰肌；检查支配髋关节伸展的肌肉肌力，如臀大肌；检查支配髋关节外展的肌肉肌力，如臀中肌；检查支配髋关节内收的肌肉肌力，如长收肌（图18-3-1）。

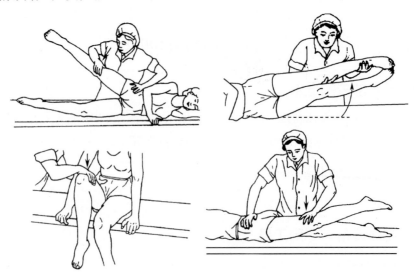

图 18-3-1 髋关节肌力检查

2）膝关节：检查支配伸膝的肌肉肌力，如股四头肌；检查支配屈膝的肌肉肌力，如股二头肌（图18-3-2）。

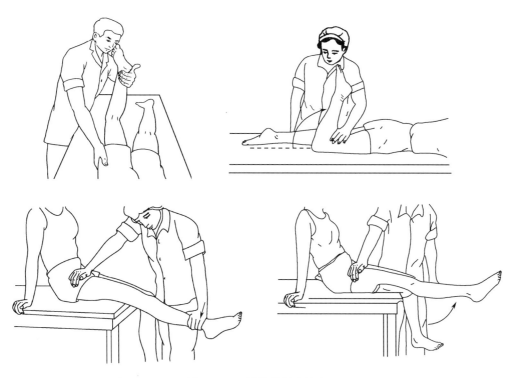

图 18-3-2　膝关节肌力检查

3）踝关节：检查踝关节跖屈肌肉肌力，如小腿三头肌；检查踝关节背屈的肌肉肌力，如胫骨前肌（图18-3-3）。

4）距下关节：检查控制内翻的肌肉肌力，如胫骨前肌；检查控制外翻的肌肉肌力，如腓骨长短肌（图18-3-4）。

2. 肌张力检查　轻微的肌张力增高对功能影响不显著，中等及较重的肌张力升高影响正常功能及矫形器的安装适配。轻中度的痉挛，肌肉对被动拉伸的阻抗增加，有利于患者关节的稳定，但伴有畸形和严重的痉挛对矫形器的安装适配会带来不便。

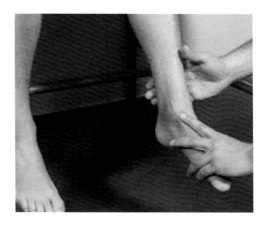

图 18-3-3　踝关节肌力检查

3. 关节活动范围及功能检查

（1）关节的活动范围可以通过主动运动和被动运动来评估。

（2）关节的功能检查。

1）髋关节：检查髋关节时注意将骨盆放正并保持水平，即骨盆双侧髂前上棘连线与躯干中心纵轴垂直，与检查床平行。①屈髋畸形：髋关节处于屈曲位，伸展功能受

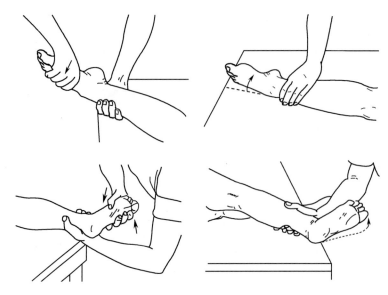

图 18-3-4　距下关节肌力检查

限。常用托马斯征（Thomas）阳性来表示。检查
时，患者仰卧位，若患肢自动抬高屈膝离开床面
或迫使患肢与床面接触则腰部前凸，则为阳性。
②髋内收畸形：髋关节处于内收位、外展功能受
限。常见病因如髋内收肌挛缩、陈旧性、病理性
髋脱位等。③髋外展畸形：较少见，该畸形可见
于髋关节类风湿性关节炎、强直性关节炎、臀肌
挛缩症、髂胫束挛缩等（图 18-3-5）。

2）膝关节：膝关节的功能障碍和畸形主要
有膝屈曲挛缩、膝过伸、膝外翻、膝内翻、膝强
直、膝关节侧向不稳、膝关节前后方向不稳等。
①膝屈曲挛缩检查：让患者仰卧于检查床上，检
查者用手拉伸或按压患肢膝关节，若膝关节不

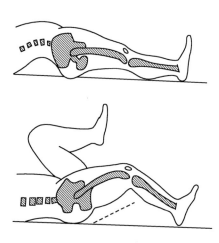

图 18-3-5　Thomas 征检查

能伸直，表明膝关节屈曲挛缩；②膝过伸检查：让患者仰卧于检查床上，检查者用手向
上抬起患侧足或按压患侧膝关节，若患肢反向弯曲，表明膝过伸；③膝关节侧向不稳
检查：让患者仰卧于检查床上，膝关节伸直，检查者一手固定股骨，一手向侧向推压小
腿，若患肢小腿绕膝关节侧向转动，表明膝关节侧向不稳；④膝关节前后方向不稳检
查：对患者进行抽屉试验，让患者仰卧于检查床上，膝关节屈曲 90°，检查者双手握住
小腿近端，向前拉动或向后推压胫骨，若胫骨随检查者向前或向后移动，则向前抽屉
试验阳性表明膝关节向前方向不稳；向后抽屉试验阳性表明膝关节向后方向不稳（图
18-3-6、图 18-3-7）。

4. 感觉检查　对皮肤和关节的感觉评估是很重要的，感觉功能丧失或部分丧失
的患者，对皮肤破裂或疼痛感觉减退甚至消失，在制作时尤其需要注意矫正力或支撑
力的施加区域和力度。

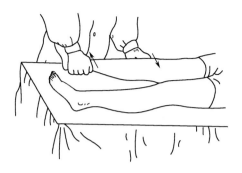 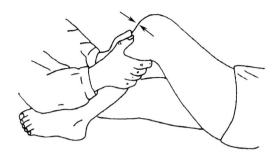

图 18-3-6 膝关节侧向不稳检查　　　　　图 18-3-7 膝关节前后方向不稳检查

5. 肢体体积及血液循环检查　患者经常受累于肢体水肿,主要是由于缺乏促使静脉回流的肌力引起,如有水肿情况,应穿戴弹性压力袜控制。末梢神经血液循环障碍的患者应注意防止局部压力过大,避免出现皮肤溃疡。

(二) 处方制订

对脊髓损伤患者而言,脊柱的稳定性、脊髓损伤的平面和程度、患者全身体质情况和心理素质等综合因素,决定患者是否可以应用髋膝踝足矫形器,临床适配工作多以截瘫步行器为主。首先,可根据脊髓损伤患者的损伤平面初步判断适用的矫形器种类。胸腰段完全性脊髓损伤患者,髋关节屈肌肌群和伸肌肌群功能差,无法稳定控制骨盆的活动,T_{10} 以下建议装配 walkabout 矫形器(图 18-3-8);T_6 以下完全性损伤截瘫患者建议装配往复式截瘫行走器(reciprocating gait orthosis,RGO)或改良 RGO(advanced reciprocating gait orthosis,ARGO)(图 18-3-9)。ARGO 与 RGO 作用原理相同,由于增加了髋膝关节的气压助伸装置,在步行时有一定助动功能,同时在坐位转换时更为方便、省力,稳定性得到提高,能量消耗降低(图 18-3-10)。

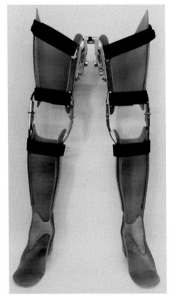 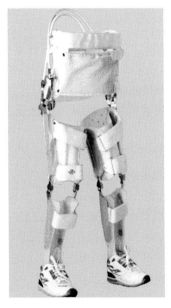

图 18-3-8 walkabout 矫形器　　　　图 18-3-9 RGO

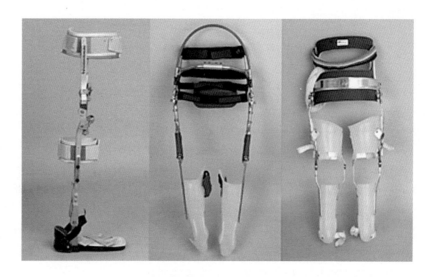

图 18-3-10　ARGO

二、RGO/ARGO 的制作流程

(一) 测量、取型、修型

1. **取型准备**　让患者仰卧位平躺于检查床上，一人协助将患者下肢抬起，一人为患者穿戴取型用袜套。

2. **描绘标记点**　用标记笔依次标记出需要进行免荷或施加压力的区域。描画出髌骨轮廓、内外踝、内外髁部突起、腓骨小头、膝间隙、大转子、髂前上棘、髂嵴；并在压痛点和骨突部（如骨刺、皮肤瘢痕组织等压痛点或易破损区域）做标记。

3. **测量**　测量骨盆宽度、两侧髂嵴间距、两侧大转子间距、膝关节前后径、踝关节内外径、大转子到足底的距离、膝间隙到足底的距离、体重等，并将所测量尺寸数据统一记录。根据患者的骨盆宽度、体重选择合适规格的 RGO 部件（髋关节、膝关节、支条等）。

4. **取型**

(1) 将切割防护条固定在取型袜上，为石膏固化后取下阴型做准备，注意切割防护条应放在髌骨侧面，保证膝关节前后径尺寸精确。

(2) 按照肢体长度和围长准备石膏绷带卷若干。

(3) 确定患者仰卧位以及取型人员的位置（一人负责将肢体抬起，一人负责石膏绷带取型）。

(4) 取石膏绷带卷浸水拧干，并自股骨内侧髁上缘以上 40~50mm 处开始向下缠绕绷带，石膏绷带的缠绕顺序应为前 - 内 - 后 - 外，这是因为从前面向内侧面缠绕软组织移动量小，根据石膏绷带选择的不同，缠绕层数也有区别，通常为 3~5 层。

(5) 石膏绷带缠绕完成后应迅速抹匀，避免石膏绷带分层，并反复挤压、按压股骨内侧髁部分，以达到准确做出该区域形状的目的，同时注意踝关节应处于中立位及足的外旋角度；髋关节不可外展过大，以免影响对线，两足间应保持 200mm 左右。

(6) 石膏固化后在冠状面和矢状面画出垂线，作为对线参考。

(7) 在石膏阴型前侧画出对合线，并沿切割防护条使用石膏剪刀将石膏阴型剪开后取下。

（8）另一侧下肢按相同步骤进行取型。

（9）待双下肢取型完毕后，让患者由仰卧位转换为俯卧位，做好防护措施，避免石膏洒落到患者衣物上。

（10）根据患者腰部宽度，准备若干石膏绷带，浸润绷带后均匀服帖在患者背部，在绷带固化前塑出两侧髂嵴形状，迅速抹匀，避免石膏绷带分层，制作 RGO 背板阴型（图 18-3-11）。

（11）取下石膏阴型中的袜套，将石膏阴型对合，确定阴型对线符合要求。按测量数据确定膝间隙的高度，并上移 20mm，在此水平上，测量膝关节前后径，按前后 6：4 的比例划线，以确定膝关节转动中心位置，并确保其与前进方向线垂直，插入关节对线模块。

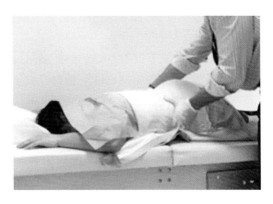

图 18-3-11　制作 RGO 背板阴型

（12）检查转动中心线应与地面平行，两侧高度误差不大于 2mm 即可。

5. **灌型**

（1）用 3~4 层石膏绷带缠绕分别使双下肢石膏阴型及背部阴型封闭，使用脱模剂。

（2）将石膏阴型埋入灌型砂箱中，注意应使石膏阴型按之前描画的垂线垂直于水平面放置。

（3）将调好的石膏浆注入石膏阴型，并将钢管插入石膏浆中上下提拉，带出石膏浆中的气泡，保证石膏阳型的光整度。

（4）将钢管按照对线基准线放置好（即在矢状面和冠状面均平行于肢体中线），并保证钢管末端距离石膏阴型末端至少留出 20mm 的距离。

6. **修型**

（1）用壁纸刀划开绷带，将固化的石膏阳型取出，固定于台钳上，描画标记点并复查尺寸。

（2）修整石膏阳型：修整石膏阳型原则上需要按照先削减后填补的顺序，在所有需要削减的部位修整到位并核对尺寸，达到目标值后，再进行填补操作。对小腿部分修型，内侧髁部需保留，其余部分可参考膝踝足矫形器修型。对于腰部背板修型，需要填补两侧髂前上棘、髂嵴，背板下缘需进行翻边处理。

（3）使用纱网光滑石膏阳型。

（二）成型

1. 在石膏阳型上测定踝关节的周径，裁剪泡沫板，制作蝶形锲片，加强踝关节处强度。

2. 测量阳型长度及周径，裁剪聚丙烯塑料板材。

3. 将石膏模型插入真空管并固定于台钳上，将贝纶纱套套在石膏阳型表面，将塑料板材放入平板加热器中加热（温度 210℃），穿戴多层石棉手套取出软化后的塑料板，放置在石膏阳型上密封。

4. 打开真空泵，利用真空负压使塑料板与石膏阳型服帖，注意避免褶皱。

5. 静置 30~60 分钟，待板材完全冷却后取下。

6. 按此步骤将双下肢及背板成型完毕。

（三）组装与调整

1. 将模型固定于台钳上,将关节固定模块与关节连接,放入模块槽中,使用马口扳手弯制金属支条,根据阳型的轮廓弯制小腿外侧支条,并在模型上打孔定位,切割后取下板材。

2. 确定髋关节位置(大转子前方、上方各 10mm 处),弯制躯干背板侧向支条,并打孔在模型上定位,切割后取下板材。

3. 根据测量的大转子到膝间隙距离,确定大腿部分支条长度。

4. 将多余支条截去,将大腿部分和小腿部分连接。

5. 检查支条和关节位置是否合适,包括两侧髋关节、膝关节是否等高。

6. 按照 RGO 说明书装配图,将双侧髋关节用骨盆管连接,注意两侧髋关节高度。

7. 将边缘多余的板材截去,使用打磨机打磨光滑。将所有连接处的螺丝及铆钉固定。

8. 进行工作台对线,检查两侧髋关节等高、关节面平行;检查两侧膝关节等高;髋关节与膝关节轴线平行;侧向支条位于腋中线等。

（四）成品加工

1. 制作绑带,与尼龙搭扣搭配安装在 RGO 指定位置。

2. 将所有螺钉、螺母、铆钉紧固。

3. 将边缘打磨光滑、抛光。

三、RGO/ARGO 的选配

T_6 以下完全性损伤截瘫患者建议装配 RGO。在 RGO 的基础上,改进往复式截瘫步行器(ARGO)将以前两个与髋关节连接的钢索改为一条钢索,同时增加了膝髋关节助伸气压装置,ARGO 的结构设计特点使其不仅在步行中有助动功能,而且在患者由坐位到站立互换过程中也有助动功能,现在是临床上使用较多的一种步行器,T_4 以下完全性脊髓损伤截瘫患者建议装配 ARGO。

四、适合性检验

（一）检查评估

除 KAFO 的适应性检查要点外,对髋关节铰链、膝关节铰链、骨盆管的检查要求如下:

1. 髋铰链中心是否位于大转子最突起前方 10mm、上方 10mm 处。

2. 两侧髋关节与躯干距离是否合适(各 10mm)。

3. 髋关节、膝关节锁可靠,打开容易。

4. 骨盆管与患者臀部是否匹配。

(二) 可能出现的问题和修正(表18-3-1)

表 18-3-1 可能出现的问题和修正

可能出现的问题	修正办法
患者穿戴 RGO 训练中出现迈步困难	检查 RGO 髋关节、膝关节是否同轴、关节面是否平行、高度是否一致,若有问题则进行修整
患者局部皮肤在脱下矫形器后,有明显印记	检查皮肤受压部位,尤其是内外踝和骶部,如果不合适,及时修改和调整矫形器

(三) 基本训练方法

1. 穿戴矫形器前训练

(1) 床上或垫上被动关节活动度训练:治疗师或陪护帮助患者行躯干、髋、膝、踝关节等被动关节活动度练习。

(2) 上肢肌力恢复和强化训练:利用沙袋和哑铃进行胸大肌、背阔肌、三角肌、肱二头肌、肱三头肌等肌肉的负重抗阻性训练,这些肌群力量的恢复和增强至为关键,是决定安装往复式步行矫形器后,患者能否行走的先决条件。

(3) 进行腹式呼吸和躯干肌群残余肌力训练:患者卧位腹部放置沙袋,进行腹式呼吸,完毕稍休息 1~3 分钟,进行仰卧起坐训练和俯卧抬头训练。

(4) 下肢肌力恢复和强化训练:这些肌群力量的恢复和增强为患者使用短支具步行矫形器创造条件。

(5) 床上或垫上双上肢抓握支撑器,撑起上身,进行躯干和下肢摆动训练:为患者穿戴步行器,上肢支撑,躯干活动,人体重心前移夯实基础。

(6) 平衡训练:患者在治疗师指导下进行长坐位平衡、端坐位平衡及跪坐位平衡训练。

(7) 站立训练:先是电动起立床训练,可以强化血管舒缩反应,促进下肢血液循环,尤其是长期卧床患者,此项训练可预防体位性低血压,增加肺顺应性反应能力等,以后逐渐过渡到站立架及床边站立。1 次 /d,40~60min/ 次,6 次 / 周。运动量和运动强度依据患者的病情特点和个体差异做适当的调整。

2. 穿戴矫形器后的训练

(1) 穿脱和使用训练:在使用训练前,应向患者介绍截瘫步行矫形器的工作原理,演示穿脱和使用方法。在患者熟悉后,方可进行穿脱训练。穿脱训练对患者的坐位平衡、腰腹肌力量及动作的协调性要求较高。

1) 穿脱方法:患者坐床边,将矫形器处于髋关节屈曲,膝关节屈曲位。由患者或辅助人员将矫形器从头顶套下,系好腰部固定带,然后用双手将两侧下肢放入矫形器的小腿部分,系好小腿部固定带,穿好合适的鞋,脱下矫形器的步骤与穿戴方法相反。

2) 穿戴矫形器站起的方法:患者臀部前移,坐在床沿上,双足平放于地面。躯干前倾,屈曲髋关节,将身体重心放在双足前方。双手扶持助行架,依靠双上肢向下支撑的力量缓缓站起。锁住髋关节,躯干后伸,促使膝关节伸展,锁住膝关节。

3) 穿戴矫形器坐下的方法:患者用一只手支撑在助行架上,另一只手打开同侧髋关节锁。交替双手,打开对侧的髋关节锁。治疗人员将两侧膝关节锁打开,用手扶住患者双膝,助其安全坐下。

(2) 平行杠内的站立平衡训练:让患者穿戴矫形器双手扶着平行杠训练站立平衡。注意纠正患者不良的站立姿势。然后逐渐过渡到单手扶杠,甚至不用手扶杠站立。待患者能自如站立后,训练患者站立时上肢的自由活动。

(3) 步行训练:在步行训练前,应先向患者解释矫形器的工作原理,演示步行的方法。开始步行训练的关键是正确的步态,让患者自己体会穿着矫形器步行的方法。

先让患者在平行杠内进行步行训练。在患者能够在平行杠内安全行走后,应尽早开始扶持助行架的步行训练。

在患者熟练掌握助行架步行后,可以尝试使用肘拐步行。与助行架相比,肘拐能够提供更快、更有效率的步态,适合在不平坦的路面上行走。使用肘拐行走的前提是,患者必须具有良好的平衡能力。从使用助行架过渡到使用肘拐时,可以在平行杠内先训练一手扶杠、一手用肘拐行走,然后训练用两只肘拐行走(图18-3-12)。

当患者可以在室内平地上自由行走后,应该鼓励患者在社区行走,体验真实的日常生活,增强矫形器的实用性。

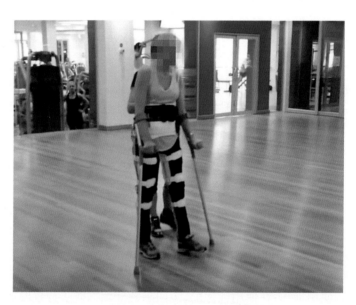

图 18-3-12　RGO 步行训练

第十九章

碳纤维成型技术在膝踝足矫形器中的应用

第一节　实践目的与要求

一、实践目的

为患者进行全面、充分的功能检查,并确认患者的康复目标。综合考虑其他治疗方法及因素,为患者制订最佳的碳纤维成型膝踝足矫形器处方。

二、实践要求

(一) 掌握

1. 碳纤维成型膝踝足矫形器适应证。
2. 碳纤维成型膝踝足矫形器的制作工艺。

(二) 了解

电磁控制矫形器(electronic magnet,E-MAG)的制作。

第二节　实践前的准备

一、患者部分的准备

(一) 一般资料

患者需要准备的一般资料包括:病历、检查报告、X 线片等医学资料。

(二) 曾装配情况

曾安装过矫形器的患者,可提供曾使用矫形器以及简要描述原有矫形器的利弊情况。

二、评估设备器具

检查床、平衡杠、X 线片观片灯、角度尺、皮尺、补高板。

三、制作设备与专用工具

水盆、石膏剪、标记笔、圆珠笔、测量表、皮尺、折尺、卡尺、橡胶碗、石膏调刀、石膏锉、剪刀、马口扳手、热风枪、手电钻、内六角扳手、十字螺丝刀、一字螺丝刀、锤子、直径 4.2mm、5.2mm 的钻头、震动锯、电子秤、真空泵、口罩、护目镜、专用对线模具、打磨机、打磨辊、抛光轮、切割防护条。

四、材料与零部件

(一) 材料

取型袜套(或保鲜膜)、患者防护用品、一次性手套、石膏绷带、凡士林、石膏粉、洗衣粉或洗手液、纱网、PVA 薄膜套、滑石粉、电工胶带、专用胶带、双面胶带、系绳、橡皮泥、浴巾、薄丝袜、贝纶纱套、碳纤维、碳纤维树脂、粉状固化剂、白色颜色糊、量杯、搅拌棒、搭扣带、内衬材料、黏合剂。

(二) 零部件

膝关节、支条、踝关节、足蹬、螺母、螺丝、空芯铆钉等。

第三节　实践流程

一、患者检查评估及处方制订

(一) 检查评估

下肢疾患的检查评估主要考虑两个方面：下肢的残余肌力和关节活动度。根据 0~5 级的肌力分级原则,通过检查,对患侧髋关节和膝关节、踝足的屈曲、伸展肌力进行评定。

检查患侧髋关节的屈曲、伸展、内收和外展活动度；膝关节屈曲、伸展活动度以及是否存在膝内翻、外翻变形；踝足跖屈、背屈活动度以及是否存在内翻、外翻或内旋、外旋变形。

另外,还需检查双下肢是否存在长度差异。

(二) 处方制订

根据患侧下肢肌力及关节活动度情况可初步确定矫形器结构,详细处方还应考虑患者整体身体素质、病史、生活环境、双下肢长度差等因素。

二、制作流程

(一) 测量、取型、修型

1. 准备工作　给患肢缠绕保鲜膜并套上取型袜套,放置切割防护条；画出髌骨轮廓,并在大转子、膝间隙、腓骨小头、内踝、外踝、足舟骨、骰骨、第一跖骨头、第五跖骨头及其他骨突或敏感部位做标记。

2. 测量

(1) 需要测量的宽度尺寸：膝关节宽度、踝关节宽度、脚前掌宽度。

(2) 需要测量的高度尺寸：大转子至地面的高度、膝间隙至地面的高度、内外踝至地面的高度、鞋子的有效跟高以及脚长。

（3）如双侧有长短差异,还应测量双侧高度差。

3. **取型** 若下肢无明显畸形,则可按照常规方法取型;若关节有严重变形,建议可采用分步取型法,在取型过程中将畸形尽可能矫正到最大矫正位。

分步取型法是将取型过程分为三步:第一步患者处于坐位,只取足部模型。根据所测量的跟高值选择合适的跟高模块,将患者足部放在跟高模块上,在矢状面及冠状面内,使小腿与地面均呈90°体位。使用6层石膏绷带放在足底,塑出足部形状,并尽可能使足部处于矫正位(图19-3-1)。

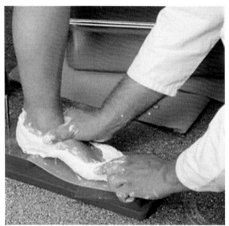

图 19-3-1 足部塑型

第二步,待足部石膏固化后,取小腿部模型,放置切割防护条。肢体保持不动,采用3层石膏绷带条在小腿部内外两侧避开切割防护条的位置进行加强,上部高度在腓骨小头处,下面部分能与足部石膏绷带搭接上即可,再用石膏绷带进行整体缠绕,在石膏绷带固化过程中,注意使肢体保持在既定的位置不变,且将踝关节在矢状面及冠状面内的变形进行相应矫正直至模型固化(图19-3-2)。

第三步,在他人协助下,使患者平躺在取型床上,取大腿部分模型。采用3层石膏绷带条在大腿部内外两侧避开切割管的位置进行加强,上部内侧高度在会阴部位下方,外侧高度应超过大转子位置,下面部分能与小腿部石膏绷带搭接上即可,再用石膏绷带进行整体缠绕,在石膏绷带固化过程中,注意使肢体保持在既定的位置不变,且将膝关节在矢状面及冠状面内的变形进行相应矫正直至模型固化。待石膏完全固化后,沿切割管切开石膏模型(图19-3-3)。

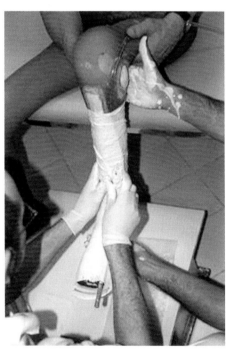

图 19-3-2 小腿部塑型

4. **修型**

（1）在阴型上确定膝关节、踝关节的位置:矫形器膝关节轴的高度应处于膝间隙向上 1.5~2cm,其前后位置在膝关节宽度的前 60%、后 40% 的分割点,所以膝关节点的位置即为前后分割点与膝关节高度的交叉点,且膝关节轴应与水平面平行,与前进方向线垂直。由于人体踝关节的内踝较外踝稍高且靠前,所以踝关节解剖学轴即内外踝的中心连线与膝关节轴不平行。在设定踝关节轴时,将外踝较内踝向上、向前移动,内踝较外踝向下、向后移动相同幅度,

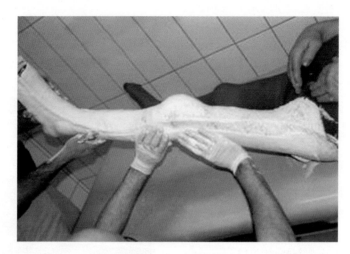

图 19-3-3　大腿部塑型

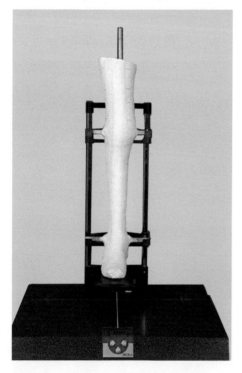

图 19-3-4　阴型对线

同时应保证与膝关节轴平行,与前进方向线垂直。

(2) 将关节定位模具固定在阴型内,灌注石膏阳型(图 19-3-4)。

(3) 对石膏阳型进行必要的修整,注意膝关节、踝关节处关节定位模具的宽度应比测量尺寸大 10mm。矫形器轮廓边缘处进行必要的翻边处理。

(二) 成型

碳纤维成型工艺是由矫形器师在石膏模型的基础上,在需要增强部位放置碳纤维等材料,通过浇注树脂抽真空成型的制作过程。

(1) 为预留出粘贴内衬的厚度,需要在石膏模型上预先套上 3 层贝纶纱套,在每层纱套的关节位置均涂上胶水,以防止剪开时脱线。待胶水晾干后,在关节位置剪开纱套。

(2) 将关节定位器与关节(或关节塑料模具)组装起来,开始进行金属支条及足蹬的弯制,应注意支条或足蹬应与模型之间保持约 2mm 的间距,以预留出放置增强材料的空间,支条、足蹬均弯制好后,将其与关节用螺丝固定组装在一起(图 19-3-5)。

(3) 矫形器上需要制作横向加强条时,可使用热风枪对 PVC 条加热后在相应位置进行塑型。在冷却定型后的 PVC 条上套 2 层管状碳纤维,并使用细线进行固定。

(4) 然后开始进行抽真空制作。套内层 PVA 封闭膜,在膝轴及踝轴需要开孔的位置缠上 1 层 PE 专用胶带,以防止剪开时薄膜撕裂。

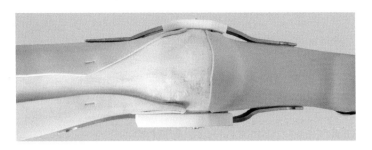

图 19-3-5　弯制支条

（5）套 1 层贝纶纱套，在膝轴及踝轴需要开孔的位置涂上胶水，以防止剪开时纱套脱线，待胶水变干后剪开。

（6）在需要加强的部位放置单向碳纤维条，注意碳纤维材料边缘应距关节下缘保持 20mm 的距离。

（7）把组装好的关节（或关节塑料模具）与支条、足蹬等移至模型旁边，将关节定位器插入相应的关节孔位中，注意需使用专用耐高温橡皮泥在关节处进行密封处理，以防止树脂浸入关节处。将加强条用双面胶固定在相应的位置。

（8）在螺丝外面用专用橡皮泥覆盖，防止树脂浸入；并且在空隙较大处用涤纶毡进行填充。

（9）套第二层纱套，在需加强部位放置第二层碳纤维条，注意前足部分碳纤维材料的放置，使用两层碳纤维布，放置时使其编织方向与垂线成 45° 角（图 19-3-6）。

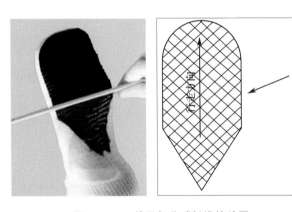

图 19-3-6　前足部分碳纤维的放置

（10）套第三层纱套（增强材料层数应根据矫形器设计及患者体重、活动量等因素而定），根据矫形器师与患者沟通，还可选择使用外层花布，套外层 PVA 膜，使用碳纤维树脂进行抽真空成型。

树脂配方：碳纤维树脂 + 白颜色糊（按照 2%）+ 粉状固化剂（按照 2%）调匀。

（三）组装与调整

（1）待树脂固化后，拿掉外层 PVA 薄膜，切开关节表面树脂，移除螺丝，画出矫形器轮廓线，并进行切割、打磨。

（2）打磨完成后，用螺丝将关节与支条进行连接，矫形器组装完成。

（3）患者试穿,边缘或不适部分根据需要进行必要的打磨处理,根据实际选用的膝关节、踝关节进行必要的调整。

（四）成品加工

适配完成后,需在矫形器内侧粘贴内衬材料,将搭扣带固定在适当位置,最终交付患者前,需要用防松胶固定螺丝。

三、E-MAG 矫形器的选配及特殊制作方法

E-MAG 矫形器是一款电磁控制的矫形器,在患者行走过程中能够智能控制膝关节的锁定和打开,即在支撑期时膝关节锁定,在摆动期时关节打开。主要用于不完全性脊髓损伤或脊髓灰质炎后遗症等下肢伸展肌功能障碍的患者。

为使矫形器功能得以正常发挥,患者还需具备相应的残余肌力及关节活动度对矫形器进行控制。能够适配 E-MAG 矫形器的患者至少需要达到以下条件:髋关节伸肌的肌力 3~5 级,或者膝关节伸肌的肌力 3~5 级,或者膝关节过伸;髋关节屈肌的肌力 3~5 级,或者补偿性髋关节活动。

对于关节活动度有以下要求:无髋关节屈曲挛缩、膝关节屈曲挛缩小于 10°、在踝关节处屈曲挛缩不超过 15°,且无不可控痉挛。

E-MAG 矫形器采用碳纤维成型工艺制作而成,其制作方法在常规碳纤维膝踝足矫形器的基础上略有不同。

首先,为减轻矫形器的重量,该矫形器中与膝踝关节连接的支条并非一根由膝关节至踝关节的长条,而是两根长度为 10cm 左右的短支条,所以需要使用 PVC 条进行膝支条与踝支条之间的连接。使用热风枪对 PVC 条进行加热,加热后的 PVC 条可根据需要进行塑型,待冷却定型后,在两端各钻 4mm 的孔,与上下金属支条使用空芯铆钉进行连接固定(图 19-3-7)。

其次,由于 E-MAG 矫形器中含电子元件及电池,所以需在安装电子元件及电池部位制作 1 个连接罩,将电子元件盒、电池盒及线缆固定在连接罩内。

连接罩的制作方法如下:

在第一遍碳纤维成型工艺完成后,将电子元件盒、电池盒以及线缆模具用橡皮泥固定在大腿外侧面的相应位置(图 19-3-8)。

套 1 层薄纱套,套内层 PVA 薄膜并调整真空泵压力使其吸附,然后套 2 层贝纶纱套,在两层之间用碳纤维布进行增强,如第一遍成型中使用了花布,此时可套 1 层同色花布,最后套外层 PVA 薄膜,使用导料管,将树脂注入所需部位,进行真空成型。待树脂固化后,取下连接罩并进行裁剪、打磨,将电子元件盒、电池盒以及线缆固定在上面。再将连接罩用螺丝固定在矫形器外侧相应位置,矫形器制作完成(图 19-3-9)。

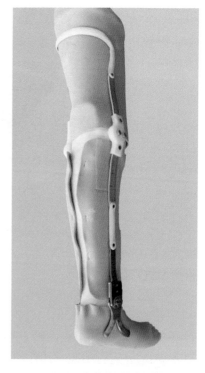

图 19-3-7 支条与 PVC 条的连接

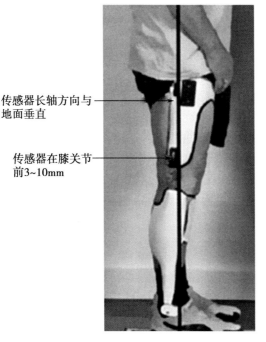

传感器长轴方向与
地面垂直

传感器在膝关节
前3~10mm

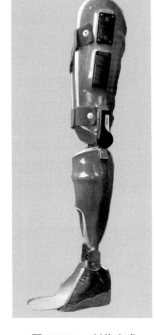

图 19-3-8 传感器的放置位置   图 19-3-9 制作完成

四、E-MAG 矫形器的适合性检验

(一) 检查评估

1. 穿着时检查

（1）矫形器结构是否符合处方要求。

（2）患者能否顺利穿上矫形器。

（3）患者能否自主取下及安装电池。

2. 站立位检查　要求患者穿上鞋,双足间距 50~100mm,双下肢均匀承重。

（1）矫形器足部的大小、长度是否合适。

（2）鞋底、鞋跟能否在地上放平。

（3）矫形器膝关节、踝关节是否处于正确位置以及宽度是否能够保证与皮肤之间有足够的间隙。

（4）膝关节、踝关节是否能正常使用。

（5）矫形器高度是否合适、矫形器整体贴合性、矫形器边缘走向、有无局部压迫。

（6）E-MAG 矫形器测试模式及自动校准模式设定方法是否正确。

3. 步行中检查

（1）检查行走中能否正常锁定和解锁膝关节。

（2）在平地上步行,应注意观察有无异常步态。

（3）有无异常响声。

（4）测试模式下传感器是否有正常的灯光显示及声音反馈。

（5）完成自动校准后传感器灯光及声音是否消失。

4. 坐位检查

(1) 膝关节屈曲105°时患者能否舒服的坐着。

(2) 矫形器膝关节转动轴心与解剖膝关节轴心是否大致相符,不会因为站立位与坐位相互转换时引起膝关节在矫形器内明显的窜动。

5. 脱去矫形器检查

(1) 肢体有无皮肤压迫症状。

(2) 从矫形器工艺和外观角度检查是否满意。

(3) 询问患者对矫形器重量、功能、舒适度、外观等方面的满意程度。

(二) 可能出现的问题和修正

E-MAG 矫形器安装初期,可能会出现的问题及相应解决方法见表 19-3-1。

表 19-3-1　可能出现的问题和修正

可能出现的问题	修正办法
坐位时膝关节屈曲角度不够	可能是由于膝关节以上或膝关节以下的部分保留过多,导致膝关节不能屈曲到最大位,从而影响患者坐下时的舒适性。让患者穿戴矫形器坐下,检查膝关节上下部接触部分,并做标记,进行必要的修整打磨处理,直至患者能较舒适的坐下,膝关节屈曲角度可达到约105°
摆动期不能正常解锁	初次安装 E-MAG 矫形器的患者,可能存在不能正常解锁膝关节的问题,很可能是由于患者在站立末期膝关节没有完全伸直而导致不能正常解锁膝关节,应该告知患者在脚尖离地时,使膝关节完全伸直且不承重,利用髋关节屈肌的残余功能或骨盆的倾斜动作,使矫形器从平行站立位置过渡到摆动期
支撑期不能锁定膝关节	初次安装 E-MAG 矫形器的患者,也可能存在不能正常锁定膝关节的问题,很可能是由于患者在摆动末期膝关节没有完全伸直而导致不能锁定膝关节,应该在足跟着地前,使膝关节完全不承重,利用髋关节伸肌的残余功能或膝关节的过伸动作,使矫形器从足跟首次着地,直接过渡到承重

(三) 基本训练方法

1. 均匀承重训练　为了防止异常步态,应当进行站立平衡训练,使两侧下肢均匀承重。

2. 训练站立期足跟初次着地　应当在双杠中间进行训练。双杠可以增加患者的安全感,使其能更好的把注意力集中在训练上。分开训练摆动周期中的各个动作,反复做几次,直到患者在一定程度上习惯为止。

首先训练的是让患者对站立期矫形器的功能充满信心。患者双手扶住双杠支撑自己,练习从站立中期过渡到站立末期,利用髋关节伸肌的残余功能或膝关节的过伸动作使膝关节完全伸直,再利用髋关节屈肌的残余功能或骨盆的倾斜活动,使步态从支撑中期过渡到支撑末期,此时膝关节解锁,进入摆动期;当足着地时,直接过渡到承重。随后,患者练习从站立中期过渡到站立末期,训练打开膝关节锁。

3. 训练 E-MAG 矫形器在摆动期锁的开启功能　使用 E-MAG 矫形器,启动摆动期同样至关重要。矫形器的安全性和操作不仅取决于矫形器的设计和合身程度,还取决于患者的理解程度。患者必须理解功能,必须从心理上能够控制矫形器。

动作错误可能使矫形器发生故障。从站立末期过渡到摆动前期的过程中,矫形器解锁,为摆动期做好准备。使用 E-MAG 矫形器,只有膝关节不承重,即矫形膝关节伸直,矫形器锁才能解锁(图 19-3-10)。

4. **上下楼梯**　由于 E-MAG 矫形器属于站立期控制矫形器,无摆动期控制,所以上下楼梯时必须锁定膝关节。上楼梯时,先迈对侧下肢,下楼梯时,先迈患侧下肢。

5. **坐下**　可使用双击坐位按钮的方式打开膝关节坐下,也可使用膝关节上的手动解锁装置打开膝关节。

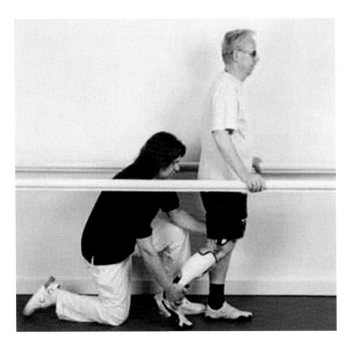

图 19-3-10　训练

第二十章

头颈胸矫形器的制作与应用

第一节　实践目的与要求

一、实践目的

巩固所学头颈胸矫形器理论知识,使理论与临床实践相结合,提高动手操作能力;通过实践提高在矫形器临床应用适配前的功能评定能力;能够独立正确完成成品头颈胸部矫形器的临床适配、制作及适合性检查;学会指导患者进行穿戴矫形器后的康复训练。

二、实践要求

(一) 掌握

头颈胸部矫形器适配前对患者的各项功能检查评定;各类颈托、头颈胸矫形器的适应证及临床选配;低温头颈胸矫形器的制作方法,矫形器在适配过程中常见问题的正确处理方法;如何正确指导患者进行穿戴矫形器后的功能训练。

(二) 了解

头颈胸矫形器的临床适配流程;矫形器的处方内容;各类矫形器的基本结构及作用原理;低温矫形器制作的流程及准备工作。

第二节　实践前的准备

一、患者部分的准备

查看患者病历资料、检查报告等;告知患者选配矫形器的相关流程。

二、评估设备器具

关节活动度量角器、软尺、感觉评估系列工具。

三、制作设备与专用工具

制作设备:恒温水箱、打磨机。

制作工具:热风枪、强力剪、医用直剪刀、医用弯剪刀、医用钳、直尺、软尺、弹力绷带、记号笔、干毛巾、纱套。

四、材料与零部件

制作材料:低温热塑板材、尼龙搭扣、免压垫。

第三节 实 践 流 程

一、患者检查评估及处方制订

(一) 头颈胸部功能评定

患者在适配头颈胸部矫形器前,需要对颈胸部做功能评定,确定患者关节活动度、肌力、运动控制能力、皮肤感觉等方面的变化,了解目前的功能障碍,根据所评定的结果结合颈胸部康复治疗的需要制订矫形器处方。在对患者进行功能评定时,向被检查者解释功能评定的目的与方法,消除紧张感,并取得配合。患者需保持于舒适体位,可为端坐位或卧位,尽量暴露检查部位。

1. **关节活动度评定** 通过对颈胸段脊柱关节活动度的评定,了解颈部生理活动范围及功能障碍。坐位,利用关节活动度量角器测量颈椎主动及被动关节活动度。具体测量方法如下:

(1) 颈椎屈曲活动度测量:被检查者坐位,测量尺轴心位于两臂交点,测量尺固定臂与地面垂直,移动臂位于外耳道与鼻尖的连线,控制被检者胸部运动,使其头部沿矢状面运动,下颌向胸部靠近,记录患者主动及被动关节活动度范围,颈部主动屈曲活动参考范围:0°~45°。

(2) 颈椎伸展活动度测量:被检查者坐位,测量尺轴心位于两臂交点,测量尺固定臂与地面垂直,移动臂位于外耳道与鼻尖的连线,控制被检者胸部运动,使其头部沿矢状面运动,后枕部向颈后靠近,记录患者主动及被动关节活动度范围,颈部主动伸展活动参考范围:0°~45°。

(3) 颈椎侧屈活动度测量:被检查者坐位,测量尺轴心位于第七颈椎棘突,测量尺固定臂位于沿胸椎棘突与地面的垂直线上,移动臂位于后头部中线,头部沿冠状面做侧屈运动,记录患者主动及被动关节活动度范围,颈部侧屈主动活动参考范围:0°~180°。

(4) 颈椎旋转活动度测量:被检查者坐位,测量尺轴心位于头顶中心线,测量尺固定臂与两侧肩峰连线平行,移动臂位于头顶与鼻尖的连线上,头部在水平面上以头顶中心线为轴进行运动,记录患者主动及被动关节活动度范围,颈部旋转主动活动参考范围:0°~60°。

2. **颈胸部感觉评定** 主要对颈胸部及周围软组织感觉功能进行评定,检查是否存在感觉功能异常,包括轻触觉、痛觉。操作方法如下:

（1）轻触觉检查：被检查者双眼紧闭，检查者用棉签对需要检查的颈胸部及周围体表不同部位依次接触，询问被检查者有无感觉。

（2）痛觉检查：被检查者双眼紧闭，检查者用大头针对需要检查的颈胸部及周围体表不同部位轻轻刺激皮肤，询问被检查者有无疼痛感。

3. 颈胸部皮肤状况评定　　主要通过视诊了解被检查者颈胸部及周围软组织皮肤的颜色变化、温度、瘢痕、弹性、皮疹、皮下出血、水肿等。

4. 颈胸部形态学评定　　主要通过视诊配合触诊，了解被检查者颈胸部及周围软组织与正常颈部、脊柱生理结构上发生的形态变化，如斜颈、颈部过度屈曲、颈肩部肌肉的萎缩等。

5. 颈胸部疼痛评定　　通过疼痛评分量表，了解患者颈胸部在不同活动范围及不同体位下疼痛的变化，寻找颈部疼痛与解剖结构之间的联系。疼痛评分量表将疼痛分为"无痛""轻微痛""中度痛""重度痛""极重痛"，分值分别为"1""2""3""4""5"分，检查者通过询问被检者不同体位下颈胸部疼痛的变化，根据被检者的描述完成颈胸部疼痛的分值评定，如颈部后伸 20° 时，疼痛分值为 3 分（中度痛）。

6. 呼吸功能评定　　通过让被检者做一些简单的动作或小范围活动，根据被检者出现气短的程度对呼吸功能进行评定，了解被检者的呼吸功能，具体评定标准如下：

0 级：日常生活能力和正常人一样。

1 级：一般劳动较正常人容易出现气短。

2 级：登楼、上坡时出现气短。

3 级：慢走 100m 以内即感气短。

4 级：讲话、穿衣等轻微动作便感到气短。

5 级：安静时就有气短，不能平卧。

（二）头颈胸部矫形器的处方制订

矫形器的处方由患者的康复团队成员和患者共同制订，并根据使用者的年龄、性别、疾病特点、功能障碍、功能代偿、治疗方案、居家环境、患者本人或家属诉求等方面的情况，做出关于矫形器品种、结构、生物力学控制等方面的矫形器治疗要求的责任文件（表 20-3-1）。

二、成品颈部矫形器的选配

（一）软性颈部矫形器的选配

软性颈部矫形器是采用软性泡沫海绵或记忆棉制作，后侧闭合处设计为自粘式结构，用于轻度限制部分颈部运动的矫形器，也称为软式围领。作用原理是通过置于颈部、根据颈部的生理曲线设计的软性支撑结构，使矫形器上缘位于下颌骨和后枕部、下缘位于胸骨柄和颈肩部，对头部起到支撑、稳定作用，从而减轻头部重量对颈部的负荷。通过保暖材料对颈部的支撑，能促进血液循环、增加颈部的稳定性、减轻颈部的负荷、减轻颈肩部周围软组织的疼痛、限制颈部过度活动、预防颈椎病。临床中适用于颈部肌肉的扭伤、颈椎病导致的颈部软组织疼痛、颈部疾病的康复、早期及轻度颈椎病变、颈部肌肉组织疲劳性损伤等。在对患者进行软式围领的适配时，需患者在端坐位下两眼平视前方，测量下颌与胸骨柄上缘的垂直高度，根据所测得尺寸选配

表 20-3-1　头颈胸部矫形器的处方

姓名_____　　性别_____　　年龄_____

病区_____　　住院号_____　　床位_____

诊断_____

并发症_____

既往病史_____

_____

矫形部位:_____

颈胸部功能评定

关节活动度评定:_____

浅感觉评定:_____

形态学评定:_____

皮肤状况评定:_____

疼痛评定:_____

呼吸功能评定:_____

其他评定:_____

功能障碍分析:_____

矫形器的治疗目的:

□稳定与支撑　　□固定与保护　　□矫正畸形　　□助动

□减免负荷　　　□肢体长度补偿　□抑制痉挛　　□其他

矫形器名称:_____

矫形器穿戴时间:

□日间需穿戴(　　　)h,每间隔(　　　)h/min 休息后交替穿戴使用

□夜间持续穿戴

矫形器穿戴要求及注意事项:_____

矫形器穿戴后的功能锻炼:_____

矫形器穿戴复诊要求:_____

假肢矫形师:_____　　时间:_____

合适的软式围领型号进行适配(图 20-3-1)。

（二）硬性颈部矫形器的选配

硬性颈部矫形器是采用聚乙烯塑料板制成,后侧闭合处由尼龙搭扣固定,用于固定、限制颈部活动的矫形器,也称为硬式颈托。作用原理与软式围领相同,由于硬式颈托材料的特性使其可以达到限制颈椎屈伸、侧屈和旋转运动,固定、保护颈部,并可以纵向支撑和牵伸颈部,减轻颈椎压力及负荷、矫正变形颈椎,促进颈椎软组织损伤恢复。临床中适用于轻度颈椎骨折、颈椎韧带损伤、颈部严重扭伤、颈椎退行性改变、

颈部软组织损伤等。在对患者进行硬性颈托的适配时,需患者在端坐位下,两眼平视前方,测量下颌与胸骨柄上缘的垂直高度距离,根据所测得尺寸选配合适的颈托型号进行适配(图 20-3-2)。

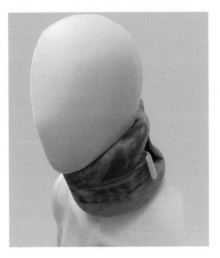

图 20-3-1　软性曲边围领

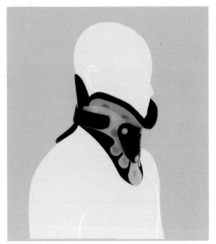

图 20-3-2　硬性颈部矫形器

(三) Halo 支架的选配

Halo 支架也称为头环式颈托或哈罗式颈托,分上、下两个部分,上部分为用于固定头部的颅骨环,下部分为固定颈胸段的胸托板和背托板,中间由 4 个带螺杆的立杆相连接。作用原理是通过矫形器头环部分对头部的固定,连接胸托板对上段胸部的固定,使头、颈、胸段脊柱形成一个整体,达到固定、限制颈部运动。Halo 支架可以限制颈椎屈曲、伸展、侧屈、旋转等各个方向的运动,很好地固定头部,维持良好的颈椎、上段胸椎生理对线,减轻头颈部轴向负荷,增加颈椎的稳定性,为颈椎骨折术后愈合创造稳定的外部环境。头环式颈托在骨科临床康复中应用较多,适用于颈部手术后、C_1 和 C_2 的骨折、C_1~T_3 节段不稳定性骨折、颈椎骨融合术后、颈部肿瘤切除术后等(图 20-3-3)。

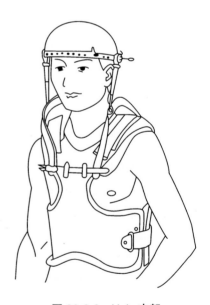

图 20-3-3　Halo 支架

三、常见头颈胸矫形器的制作

低温热塑头颈胸矫形器分前后两片,制作方法如下:

(一) 尺寸测量及低温板材裁剪

1. 前面部分的制作需患者取仰卧位　头部置于中立位,双肩自然外展约 15°,测量以下尺寸:

(1) 嘴唇下缘至 T_{12} 椎体的距离。

（2）耳垂下缘至十二肋的距离。

（3）腋下 5cm 至十二肋的距离。

（4）耳垂下缘至锁骨上缘的垂直距离。

（5）沿面部测量两耳垂之间的距离（增加 2cm）。

（6）肩部两喙突之间距离。

（7）两腋前线之间的距离。

（8）两腋中线之间的距离（增加 2cm）。

2. **后面部分的制作需患者取俯卧位**　头部置于中立位，双肩自然外展约 15°，测量以下尺寸：

（1）头枕部至 T_{12} 椎体的距离。

（2）头枕部至颈肩部的距离。

（3）腋下 5cm 至十二肋的距离。

（4）沿背面两耳垂上缘之间的距离。

（5）两颈椎侧面中心线间的距离。

（6）两肩峰内侧 2~4cm 之间的距离。

（7）两腋后线之间的距离。

（8）背面两腋中线之间的距离。

3. **根据上述测量尺寸裁剪脊柱前面及后面低温热塑板材**　注意耳廓的形态裁剪。

（二）成型

1. **矫形器成型前需要对相关免荷部位和骨性突起位置进行处理**

（1）前面

1）下颌骨增加免压垫。

2）锁骨增加免压垫。

3）胸骨柄上下端增加免压垫。

4）第 12 肋骨下缘肋弓处增加免压垫。

5）男性喉结处增加免压垫。

（2）后面

1）肩胛骨骨性突起处增加免压垫。

2）第七颈椎棘突处增加免压垫。

2. **低温热塑成型**

（1）制作前面部分时患者取仰卧位：头部置于中立位，双肩自然外展约 15°，保持脊柱胸前衣服平整，将板材置于恒温水箱加热，待板材软化后，从水箱中移至平铺备好的干毛巾上，尽量擦干水，待温度适宜时快速置于下颌及胸前，用手掌及指腹轻柔平整地塑出下颌及颈部的形态，尽量与皮肤贴合，注意保持头颈部的中立位，然后再塑出胸廓的形态，直至板材成型（图 20-3-4）。

（2）制作后面部分时患者取俯卧位：头部置于中立位，双肩自然外展约 15°，保持脊柱背面衣服平整，准备工作同上，待温度适宜后快速置于后枕部及胸背部，先塑出后枕部形态，然后在塑出颈部形态，并注意耳廓周围，尽量使板材与皮肤贴合，最后再塑出胸背部的形态，直至板材成型（图 20-3-5）。

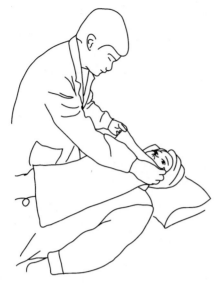

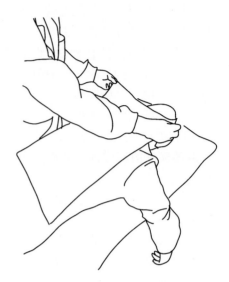

图 20-3-4　前片塑型　　　　　　　　　　图 20-3-5　后片塑型

（三）矫形器修整

1. 前面部分　将头颈胸矫形器置于患者头面部及前胸部作如下要求调整：

（1）矫形器上缘位于唇下约 0.5cm，耳下缘 0.5~1cm，并在整个下颌处矫形器内粘贴内衬垫。

（2）应将肩部周围影响肩关节活动的多余部分进行裁剪。

（3）矫形器与腋下应保持 5cm 左右的距离。

（4）在矫形器内侧位于胸骨柄上下端、第 12 肋骨下缘肋弓处可增加免压垫。

2. 后面部分　将头颈胸矫形器置于患者后枕部及胸背部作如下要求调整：

（1）矫形器与耳廓周围应保持 0.5~1cm 的距离，并在矫形器内侧沿耳廓周围增加免压垫。

（2）在肩胛骨骨性突起处增加免压垫。

（3）应将肩部周围影响肩关节后伸活动的矫形器多余部分进行裁剪。

（4）矫形器与腋下应保持 5cm 左右的距离。

3. 将矫形器边缘进行打磨抛光。

4. 在头枕部、下颌部、颈肩部、腋下、胸部对称安装尼龙搭扣（图 20-3-6）。

四、制作类头颈胸矫形器的选配

低温热塑头颈胸矫形器，采用低温热塑板材直接在患者身上热塑成型制作，分为前后两片，用魔术粘带固定，能较好地固定和有效地限制颈部、上胸段的各个方向的活动，并利

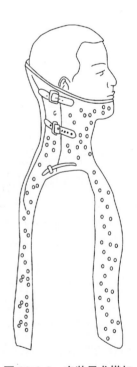

图 20-3-6　安装尼龙搭扣

用胸段的固定及肩部的支撑,对颈椎形成向上的牵引力,减轻头颈部轴向的负荷。临床适用于颈椎畸形、颈椎骨折、颈椎脱位、颈椎韧带损伤、颈椎术后固定等颈部需要完全固定和部分免荷的疾病。

五、适合性检验

(一) 检查评估

颈部矫形器在临床适配完成后,还需对患者穿戴矫形器后的情况进行检查评估,了解矫形器是否达到处方要求、颈椎生理对线是否正常、矫形器是否合适、患者对舒适性是否满意、矫形器接触部位是否影响血液循环等。目的是为了矫形器的穿戴符合处方生物力学原理,达到治疗目的和效果,避免穿戴过程中出现不适。

1. 软式围领及硬性颈托穿戴后的检查　矫形器穿戴后应注意以下事项:

(1) 患者头部保持在中立位。

(2) 矫形器的尺寸选配应与患者颈部生理曲线适配。

(3) 颈部矫形器上缘应与下颌、后枕部完全贴合,下缘应与胸骨柄上缘、颈肩部完全贴合。

(4) 能够根据处方要求限制颈部活动。

(5) 与矫形器接触的皮肤或软组织表面无压痛和血液循环障碍。

(6) 矫形器穿戴 0.5 小时后无头晕、上肢麻木或疼痛症状。

2. Halo 支架穿戴后的检查　矫形器穿戴后应注意以下事项:

(1) 患者头部保持在中立位。

(2) 颅骨环的直径应比颅骨的最大直径大约 10mm。

(3) 至少有 4 个拧紧的颅骨钉。

(4) 前方的 2 个颅骨钉位于眼眉外侧 1/3 的上方 10mm 处,后方的 2 个颅骨钉位于前方两个颅骨钉完全相对的位置。

(5) 胸骨托的上缘低于胸骨切迹至少 2.5cm,外上缘低于锁骨 1.5cm。

(6) 需经常检查颅骨钉是否牢固,防止松动。

(7) 保持头颅伤口的清洁、干燥,做好护理工作,防止感染。

3. 低温热塑头颈胸矫形器穿戴后的检查

(1) 根据矫形器处方要求使患者头部保持在中立位。

(2) 矫形器上缘应包住下颌和枕骨,使头部能很好地固定,限制颈部屈曲、伸展、侧屈、旋转等运动。

(3) 矫形器能与皮肤全面接触、没有受压疼痛部位。

(4) 胸段部位矫形器穿戴时粘带松紧应调整适宜,不因压迫患者的胸廓而影响呼吸。

(5) 不影响上肢基本的运动和进食。

(二) 可能出现的问题和修正

1. 软式围领及硬性颈托矫形器

(1) 长时间穿戴可能会出现矫形器与皮肤接触受压的地方产生疼痛、压痕,所以矫形器每穿戴 2 小时,在正确仰卧位下应松开颈部粘带,使下颌及颈部皮肤休息 5~10 分钟后,继续穿戴。

（2）矫形器穿戴后，头部呈后伸位或前屈位，可能是因为矫形器选配尺寸不当，应重新选配以达到处方要求控制的颈部体位。

（3）矫形器穿戴后，患者呼吸急促或呼吸困难，可能是穿戴过紧，应调整颈部粘带使松紧适宜。

2. Halo 支架矫形器

（1）长时间穿戴可能会出现肩部皮肤接触矫形器的地方产生疼痛，可以调整肩部粘带使松紧适宜或在肩部矫形器与皮肤接触地方增加免压垫，减轻肩部皮肤负荷。

（2）矫形器穿戴过程中，头部有轻微晃动，检查颅骨钉是否牢固。

（3）矫形器长时间穿戴后，患者出现呼吸急促或呼吸困难，应在合适的体位下调整胸段矫形器的粘带减轻胸廓的压力并指导患者进行肺部呼吸训练。

（4）颅骨钉附件有渗出，应加强头颅伤口的清洁，做好伤口护理工作。

3. 低温热塑头颈胸矫形器

（1）长时间穿戴可能会出现肩部、下颌部皮肤接触矫形器的地方产生疼痛，可以调整肩部粘带使松紧适宜或在肩部矫形器与皮肤接触地方增加免压垫，减轻肩部皮肤负荷及对下颌的牵伸力。

（2）矫形器长时间穿戴后，患者出现呼吸急促或呼吸困难，应在合适的体位下调整胸段、颈段矫形器的粘带减轻胸廓的压力或指导患者进行肺部呼吸训练。

（3）矫形器穿戴后，影响患者上肢日常活动，应根据需求裁剪掉阻碍上肢活动的矫形器部分。

（4）矫形器与头部上缘接触部分皮肤出现疼痛，应调整该部位粘带的松紧或增加免压垫。

（三）基本训练方法

穿戴颈部矫形器可以帮助颈部损伤患者减轻或消除疼痛，加快疾病康复进程，提高生活质量，但长期使用会使患者出现不同程度的废用性肌萎缩、呼吸功能下降等。为了预防副作用产生，应在穿戴矫形器的同时进行功能锻炼。

1. 呼吸训练   训练以胸式呼吸为主，患者取卧位，全身放松，双手置于后枕部，双肘打开，保证胸廓无旋转，吸气时双肘打开，呼气时双肘合拢，尽最大努力进行深呼吸，牵张胸廓和呼吸肌，长时间的坚持呼吸训练可以改善心肺功能。

2. 颈部等长肌肉收缩训练   头颈胸矫形器穿戴患者，早期应进行头颈部的屈曲、后伸、旋转、侧屈等长肌肉收缩训练，训练应不引起颈部关节活动度。训练时用自己的双手来控制头部进行相应抗阻，做颈部等长肌肉收缩训练。

第二十一章

胸腰骶矫形器的制作与应用

第一节　实践目的与要求

一、实践目的

掌握胸腰骶矫形器的制作流程。掌握各种胸腰骶矫形器的功能、作用和治疗效果。按照取型登记表的内容来测量并做好登记。

二、实践要求

(一) 掌握
胸腰骶矫形器的制作流程。
(二) 了解
成品胸腰骶矫形器的选配；根据患者的具体情况完成矫形器的设计及矫形器边缘的裁剪。

第二节　实践前的准备

一、患者部分的准备

主要包括:病历,X 线平片,MRI 或 CT 检查结果,肌电图,骨密度测量等。

二、制作设备与专用工具

真空泵、打磨机、烘箱、热风枪、充电式手电钻、石膏剪、标记笔、圆珠笔、测量表、皮尺、折尺、卡尺、切割条、壁纸刀、凡士林、橡胶碗、石膏调刀、平面石膏锉、半圆石膏锉、圆石膏锉、剪刀、各种打磨辊、抛光轮、直径 4.2mm 的钻头、锥钻、缝纫机、震动锯、水盆、口罩、护目镜、护耳、锤子。

三、材料与零部件

石膏绷带、取型袜套(或保鲜膜)、患者防护用品、一次性手套、凡士林、石膏粉、洗衣粉或洗手液、泡沫胶带、电工胶带、纱网,浴巾、板材、子母扣。

第三节　实　践　流　程

一、患者检查评估及处方制订

(一) 检查评估

脊柱矫形器的成功设计与制作和矫形器师的经验有关。脊柱的生物力学检查及看患者的影像检查是确定病因的重要途径。一旦确定病因,必须确定治疗目标,如固定或矫正,为矫形器的制作以及材料的选择提供指导。

1. 身体姿势的检查　如果患者可以站立检查,站立时应检查正面/后面与侧面。观察双肩高度、双侧骨盆高度、脊柱外观、骨盆侧面的倾斜程度,有时还需要对俯姿或卧姿进行检查:包括外观和活动度检查。

2. 生物力学检查和有无压痛点

(二) 处方制订

矫形器处方应以患者的特点、功能状况和个体差异为依据,以代偿功能、治疗疾病和矫治畸形为目的,对矫形器的装配及其有关的服务工作做出明确、详细地描述和要求,根据所掌握的情况在多种可用的矫形器中选择最适合于患者使用的品种。在设计脊柱矫形器时,应考虑以下两点作用:

1. 支撑躯干　脊柱矫形器通过两种机制达到支撑躯干的作用,即提高腔内压力和应用三点压力系统。

(1) 提高腔内压力:此机制最重要,通过矫形器对躯干的前面、外侧面、后侧面施加压力来加强胸腹部气压液压支撑机制,有效地减少了对脊柱伸肌的功能要求和胸、腰椎垂直载荷。研究证明:矫形器在增加腹内压方面可以替代腹肌的作用,结果是减少了在脊柱上的力。

(2) 通过矫形器对躯干施加三点压力或局部压力能产生支撑躯干的作用,特别是当躯干麻痹时,矫形器水平或垂直载荷通常很小。躯干偏移的趋势很顽固,为了保持对线,要求三点或多点压力。一旦躯干垂直,支撑躯干的作用就不太重要了。

2. 控制运动　软性和硬性矫形器对减少总的躯干运动是十分明显的。然而,定量控制运动程度特别是用矫形器来进行脊柱节段之间的控制是十分困难的,限制脊柱运动的机制有两种:

(1) 矫形器的三点压力系统限制了人体躯干运动,起到被动控制运动的作用:例如由硬性矫形器产生的系统,使脊柱在机械系统终点之间保持稳定。当躯干试图运动时,在稳定的躯干节段的终端会增加节段间的运动。

(2) 穿戴矫形器后由于限制了人体躯干运动而产生的主观刺激作用:如"提醒支撑"和"感觉支撑",使脊柱矫形器起到主动控制运动作用。

在脊柱关节和椎间盘的疾病中,无论是刺激性还是机械性,限制运动是重要的目标。

二、成品胸腰骶部矫形器的选配

在临床应用中,无论是骨折或腰痛,在开矫形器处方时都要根据治疗对运动控制的要求灵活选用。脊柱矫形器的应用包括软性矫形器和硬性矫形器。

（一）软性胸腰骶矫形器的选配

软式矫形器用于下腰痛中非手术治疗的患者,根据脊柱或非脊柱疾病的部位而选用腰围、骨盆带、骶髂束带、胸腰骶束带(图 21-3-1)。

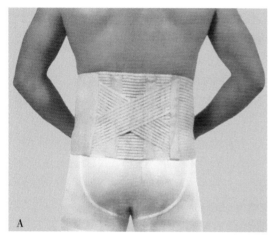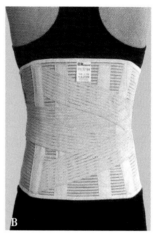

图 21-3-1　软性胸腰骶矫形器

A. 腰围;B. 胸腰骶束带

（二）硬性胸腰骶矫形器的选配

硬式矫形器用于腰腿痛中需要稳定脊柱的患者,如腰椎骨折、脊椎滑脱、脊椎结核,根据病情选择屈伸或旋转限制的硬式矫形器(图 21-3-2)。

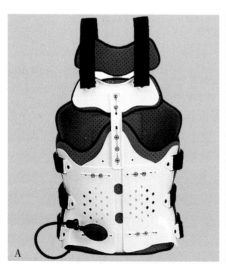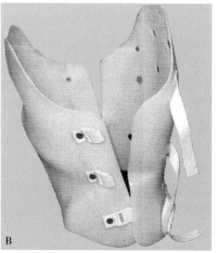

图 21-3-2　硬式胸腰骶矫形器

A. 成品硬式胸腰骶矫形器;B. 定制硬式胸腰骶矫形器

三、常见胸腰骶矫形器的制作流程

(一) 测量、取型、修型

1. 准备工作

(1) 工具和材料:取型盆及水、石膏绷带、石膏剪或壁纸刀、切割条、标记笔、皮尺、卡尺、凡士林、测量表。

(2) 患者穿上防护用品,在躯干上套上袜套或保鲜膜,在腋下涂抹凡士林。

(3) 根据取型方法准备石膏绷带条,在取型的部分会详细介绍。

(4) 标记骨突部位:耻骨联合、髂嵴、髂前上棘、剑突、肋骨下缘、大转子、髂后上棘、肩胛骨下角、锁骨、第1胸椎棘突、肩胛冈、女性的乳房边缘线。

2. 测量

(1) 分别测量大转子、髂嵴、剑突、腋下的宽度和围长。

(2) 损伤在上胸段的患者,需要额外测量几个重要的参考尺寸,包括髂嵴到腋下、髂嵴到锁骨和髂嵴到肩峰的高度。

3. 取型   根据患者损伤情况与患者沟通交流,完成矫形器的阴型取型。分两种取型方法:

(1) 方法一:患者可以站立取型

1) 让患者面向前方,双腿并拢站好,放好切割条。

2) 用石膏绷带从大转子及耻骨联合下部到髂嵴上部(平齐剑突或乳下)进行缠绕,然后取一段石膏绷带绕成卷状作拉带,从髂嵴上方沿髂前上棘内侧勒出符合腰部曲线的沟槽。

3) 待下半段石膏阴型基本凝固,再继续向上缠绕至腋下或肩部(根据病情需要),肩部的阴型可使用两条宽15cm、厚约5层的石膏绷带,一次性搭于双肩,和缠绕上来的绷带重合。缠绕时注意两侧腋下高度。

4) 石膏绷带固化后沿切割条画标记线,沿切割条切开石膏,取下阴模。

5) 用绷带沿标记线封好,灌注石膏阳型。

(2) 方法二:手术后或不能站立的患者取型

1) 根据患者躯干最大围长的一半作为石膏绷带的长度来准备石膏条4层。

2) 患者先仰卧,从耻骨联合开始向上在患者躯干上平铺石膏绷带,高度根据病情需要到腋下或肩部。等前片石膏绷带固化后用保鲜膜把绷带包裹好。

3) 协助患者翻身到俯卧位,先把患者移到床的一边,双手贴紧躯干,双下肢伸直放松,如果是向左侧翻就把右下肢放在左下肢上(否则反之),工作人员把手放在肩和臀下帮其完成翻身。在此期间前片的模型不可取下。

4) 在患者的俯卧位,双手放在躯干两侧,后续取型同前片取型步骤。

5) 取下后侧的模型,按之前的翻身步骤协助患者翻身,取出前侧模型。

6) 取型完成按标记封好阴型,用隔离剂灌注至阴型内部,倒出隔离剂,灌注石膏浆。

4. 修型   根据患者的取型方法和矫形器的设计来修整石膏阳型。胸腰骶椎矫形器通过三点压力系统来达到限制脊柱屈伸、侧屈、旋转运动的目的,同时,通过增加腹压可减少椎体和椎间盘的负荷。但根据取型方法不同,矫形器的设计开口方式及修型也不同。具体的工作步骤如下：

步骤一：石膏完全固化后，将石膏绷带剥离，重新标记所有的记号线。

步骤二：除骨突部位，将阳型表面修平整。

步骤三：根据取型方法及设计要求，在需要的部位削减石膏。

步骤四：在骨突部位填补石膏，如髂嵴、髂前上棘、剑突、髂后上棘。如采用方法二取型在腹部、胃及前片下缘的边缘线的区域也要填补石膏，因为患者在手术前会被要求灌肠及空腹。在腹部下缘部位也填补石膏做出翻边，否则矫形器会在患者坐位时挤压下腹部。

步骤五：把边缘线画好，做好翻边，并把阳型打磨光滑。

（二）成型

1. **准备工作**   在打磨光滑的阳型上缠绕保鲜膜，再套贝纶纱套。根据矫形器的设计与成型方法选择合适的材料，并依据石膏模型的尺寸切割板材。

2. **成型**

（1）真空成型：确定矫形器的开口方向，也就是板材的合拢线，用记号笔做标记；从烘箱中取出软化的板材，放在石膏阳型上，注意板材上缘在真空管上要超过纱套。按照之前的标记进行合缝，打开真空泵，等板材冷却至室温后，关闭真空泵；用震动锯按画好的边缘线切割，打磨光滑、抛光。

（2）非真空成型：主要用于前后两片式的矫形器。

1）先做后片：取出软化的板材放在石膏阳型背部，根据材料性能确定边缘是否用射钉枪来将板材固定，在板材处于软化状态时，按压两髂嵴处成型。等板材冷却后，画边缘线，注意侧面线通过腋中线或过腋中线 1~2cm，用曲线锯按边缘线切割，打磨边缘至光滑。

2）再做前片：把做好的后片放回阳型上，用保鲜膜固定，再套贝纶纱套。把模型的腹部向上，取出软化的板材放在阳型上，注意两侧要包住后片。在板材处于软化状态时，按压两髂嵴处成型。画边缘线，用曲线锯按边缘线切割，打磨边缘至光滑。

（三）成品加工

1. 矫形器前开口   根据患者的习惯，一般扣在左侧，带子在右侧。

2. 矫形器两侧开口   前片钉扣，扣和矫形器的边缘对齐或稍后一点；后片钉带子，带子长度的一半和扣对齐。

3. 因为定制模塑型矫形器散热排汗性能较差，所以要尽可能多打透气孔。

四、定制类胸腰骶矫形器的选配

1. 选用颈胸腰骶椎矫形器（cervical-thoraco-lumbo-sacral orthosis，CTLSO）、胸腰骶椎矫形器（thoraco-lumbo- sacral orthosis，TLSO），还是腰骶椎矫形器（lumbo-sacral orthosis，LSO），取决于创伤脊椎的部位，以及是单发的还是多发的。

2. 对于创伤脊椎位于从中胸椎到中腰椎的患者应选用 TLSO，矫形器的前上缘应呈双峰突起状，向上延至锁骨下方，以尽量减少生活中上肢运动时胸椎脊柱的前屈运动，因为这种运动可能会影响压缩性骨折的愈合。

3. 对于高位的压缩性骨折，应选用 CTLSO 或颈胸矫形器（CTO）；颈椎的骨折可以选用 CTO；对于包括下胸椎及腰椎的多发性骨折，适合使用 TLSO；如果颈胸椎水平骨折合并严重的胸椎后突畸形,为了改进姿势适合选用 CTLSO 型的矫形器;LSO 由于比较短,没有足够长的控制脊柱运动的杠杆,因此只适用于治疗中腰椎的损伤。

4. LSO 用于治疗腰骶关节损伤时需要增加髋关节铰链与大腿部件。这是由于髋关节后伸时必然会引起腰骶关节后伸,不控制髋关节的后伸则会影响腰骶关节损伤的愈合。

五、适合性检验

(一) 检查评估

矫形器的各个部位都能与躯干全面服帖,能将脊柱固定在合适的位置;髂前上棘、髂嵴、剑突、耻骨联合、髂后上棘等部位没有局部压痛;不影响患者的呼吸;对上肢运动没有明显的妨碍。患者穿戴矫形器坐下时,矫形器的下缘应位于耻骨联合上 1~3cm。

(二) 可能出现的问题和修正

1. 定制的模塑型胸腰支具散热排汗性能较差,所以建议患者在矫形器里面穿戴吸汗性较好的衣服。

2. 支具太长或上边缘保留过多可能会影响患者坐和上肢的前屈后伸活动,建议在不影响固定效果的情况下可对矫形器边缘进行必要的修整。

(三) 注意事项

脊柱矫形器既可支持身体或限制某些活动,又可减轻疼痛,起到对畸形的预防和矫正作用,但我们也不要忽视它的副作用。

1. 长期使用脊柱矫形器会带来肌力减退和心理上的依赖性。

2. 由于脊柱活动受限,增加了步行时的耗氧量,加重了患者的负担。

3. 有可能加重隐匿疾病。这是由于胸腰段脊柱活动受限时,活动就转移到腰骶水平面,如果这部分存在着隐匿病变时,将会使病情加重。

因此,为了防止以上情况的发生,应注意以下几点:

1. 在不影响治疗效果的情况下,应减少矫形器的穿戴时间。

2. 穿着矫形器时,可以适时把某些部分松解,然后活动一下身躯。

3. 穿着矫形器时,在病情允许的情况下,在康复医师的指导下腰背部肌肉做等长性运动训练。

4. 穿戴矫形器若有不适,应随时复查,并请矫形技师调整。

5. 在骨折恢复后期,逐渐加强锻炼,根据医生建议适时脱去矫形器。

第二十二章

脊柱侧凸矫形器的制作与应用

第一节　实践目的与要求

一、实践目的

利用所学的解剖、病理知识向患者及家属介绍矫形器的功能作用、治疗效果等。按照取型登记表的内容来测量并做好登记。同时要掌握侧凸矫形器的修型及制作流程。

二、实践要求

（一）掌握

侧凸矫形器的修型及制作流程。

（二）了解

根据患者的不同情况进行矫形器设计。

第二节　实践前的准备

一、患者部分的准备

病历、检查报告、X 线平片（应包括正位片、侧位片和左右侧向弯曲片）、肌电图等。

二、评估设备器具

角度尺、旋转测量尺。

三、制作设备与专用工具

真空泵、打磨机、烘箱、热风枪、充电式手电钻、石膏剪、标记笔、圆珠笔、测量表、皮尺、折尺、卡尺、切割条、壁纸刀、凡士林、橡胶碗、石膏调刀、平面石膏锉、半圆石膏锉、圆石膏锉、剪刀、各种打磨辊、抛光轮、直径 4.2mm 的钻头、锥钻、缝纫机、震动锯、水盆、口罩、护目镜、护耳、锤子。

四、材料与零部件

石膏绷带、取型袜套(或保鲜膜)、患者防护用品、一次性手套、凡士林、石膏粉、洗衣粉或洗手液、泡沫胶带、电工胶带、纱网、浴巾、板材、子母扣。

第三节　实　践　流　程

一、患者检查评估及处方制订

(一) 检查评估

1. 根据患者 X 线平片确诊是否为先天性,并测量侧凸度数和旋转度数记录在测量表上。

2. 询问患者或家属,有无家族遗传史、发现侧凸的时间、身体发育状况、家庭是否有遗传史、患者身体有无咖啡斑或胎记等。

3. 身体姿势的检查　检查站立位时正面/后面与侧面的姿势,观察双肩高度是否水平、对称,弯腰背部有无隆起,胸廓变形程度,如乳房、胸廓厚度,双侧髂嵴是否水平,脊柱外观,骨盆侧面的倾斜程度及脊柱的 4 个生理弯曲的状态。

4. 生物力学检查　包括外观、活动度和有无压痛点,以及对足部力线的检查。

(二) 处方制订

矫形器处方应以患者的脊柱畸形特点、功能状况和个体差异为依据,以矫治畸形为目的,对矫形器的装配及其有关的服务工作做出明确、详细地描述和要求,根据所掌握的情况在众多可用的矫形器中选择最适合于患者使用的类型。侧凸矫形器的类型、结构特点及适应证会在下面脊柱侧凸矫形器的选配里介绍。

在这里介绍以下侧凸的分类,便于理解以色努矫形器为例讲解的修型步骤。

1. C 型弯　三侧凸不常见,约占侧凸患者的 10%,与金氏第四型或传统胸 - 腰脊柱侧凸类似。最上面的弯曲出现在左侧颈胸段,其次是右侧胸腰段弯曲,位于 T_{10} 附近。最下面的弯曲则在腰骶段,顶椎位于 L_4 以下。

三侧凸最显著的特点是髂嵴向左凸起,其次是骨盆扭转。髂嵴因脊柱下段旋转而发生旋转,均向左旋。

2. S 型弯　约 80% 的患者有 4 个弯曲,多数的一个弯曲位于腰椎上段,常见于 L_2。胸椎上段和中段的弯曲类似于三侧凸患者,细微差别是四侧凸胸部顶椎的位置较高,常见于 T_8。第 3 个弯曲在腰上段,有时在 L_2。下面是第 4 个弯曲,腰骶弯曲与三侧凸患者相同。有时,腰骶顶椎位置比三侧凸患者低很多,多见于 $L_5 \sim S_1$。

二、脊柱侧凸矫形器的制作流程

因为侧凸矫形器的种类很多,不一一介绍。以常用的色努矫形器的制作过程为例,该矫形器利用"三点力"矫正原理,通过设置压垫和释放空间,结合生长机制、呼吸训练和体疗等措施,发挥抗旋、伸展和主动矫正作用。通常适用于 T_7 以下、cobb 角小于 45° 的侧凸患者。

（一）测量、取型、修型

1. 取型

（1）取型姿势：取型时，患者应尽量正常站立。腰部保持原有习惯姿势。手臂外展约45°，双手支撑在两侧桌上，或依靠拐杖或取型架站立。注意使肩、骨盆保持正常。如果患者不能保持取型姿势，取型结束后，石膏阴型出现侧倾、旋转、肩部被抬高，或胸过度前凸等，可在阴型上做楔形切口加以矫正（下面单独介绍）。

（2）做标记，取阴性

1）在患者身上用记号笔将髂嵴、髂前上棘、耻骨联合、剑突、肋骨下缘、乳房、胸骨柄、锁骨、髂后上棘、肩胛下角、第7颈椎棘突及脊柱的走向做出标记。

2）从臀大肌以下8~10cm处向上交叉缠绕石膏绷带，上至腰上10cm或至胸部，注意用手抹平绷带，将事先准备好的石膏绷带贴在两侧髂嵴上，用力拉紧，以塑出髂肋之间的软组织形状。缠绕石膏绷带时，辅以手法，从前往后塑出髂肋之间软组织形状，加强腰部成型（图22-3-1）。

3）腋下成型：将4层石膏绷带搭在肩部，前后分别盖住胸部和后背。另用两条绷带置放在腋下，上缘外翻2cm，再用绷带缠绕加固（注意尽量避开切割部分交叉，以免太厚不便于切开）。用手抹平肩胛骨、胸骨和腋窝并塑型。取型者双手掌面平行，下缘轻微外张，压力集中在胸大肌和四方肌上缘。示指用力压住身体，指尖斜向上，其指印是阴型和矫形器支撑的重要标记（图22-3-2）。

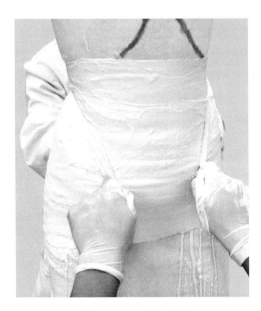
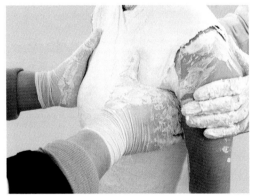

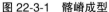

图 22-3-1　髂嵴成型　　　　　　　图 22-3-2　腋下成型

4）无须提前矫正：所有的凸起无须取型时手法矫正。患者身体凸起，绝不可能在短时间里都得到矫正。在某些凸起部位施加压力，将改变身体轮廓，其他凸起随之变形，这样制作的阴型无法使用。石膏阴型只能一次性矫正不平衡。

从前侧剪开，让患者侧身取下阴型，尽快用绷带封口，注意保持阴型形状。

5）阴型完全固化后，检查腰椎前凸矫正情况，双肩是否等高，是否出现平背，肩胛带是否扭转或侧倾。如果需要调整就按下面介绍来调整。最后使用隔离剂（或洗衣粉等均可）进行隔离，灌注石膏浆。

（3）石膏阴型调整：如有必要，可在灌注石膏浆之前先进行阴型调整。阴型调整（图 22-3-3）能够使阴型准确按照身体比例得到预先矫正，它适用于 cobb 角大于 35°的特发性侧凸、肩 - 盆斜位、鞍背及取型有误的阴型。矫正前凸时，可在阴型后面打开 1 个 4~6cm 切口，使阴型前倾；矫正力线偏斜时，在阴型的侧面切口，垂线经过 C_7 和髂后上棘连线的中点。

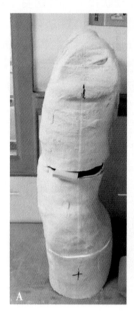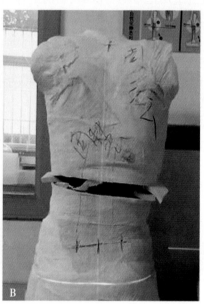

图 22-3-3　石膏成型术
A. 抗背部前凸石膏成型术；B. 多处石膏成型术

2. 修型

（1）待石膏浆固化后，剥除石膏绷带，把印在阳型上的标记进行加深。在阳型后侧画出中心垂线、髂前和髂后上棘及其连线。对照 X 线平片描出脊柱走向和所有凸起部位。

（2）阳型的修整（以胸右腰左为例）：胸部侧后方压垫压力从顶椎斜向上方，压力向外逐渐减小。压垫位于顶椎以上 3~4cm、以下 4~5cm 范围内，从脊柱至外侧宽 4~5cm，左侧和下方均与伸展空间相连。该压力区使胸椎轻微前凸。腰部后外侧压力区的主压力作用于顶椎压力区，覆盖腰三角，上及腰弯上端椎以下，向外向前延伸，与左前肋凸区域相连；下及髂嵴，防止腰部扭转、侧倾或后凸。左臂后方的压力区成椭圆形，与外侧形成 45°斜面。左臂后下方因属于敏感区域，故压力较小，使左肩向上、前和内侧移动。腋下压力应到达第四肋骨，故上缘应尽量高，抬高左肩，下及左胸伸展空间，作用是抗扭转和使胸上部后凸。胸骨和乳房以下区域应加大压力，使胸部后凸，防止矫形器向前滑脱。左侧第 7 肋骨至第 9 肋骨之间应施加压力，与乳房外侧区域连接，防止胸上部前凸。右侧髋部后外侧压力区位于臀大肌，与前侧髂嵴压力区对应，防止腰前凸，左前侧髂嵴留出伸展空间，右侧髂嵴以下区域和左侧大转子区域共同作用，以稳定躯干，矫正和预防上身左倾，右侧髂嵴上方腹部压垫接近身体重心垂线，右侧到达腰侧中心。

（3）阳型的填补：压力区以外的区域应填补石膏，伸展空间应大于压力区。脊柱部分身体与矫形器内壁保持2~3cm的距离，整个背部包括开口部位距离矫形器3cm，以免呼吸、伸展及弯腰时与矫形器接触。

右侧乳房以下区域填补4cm，填补区域向下、向外侧延伸，与邻近区域平缓过渡，不得产生凸边和尖角。开口部位边缘、压力区和窗口之间均应大量填补石膏，腹部填补1~2cm。注意将所有填补石膏的部位锉光滑（图22-3-4）。

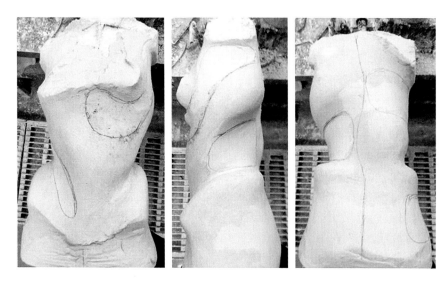

图22-3-4　阳型修整与填补

（二）成型

矫形器采用真空热塑成型。

1. 由于矫形器需长期穿戴，需选择具有足够强度的聚乙烯材料。如患者臀围小于80cm，可使用厚度为4mm的聚乙烯，超出80cm则使用厚度为5mm的聚乙烯。下料时围长放大10cm，长度上下都要有多余的材料用于捆扎。

2. 在阳型上套两层纱套，在矫形器的开口处做开口线标记。待板材加热到呈透明状时，取出放到阳型上，在开口线处黏合，上下扎紧。打开真空泵，此时要注意凹陷部位用手小心压平，防止出现皱褶。

3. 成型冷却后，用震动锯沿边缘线锯开，打磨光滑。

（三）组装与调整

矫形器成型后，开始裁剪。前侧开口从上斜向下，沿右侧乳房到前侧压垫，经过伸展空间，不必增加搭扣。患者穿戴这样的矫形器感觉舒适。使用材料应有足够厚度，当开口较大时，不至于影响矫形器稳定。

如果矫形器矫正力度足够，则脊柱侧凸得到改善；反之，若矫正力度不够，脊柱侧凸还将加重。适配的目的是改善侧凸。首次检查应安排在装配矫形器3~6周内进行。检查包括以下内容：

1. **身体平衡**　患者左侧习惯性不平衡因为过度矫正而转向右侧。如果矫形器装配正确，因矫正而产生的不平衡很快就能克服。

笔者曾遇到一例左肩高耸的装配案例：患者胸部右凸，左肩较低，位于胸侧凸上半段以下。患者弯腰时，左肩围绕胸部压垫做圆弧移动。试样时，患者左肩高耸。穿戴矫形器2天后，双肩几乎达到同一高度，甚至完全等高。这是患者主动矫正的结果。在此期间，患者颈-胸侧凸也得到主动矫正。向右倾斜和左肩高耸不需要采取其他矫正措施。身体其他部位的不平衡状况可视具体情况进行矫正。大转子压垫可衬以软垫，或增加与皮肤的距离。如果不平衡状况非常严重，则失去矫正意义。这时，应修改阳型，重新成型。有时，一定程度的不平衡是允许的。只要矫形器装配正确，患者脱下矫形器以后，身体很快就能恢复平衡。

2. **压垫压力**　随着患者生长发育，压垫的压力将增加，预留的伸展空间可发挥作用。

三、脊柱侧凸矫形器的选配

(一) 密尔沃基式脊柱侧凸矫形器

1. **结构特点**　密尔沃基脊柱侧凸矫形器(图22-3-5)由骨盆托包容部分、一根前支条和两根后支条、胸椎和腰椎压力垫和带有枕骨托和下颌托的颈环等结构组成。

2. **适应证**　密尔沃基式矫形器主要适用于发育期特发性脊柱侧凸、cobb角为20°~45°的青少年患者。由于密尔沃基式矫形器可以安装肩部及腋下的压力垫，控制颈椎的侧凸偏移，适用于高胸段(T_6以上)、颈段的侧凸畸形的矫正，以及较严重的颈椎侧凸术前治疗。缺点：由于颈环或喉托结构限制了颈椎的活动，因而对患者的日常生活限制较多，外观差，患儿会产生心理障碍。

(二) 色努脊柱侧凸矫形器

色努脊柱侧凸矫形器(图22-3-6)是法国矫形外科医生色努博士于20世纪70年代开发的脊柱侧凸矫形器形式，在近30年来得到广泛的应用，该矫形器是目前国内

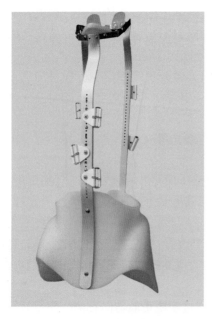

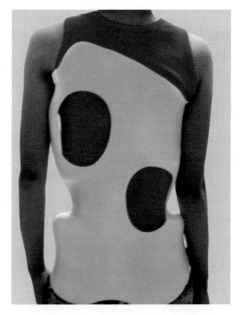

图22-3-5　密尔沃基脊柱侧凸矫形器　　　图22-3-6　色努脊柱侧凸矫形器

制作、装配较多的脊柱侧凸矫形器。

1. 结构特点 色努脊柱侧凸矫形器是采用石膏绷带取模—阳型修模—热塑材料负压成型制作的脊柱矫形器,该矫形器利用"三点力"矫正原理,通过压力垫和释放空间引导患者脊柱运动、呼吸运动和脊柱伸展,是一种主动式的抗旋转脊柱侧凸矫形器。该矫形器显著的特征是具有系列的针对脊柱侧凸和椎体扭转的三维压力垫和较大释放空间。

2. 适应证 它不仅适用于矫正脊柱侧凸顶椎在 T_6 及以下、cobb 角为 20°~45°、尚处于发育期的特发性脊柱侧凸,还适用于其他原因的脊柱侧凸的保守治疗。

(三)波士顿式脊柱侧凸矫形器

波士顿式脊柱侧凸矫形器是波士顿的哈巴德大学儿童医院的霍尔等,在以前各种脊柱侧凸矫形器的设计原理和方法的基础上开发的新型矫形器。

1. 结构特点 结构上,采用模塑成型的系列化预制产品,根据患者的躯干尺寸和侧凸状况,选择型号并剪切、修整预制侧凸矫形器的上下边缘,然后根据需要粘贴压垫;采用后侧开口,使用尼龙搭扣系紧,内侧粘贴发泡的软衬垫。

2. 适应证 波士顿式脊柱侧凸矫形器适用于尚处于发育期的特发性脊柱侧凸,侧凸角度小于 50°(绝对适应证角度是 25°~40°)、顶椎在腰椎和下胸腰段的脊柱侧凸。

(四)大阪医大式脊柱侧凸矫形器

大阪医大式脊柱侧凸矫形器是大阪医科大学的矫形器技术员开发的,基于波士顿式脊柱侧凸矫形器形式,在胸椎弯曲凹侧的上部安装胸椎压垫,利用搭扣带的牵拉,提供矫正胸椎侧凸的上位矫正力。

1. 结构特点 由类似波士顿矫形器的骨盆托部分与位于胸椎侧凸凹侧的腋下压垫组成,其间采用金属支条连接,采用尼龙搭扣调节松紧。制作工艺上,大阪医大式脊柱侧凸矫形器的骨盆托部分,采用因人而异的石膏取型方法制作。压垫和金属支条可以直接在试样时将压垫和支条根据侧凸位置和高度需要进行适配。

2. 适应证 大阪医大矫形器的矫正要点,首先是以骨盆为基准,对腰段的侧凸和旋转进行矫正;其次利用附加的高位胸椎垫,对胸段的侧凸进行矫正和改善脊柱的平衡。所以,该矫形器适用于顶椎位于胸椎中段(T_6~T_8)的脊柱侧凸患者。

(五)里昂矫形器

里昂矫形器(图 22-3-7)由法国整形外科医生斯塔格纳拉设计。

1. 结构特点 里昂侧凸矫形器由前后两根合金支条和可调节的压垫连接组成,它具有可调整性和可修改性。这种矫形器常在牵引架上取型,取型时采用最大矫正位。最后热塑成型,

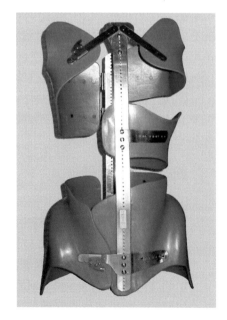

图 22-3-7 里昂矫形器

组合而成。

2. **适应证** 里昂矫形器适用于胸椎、胸腰椎侧凸,侧凸角度 25°~45° 的脊柱侧凸患者。

(六) CBW 脊柱侧凸矫形器

CBW 脊柱侧凸矫形器(图 22-3-8)是色努矫形器 - 波士顿型脊柱侧凸矫形器改良的矫形器形式,综合两者的结构特点和矫形原理,采用后开口形式。

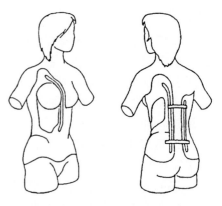

图 22-3-8　CBW 脊柱侧凸矫形器

该矫形器胸腰段具有波士顿型脊柱侧凸矫形器类似的结构特点,胸椎侧凸则运用的是色努矫形器的矫形结构,采用后侧开口。该矫形器开口面积较大,为提供足够的强度支撑,矫形器前部用支条加固。

(七) 查尔斯顿夜用脊柱侧凸矫形器

1. **结构特点** 查尔斯顿夜用脊柱侧凸矫形器是由前后两片热塑板材加工而成,前后两片重叠 8cm,前侧用三根带子可调节,后片固定。

2. **适应证** 查尔斯顿式脊柱侧凸矫形器较适用于 C 型特发性脊柱侧凸,可过度矫正 25°。

(八) GBW 侧凸矫形器

GBW 侧凸矫形器(图 22-3-9)是 the Gensingen Brace according to Dr Weiss 英语单词的缩写,GBW 侧凸矫形器是 Weiss 博士在色努矫形器的基础上进一步研究的成果,并结合先进的计算机辅助设计和制造(CAD/CAM)技术研发。

1. **结构特点** GBW 侧凸矫形器利用计算机辅助设计和制造,利用 3D 扫描技术取代传统的石膏取模技术与修模技术,再用数控机床加工模型。具有隐蔽、小巧的结构特点,通过结合德国施罗斯侧凸矫正操,可获得较好的治疗效果。

2. **适应证** 适用于脊柱侧凸顶椎在 T_6 及以下,cobb 角 20°~50°,尚处于发育期的特发性脊柱 C 型与 S 型侧凸患者。

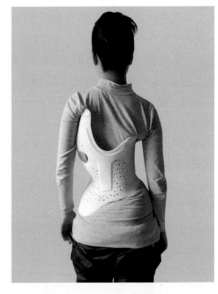

图 22-3-9　GBW 侧凸矫形器

四、适合性检验

(一) 检查评估

无论哪一种脊柱侧凸矫形器,装配适合性检验均可包含以下几个方面:

1. **处方要求检查** 是否符合处方对矫形器形式、矫正治疗方案的要求。

2. **矫正效果检查** 通过矫正效果的评定标准和方法,评定和记录矫正效果。

3. **压垫位置检查** 压垫的位置和方向是否正确,压垫的更改(加厚、加大、移动)是否妨碍矫正效果或患者穿戴。

4. **呼吸检查** 矫形器不能明显限制患者的呼吸。矫形器不能限制患者深呼吸,在患者深呼吸时不能引起压迫或疼痛。在患者中等程度运动后不能引起胸闷气短的现象。对于利用呼吸运动达到矫正目的的色努矫形器等形式的矫形器,患者应能完成合乎要求的呼吸运动。

5. **各种体位和日常生活动作检查** 包括站立、坐位、卧位和行走的检查,双上肢活动度检查,髋关节的屈伸检查等。坐位时应能够略微前倾和侧倾,矫形器背侧的下缘与座位平面的距离应大于20mm。日常生活动作检查指能够完成如系鞋带、如厕等动作。

6. **适合性检查** 检查矫形器是否适合患者。包括矫形器的大小、外观、重量的适合情况,以及髂前上棘、髂嵴、肋骨、肩胛骨是否存在压痛点等等。

7. **矫形器的外观检查** 矫形器应外观平整,内外面平滑,矫形器边缘打磨平滑,非矫正压力区不应引起局部压痛、压红。

(二) 基本训练方法

1. **"位移法"** 所有的治疗师都应使用这一套简单的训练方法,前提是治疗师充分了解脊柱侧凸及其各种畸形。患者本人也必须充分了解自身畸形。这样,他才能调整身体各部位,使之得到矫正。

治疗师应明确告知患者侧凸畸形情况,鼓励患者先后将各个变形部位向凸 - 凹方向移动。这种方法仅适用于侧凸角度约25°的患者。反之,侧凸必须通过矫正姿势或装配矫形器才能降低。

2. **姿势训练** 有几种姿势训练方法能够极大地降低一个或几个弯曲,对杠杆臂、凸侧肌力的功能恢复都有好处。①被动作用,降低侧凸;②姿势训练,用于主动矫正;③主动呼吸训练,恢复呼吸平衡(图 22-3-10)。

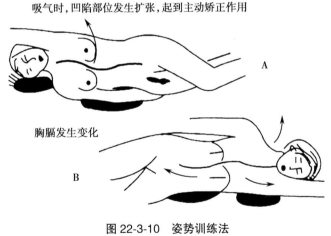

图 22-3-10 姿势训练法
A. 姿势 A;B. 姿势 B

一定的姿势可使弯曲在训练时降至一定度数。这也是强化和放松训练的基本姿势,有助于用凸侧吐气,凹侧吸气。

选择能够恢复瞬间呼吸平衡的训练姿势,吸气时,凹陷部位得到扩张发挥主动矫正作用。下面是这种训练方法的重要特征。

(1) 姿势 A

1) 被动矫正胸侧凸:训练方法的重点放在侧凸的两侧(肩胛带和上半身),以发挥矫正作用,地面对顶椎产生第 3 个力。只要患者能够进行这种运动,就有助于将侧凸降低到一定程度(<25°)。

2)主动矫正胸侧凸:患者抬高胸部,可以增强凸侧肌力。

3)局部呼吸矫正胸侧凸:胸部凹侧设置伸展空间,以便吸气时伸展。治疗师应让患者明确这一点,鼓励患者用胸部凹侧吸气。

4)被动矫正腰侧凸:图 22-3-10A 是三侧凸患者训练图。如果是四侧凸患者,则在右侧盆部下放置第 3 个枕头,以矫正腰部侧凸。

5)主动矫正腰侧凸:患者右下肢后伸,然后抬起另一条腿。四侧凸患者训练时,先伸左下肢,然后抬起盆部。

6)不能使用局部呼吸矫正腰侧凸:姿势 A 中的腹部呼吸不值得推荐。不然,膈的活动正好与训练相抵触。

(2)**姿势 B**

1)被动矫正胸侧凸:三侧凸患者可将枕头放在盆部下面,四侧凸患者则放在腰部 L_2 处。胸部两个中立椎通过地面或两个枕头向上抬起,另一个压力则是重力,通过右臂得到加强,以达到被动矫正胸侧凸至 25° 以下。这种情况不可能利用瞬时运动得到矫正。

2)主动矫正胸侧凸:患者伸左上肢,然后抬起头、肩胛带和上半身。

3)不能利用局部呼吸矫正胸侧凸:胸部呼吸受到限制,患者此时无法利用胸部呼吸。

4)被动矫正腰侧凸:图 22-3-10B,地面向上的力作用于盆部,或通过枕头得到加强。重力使下肢和躯干下部向下移动。在四侧凸患者 L_2 下面放 1 个枕头,另 1 个枕头则放在下肢下面,盆部重力被抵消。这是被动抗旋的作用。

5)主动矫正腰侧凸:三侧凸患者伸右下肢,然后抬起盆部。四侧凸患者仅伸右下肢。

6)特殊呼吸矫正腰侧凸:鼓励患者用腹部呼吸。此时,呼吸作用于膈。要引导患者用腹部呼吸,并习惯用左腹呼吸。这样,膈凹侧就能活动起来。

3. 局部呼吸训练 每位接受训练的人很快就能用肺部特定部位进行呼吸。侧凸患者也可以用凸起吐气,用凹陷吸气。这样做的好处很多,患者可以因此改善呼吸平衡,而没有经过训练的患者用凸起吐气,用凹陷吸气,只会加重侧凸。特定呼吸训练除了恢复呼吸平衡以外,还可以控制侧凸进一步发展,不仅有矫正作用,对体态也有良好影响。凸起变小,凹陷不再那么明显。此外,特定呼吸训练还有抗旋转作用。侧凸患者用右胸凸起吐气(即局部向前),用左胸凹陷吸气(向后),最后达到最大主动抗旋。

第二十三章

钳 工 概 述

钳工大多是在钳台上以手工工具为主对工件进行各种加工。手工操作的特点是技术性强,加工质量好坏主要取决于操作者技能水平的高低。它的工作范围较广,且具有适应性和灵活性较强的优势,不受设备、场地等条件的限制。因此,凡是采用机械加工方法不太适宜或难以进行的工作,通常可由钳工来完成;尤其是机械产品的装配、调试、安装和维修等。所以说,钳工不仅是机械制造工厂中不可缺少的工种之一,而且是对产品的最终质量负有重要责任的工种。目前,钳工主要分为装配钳工、机修钳工、工具钳工等。作为一名优秀的钳工,首先应不断提高自己的思想道德素质和科学文化水平,同时要掌握好本工种的各项基本操作技能,它包括:划线、錾削、锉削、锯削、钻孔、扩孔、锪孔、铰孔、攻螺纹、套螺纹、矫正、弯形、刮削、研磨、自用工具的刃磨、简单热处理及技术测量等;进而掌握零部件和产品的装配、修理和调试的技能。为了不断适应先进生产力的发展要求,提高产品质量和劳动生产率,钳工要充分发挥积极性、主动性和创造才能,时刻不忘改革工具和加工工艺,逐步实现手工操作的半机械化和机械化,这对降低劳动强度,保证产品质量的稳定性及提高生产率和经济效益,都具有十分重要的意义。

第一节　实践目的与要求

一、实践的目的

学习钳工常用工具设备的使用、正确的操作方法。

二、实践的要求

(一) 掌握

钳工常用设备的使用;麻花钻的刃磨、钻孔;锉削的三种方法;锯削管料;攻丝及打底孔。

(二) 了解

铰孔的方法、锉平面的方法、盲孔攻丝。

第二节　实践前的准备

一、常用的设备和工具

钳工的工作场地是一人或多人工作的固定地点。在工作场地内常用的设备有钳台、台虎钳、砂轮机、台钻和立钻等。

（一）钳台

钳台（图 23-2-1）上面装有台虎钳，是钳工工作的主要设备。钳台用木料或钢材制成，其高度为800~900mm，长度和宽度可随工作需要而定。钳台一般都有几个抽屉，用来放置工具。

（二）台虎钳

台虎钳装在钳台上，用来夹持工件。其规格以钳口的宽度表示，有 100mm、125mm 和 150mm 等。

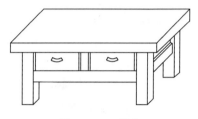

图 23-2-1　钳台

台虎钳有固定式（图 23-2-2A）和回转式（图23-2-2B）两种。回转式台虎钳由于使用较方便，故应用较广。其主要构造如下：

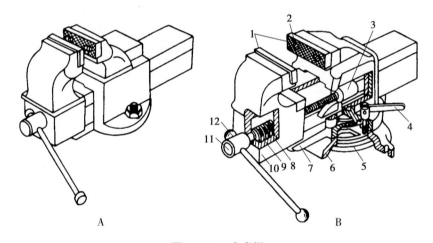

图 23-2-2　台虎钳

1：钳口；2：螺钉；3：螺母；4、12：手柄；5：夹紧盘；6：转盘座；7：固定钳身；8：挡圈；9：弹簧；10：活动钳身；11：螺杆

固定钳身、活动钳身、夹紧盘和转盘座都是由铸铁制成的。转盘座上有 3 个螺栓孔，用以与钳台固定。固定钳身可在转盘座上绕轴线转动，当转到所需的方向时，扳动手柄 4 使夹紧螺钉旋紧，便可在夹紧盘的作用下把固定钳身紧固。螺母与固定钳身相固定，螺杆穿入活动钳身与螺母配合。摇动手柄 12 使螺杆旋转，就可带动活动钳身移动，起夹紧或放松工件的作用。弹簧靠挡圈固定在螺杆上，其作用是当放松螺杆时，可使活动钳身及时而平稳地退出。固定钳身和活动钳身上都装有钢质钳口，并用螺钉固定。钳口经过热处理淬硬，以延长使用寿命。钳口与工件相接触的工作表面上制有斜纹，使工件夹紧后不易产生滑动。

台虎钳的正确使用和维护：

1. 台虎钳安装在钳台上时，必须使固定钳身的钳台工作面处于钳台边缘之外，以保证夹持长条形工件时，工件的下端不受钳台边缘的限制。

2. 台虎钳必需牢固地固定在钳台上。两个夹紧螺钉必须拧紧，使钳身在工作时不松动，否则容易损坏台虎钳和影响工件质量。

3. 夹紧工件时只允许依靠手的力量来扳动手柄，决不允许用锤子敲击手柄或随意套上长管扳动手柄，以防螺杆、螺母或钳身因过载而损坏。

4. 在进行强力作业时，应尽量使作用力朝向固定钳身，否则将额外增加螺杆和螺母的载荷，以致造成螺纹损坏。

5. 不要在活动钳身的光滑平面上进行敲击作业，以免降低它与固定钳身的配合性能。

6. 螺杆、螺母和其他活动表面上都要经常加油并保持清洁，以利润滑和防止生锈。

（三）砂轮机

砂轮机用来刃磨錾子、钻头、刮刀等刀具或样冲、划针等自用工具，也可用来去工件或材料上的毛刺、锐边等。

砂轮机主要由砂轮、电动机和机体组（图23-2-3）。为了减少尘埃污染，按环保要求应带有吸尘装置。

砂轮的质地硬而脆，工作时转速较高，因此使用砂轮机时应遵守安全操作规程，严防产生砂轮碎裂和人身事故。

工作时一般应注意以下几点：

1. 砂轮的旋转方向应正确，使磨屑向下方飞离砂轮。

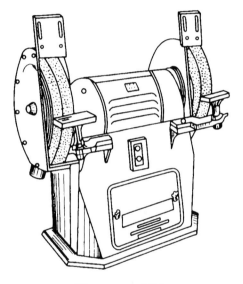

图 23-2-3 砂轮机

2. 起动后，待砂轮转速稳定后再进行磨削。

3. 磨削时要防止刀具或工件对砂轮发生剧烈撞击或施加过大的压力。砂轮外圆径向圆跳动误差较大时，应及时用修整器修整。

4. 砂轮机的搁架与砂轮外圆间的距离，一般应保持在3mm以内，否则容易使被磨削件轧入，造成事故。

5. 磨削时，操作者不要站立在砂轮机的正对面，而应站在砂轮机的侧面或斜对面。

（四）台钻

台钻是台式钻床的简称，是一种小型钻床，主轴孔内安装钻夹头和钻头，用来钻孔（图23-2-4）。台钻一般安装在工作台上或铸铁方箱上，规格有6mm和12mm等几种。如12mm台钻表示最大钻孔直径为12mm。

图23-2-4所示为应用较广的一种台钻。电动机转动后，通过5级V型带传动，可使钻床主轴获得五种转速。本体可在立柱上做上下移动，并可绕立柱轴线转动到适当的位置，然后用手柄锁紧。保险环用螺钉8锁紧在立柱上，并紧靠本体的下部端面，

以防本体万一锁紧失效而突然从立柱上滑下。工作台也可沿立柱上下移动和转动一定角度,并用手柄 11 锁紧在适当的位置。当松开螺钉 2 时,工作台在垂直平面内还可左右倾斜 45°,以便钻斜孔。在台钻上钻各种孔时,一律用手动进给。

台钻的最低转速比较高(一般在 400r/min 以上),因此不适宜用于锪孔和铰孔。

由于工件的高度不一,钻孔时,常常要预先把台钻的本体(或工作台)调整到适当的高度。调整本体高度位置的一般方法如下:选择适当高度的木块等支持物体预先支承于主轴下,并扳动进给手柄 4 使主轴顶紧支持物,然后松开手柄 7,继续按进给方向扳动进给手柄,主轴便在支持物的反作用力下带动本体一起升高。待升高到所需的位置时,把手柄 7 扳紧即可。需要使本体下降时,先把保险环松开并向下移至适当位置后固定,

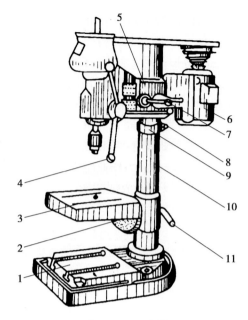

图 23-2-4   台钻
1:底座;2、8:螺钉;3:工作台;4、7、11:手柄;
5:本体;6:电动机;9:保险环;10:立柱

再选择好支持物并放在主轴下,扳动进给手柄使主轴下降并与支持物顶紧,然后放开手柄 7,慢慢地使进给手柄回松,本体便可徐徐下降,直至与保险环接触,最后把手柄 7 扳紧即可。

钻削小工件时,工件可放在工作台上;当工件较大或较高时,可将工作台转到旁边,把工件直接放在底座上进行钻孔。

二、材料准备

$65mm \times 65mm \times 15mm$ 的 45# 钢,$65mm \times 65mm \times 15mm$ 的 Q235,$100mm \times 100mm \times 8mm$ 的扁铁。

第三节 实 践 流 程

一、钻孔、扩孔、锪孔和铰孔

(一) 钻头

用钻头在实体材料上一次钻成孔的工序称为钻孔。钻孔可以达到的标准公差等级一般为 IT10~IT11 级,表面粗糙度值一般为 $Ra50~12.5\mu m$。故只能加工精度要求不高的孔或作为孔的粗加工。

1. **钻孔**   钻孔时,钻头装在钻床(或其他机械)上,依靠钻头与工件之间的相对运动来完成切削加工。因此钻削时的运动是由以下两种运动合成的(图 23-3-1):

(1) 主运动:主运动是由钻床或人力提供的主要运动,它使钻头和工件之间产生相对运动,从而使钻头的前刀面接近工件并切除切削层。

（2）进给运动：进给运动是由钻床或人力提供的使钻头与工件间产生附加运动。

在钻床上钻孔时，钻头的旋转运动为主运动，钻头的直线移动为进给运动。两种运动合成，可不断地或连续地切除切削层，在工件上钻出孔来。

2. 标准麻花钻

（1）组成部分（图 23-3-2）：标准麻花钻是最常用的一种钻头。它由柄部、空刀和工作部分组成。

1）柄部：是钻头的夹持部分，用来传递钻孔时所需的转矩和轴向力。它有直柄和锥柄两种（GB/T6135.1-2008 及 GB/T1438.1-2008）。直柄所能传递的转矩较小，其钻头直径在 13mm 以内；莫氏锥柄可以传递较大的转矩，钻头直径大于 13mm 的一般都是这种锥柄。

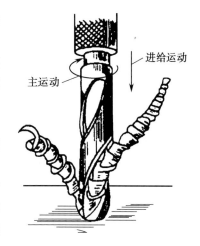

图 23-3-1　钻孔时钻头的运动

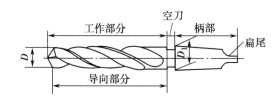
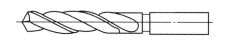

图 23-3-2　标准直柄麻花钻

2）空刀：在磨制钻头外圆时供磨床砂轮退刀之用，一般也用来刻印商标和规格。

3）工作部分：由切削部分和导向部分组成，切削部分有两条对称的主切削刃、一条横刃、两个前刀面和两个后刀面（图 23-3-3），担任主要的切削工作。导向部分有两条螺旋槽如两条窄的螺旋形棱边，并与螺旋槽表面相交形成两条棱刃（副切削刃）。导向部分在切削过程中，能保持钻头正直的钻削方向和具有修光孔壁的作用，同时还是切削部分的后备部分。两条螺旋槽用来排屑和输送切削液。钻头的外径略有倒锥，直径向柄部逐渐减小，倒锥的大小为每 100mm 长度内直径减小 0.05~0.10mm。这样能减小钻头与被加工孔壁的摩擦。

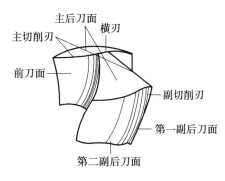

图 23-3-3　钻头的切削部分

钻头工作部分沿轴线的实心部分，称为钻芯。它用于连接两个螺旋形刃瓣，以保持钻头的强度和刚度。钻芯由切削部分向柄部逐渐变大。

钻头直径大 8mm 时，常制成焊接式的。其工作部分的材料一般用高速钢（W18Cr4V），淬硬至 62~68HRC，其热硬性可达 550~600℃。柄部的材料则差些，一般采用 45 钢，淬硬至 30~45HRC。

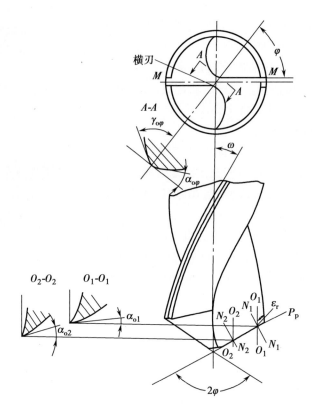

横刃

图 23-3-4　麻花钻的工作角度

（2）切削部分的工作角度（图 23-3-4）

钻孔时的切削平面为图中的 P_p-P_p，基面为图中的 P_r-P_r。

1）顶角 2φ：钻头两主切削刃在其平行平面 M-M 上的投影所夹的角称为顶角。

标准麻花钻的顶角 $2\varphi=118° \pm 2°$。此时两主切削刃呈直线形。$2\varphi>120°$ 时，则主切削刃呈内凹形；$2\varphi<120°$ 时，主切削刃呈外凸形。

顶角影响主切削刃上切削力的大小。顶角越小，则轴向力越小，同时使钻头外缘处的刀尖角 ε_r 增大，有利于散热和提高钻头寿命。但顶角减小后，在相同的条件下，钻头所受的切削转矩要增大，而且切屑卷曲厉害，排屑不便和妨碍切削液的进入。

顶角的大小可根据所加工材料的性质，由钻头刃磨时决定，一般钻硬材料要比钻软材料选用得大些。

2）螺旋角 ω：主切削刃上最外缘处螺旋钱（称为第一副后刀面）的切钱与钻头轴线之间的夹角称为螺旋角。

标准麻花钻的螺旋角，钻头直径在 10mm 以上的，$\omega=30°$，钻头直径在 10mm 以下的，$\omega=18°\sim30°$。直径越小，ω 也越小。

在钻头的不同半径处，螺旋角的大小是不等的，从钻头外缘到中心逐渐减小。螺旋角越小，在其他条件相同时，钻头的强度越高。螺旋角一般以外缘处的数值来表示。

3）前角 γ_0：它是在正交平面 N_1-N_1 或 N_2-N_2（通过主切削刃上选定点并同时垂直于切削固和基面的平面）内，前刀面与基面之间的夹角（γ_{01}，γ_{02}）。

钻头的前角在外缘处最大（一般为 30° 左右），自外缘向中心逐渐减小（图中

$\gamma_{01}>\gamma_{02}$），在中心钻头直径的 1/3 范围内为负值。接近横刃处的前角为 $-30°$，在横刃上的前角 $\gamma_{0\varphi}=-60°\sim-54°$（图中 A-A 剖面）。前角的大小与螺旋角有关（横刃处除外）。螺旋角越大，前角越大。在外缘处的前角与螺旋角数值相近。

前角的大小决定着切除材料的难易程度和切削在前刀面上的摩擦阻力。前角越大，切削越省力。

4）后角 α_0：它是在假定的圆柱截面 O_1-O_1 或 O_2-O_2 内，后刀面与切削平面之间的夹角（α_{01} 或 α_{02}）。

主切削刃上每一点的后角也是不等的。与前角相反，在外缘处 α_{01} 最小，越接近中心则越大（图中 $\alpha_{02}>\alpha_{01}$）。一般麻花钻外缘处的后角按钻头直径大小分为：

$D<15mm$	$\alpha_0=10°\sim14°$
$D=15\sim30mm$	$\alpha_0=9°\sim12°$
$D>30mm$	$\alpha_0=8°\sim11°$

钻芯处的后角 $\alpha_0=20°\sim26°$，横刃处的后角 $\alpha_{0\varphi}=30°\sim36°$。

后角越小，钻孔时钻头后刀面与工件切削表面之间的摩擦越严重，但切削刃强度较高。

在钻孔过程中，随着钻头的进给运动，后角会相应减小，且因切削表面呈螺旋形，越接近中心，切削表面的螺旋升角越大，后角的减小量越大。所以，刃磨后角时，越接近中心应磨得越大，以适应在工作时后角的变化。

后角的内大外小与前角的内小外大相对应，恰好保持切削刃上各点的强度基本一致。钻硬材料时为了保证切削刃强度，后角可适当小些；钻软材料时，后角可稍大些。但钻非铁金属材料时，后角不宜太大，否则会产生自动扎刀现象。

5）横刃斜角直径：横刃与主切削刃平行的轴平面 M-M 之间的夹角称为横刃斜角。标准麻花钻的横刃斜角直径 $=50°\sim55°$。

当刃磨后角时，近钻芯处的后角磨得越大，则横刃斜角就越小。所以，如果横刃斜角刃磨准确了，则近钻芯处的后角也就准确了。

6）横刃长度 b：横刃长度太短时会降低钻头的强度，太长则钻削时进给力增大，对钻削不利。标准麻花钻的横刃长度 $b=0.18D$。

7）钻芯厚度 d：钻头的中心厚度称为钻芯厚度。

钻芯厚度过大时，横刃长度也增大，切削时进给力要增大。所以，钻头的钻芯做成锥形，由切削部分逐渐向柄部增厚，达到了等强度的效果。

标准麻花钻的钻芯厚度约由 $d=0.125D$ 增厚至 $d=0.2D$。

8）副后角：副切削刃上副后刀面与孔壁切线之间的夹角称为副后角。标准麻花钻的副后角为 $0°$，即副后刀面与孔壁是贴合的。

（3）标准麻花钻的缺点：通过长期生产实践证明，麻花钻的切削部分存在以下几个缺点：

1）大直径钻头横刃较长，横刃前角为负值：因此在切削过程中，横刃处于挤刮状态，使进给力增大。据试验，钻削时 50% 的进给力和 15% 的转矩是由横刃产生的。横刃长了，定心作用不良，使钻头容易发生抖动。

2）主切削刃上各点的前角大小不一样，使切削性能不同：靠近钻芯处的前角是一个很大的负值，切削条件很差，处于刮削状态。

3）钻头的棱边较宽，副后角为0°，所以靠近切削部分的一段棱边，与孔壁的摩擦比较严重，容易发热和磨损。

4）主切削刃外缘处的刀尖角 ε_r 较小，前角最大，刀齿薄弱。而此处的切削速度又最高，故产生的切削热最多，磨损极为严重。

5）主切削刃长，而且全宽参加切削。切削刃各点切屑流出的线速度相差很大，切屑卷曲成很宽的螺旋卷，所占体积大，容易在螺旋槽内堵住，排屑不顺利，切削液不易注入到切削区内。

由于麻花钻存在以上一些缺点，所以通常可对切削部分进行修磨，以改善其切削性能。

3. 标准麻花钻的刃磨和修磨

（1）钻头的刃磨：钻头的切削刃使用变钝后进行磨锐的工作称为刃磨。刃磨的部位是两个主后刀面（即两条主切削刃）。刃磨质量将直接关系到钻孔质量。

手工刃磨钻头是在砂轮机上进行的。砂轮的粒度一般为46~80，砂轮的硬度最好采用中软级（K、L）。

刃磨时（图23-3-5），右手握住钻头的头部作为定位支点，并掌握好钻头绕轴线的转动加在砂轮上的压力；左手握住钻头的柄部作上下摆动。钻头转动的目的是使整个后刀面都能磨到；而上下摆动是为了磨出一定角度的后角。两手的动作必须很好地配合。由于钻头的后角在钻头的不同半径处是不相等的，所以摆动角度的大小也要随后角的大小而变化。

为了防止在刃磨时另一刃瓣的刀尖可能碰坏，也可以采用前刀面向下的刃磨方法。在刃磨过程中，要随时检查角度的正确性和对称性，同时还要随时

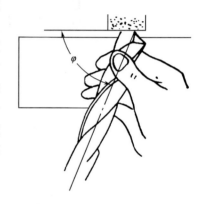

图23-3-5 磨主切削刃的方法

将钻头浸入水中冷却。在磨到刃口时磨削量要小，停留时间也不宜过久，以防切削部分过热而退火。钻头刃磨的技能主要应在操作实践中去体验。

（2）主切削刃刃磨后应进行以下几方面的检查：

1）检查顶角 2φ 的大小是否正确，两条主切削刃是否对称且长短一致。

检查时，把钻头切削部分向上竖立，两眼平视，由于两切削刃一前一后会产生视差，往往感觉到左刃高，而右刃低。所以要旋转180°后反复看几次，如结果一样，就说明对称了。

2）检查钻头主切削刃上，外缘处的后角 α_0 是否为所要求的数值。

3）检查钻头接近钻芯处的后角是否为所要求的数值。这可以通过检查横刃斜角 φ 是否正确来判定。

在检查切削刃的后角时，要注意应该检查后刀面的主切削刃处，而不应粗略地去检查后刀面离主切削刃较远的部位。因为后刀面是个曲面，这样检查出来的数值不是切削刃的后角大小。

（3）钻头的修磨：为适应钻削不同的材料而达到不同的钻削要求，以及改进标准麻花钻存在的一些缺点，需要改变钻头切削部分形状时，所进行的磨削工作称为修磨（图23-3-6）。

1) 修磨横刃(图 23-3-6A):其目的是把横刃磨短,并使靠近结芯处的前角增大。一般直径在 5mm 以上的钻头均需修磨。修磨后的横刃长度为原来的 1/5~1/3。修磨后形成内刃,内刃斜角 $\tau=20°\sim30°$,内刃处前角 $\gamma_{o\tau}=-15°\sim0°$。横刃经修磨后,减小了进给力和挤刮现象,也可改善定心效果。

图 23-3-7 所示为修磨横刃时,钻头与砂轮的相对位置。修磨时,要先使刃背接触砂轮,然后转动钻头磨至切削刃的前刀面而把横刃磨短,并同时控制所需的内刃前角 $\gamma_{o\tau}$ 和内刃斜角 τ 等的数值。修磨横刃的砂轮圆角半径要小,砂轮直径也最好小一些,否则不易修磨好,有时还可能把钻头上不应磨去的地方磨掉。

2) 修磨主切削刃(修磨顶角)如图 23-3-6B 所示:其目的可增加切削刃的总长度和刀尖角 ε_r,改善散热条件,增加刀齿强度,增强主切削刃与棱边交角处的耐磨性。从而提高钻头寿命,同时也有利于减小孔壁表面粗糙度数值。

一般 $2\varphi_0=70°\sim75°$,$f_0=0.2D$

3) 修磨棱边(图 23-3-6C):其目的是减小对孔壁的摩擦,提高钻头寿命。修磨棱边是在靠近主切削刃的一段第一副后刀面上,磨出副后角 $\alpha_0'=6°\sim8°$,并保留棱边宽度为原来的 1/3~1/2。

4) 修磨前刀面(图 23-3-6D):其目的是在钻削硬材料时可提高刀齿的强度;在钻削黄铜时,还可避免由于切削刃过于锋利而引起的扎刀现象。修磨时,将主切削刃和副切削刃交角处的前刀面磨去一块(图中阴影部位),以减小此处的前角。

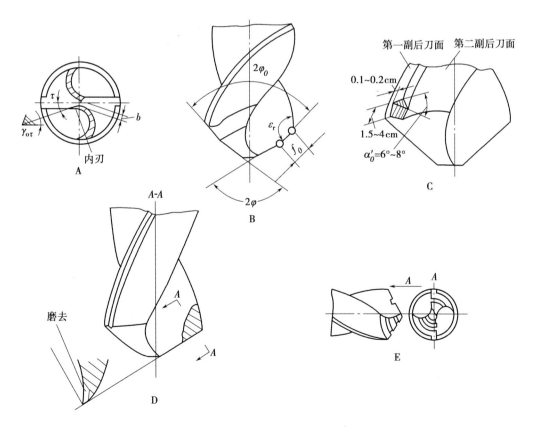

图 23-3-6 麻花钻的修磨

A. 修磨横刃;B. 修磨主切削刃;C. 修磨棱边;D. 修磨前刀面;E. 修磨分屑槽

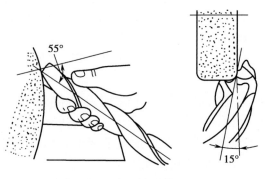

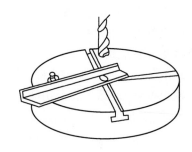

图 23-3-7　修磨横刃的方法　　　　　　图 23-3-8　较长工件用螺钉靠住

5）修磨分屑槽（图 23-3-6E）：其目的是使宽的切屑变窄，排屑顺利。修磨时，在两个后刀面上磨出几条相互错开的分屑槽。直径大于 15mm 的钻头都可磨出。如果钻头在制造时，前刀面上已制有分屑槽，那就不必再开槽。

带分屑槽的钻头尤其适用于钻削钢料。

（二）钻孔工艺

1. 工件的夹紧　一般钻直径在 8mm 以下的小孔，而工件又能用手握紧时，就用手拿住工件钻孔，这样比较方便。但工件上锋利的边角要倒钝，当孔将钻穿时要特别小心，以防发生事故。有些较长工件虽可用手握住，但最好在钻床工作台面上再用螺钉靠住工件（图 23-3-8），这样比较安全可靠。

除此以外，对于钻孔时不能用手握住的工件，应选用下列方法来夹紧工件：

（1）用手虎钳夹紧：钻孔直径超过 8mm 或用手不能握住的小工件钻孔时，必须用手虎钳或小型机用平口钳等夹紧工件（图 23-3-9），在平整的工件上钻孔，一般把工件夹在机用平口钳上；孔较大时，机用平口钳要用螺栓紧固在钻床工作台面上（图 23-3-10）。

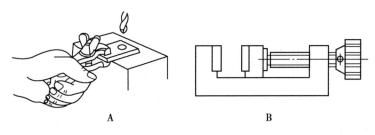

图 23-3-9　钻小孔时的夹紧
A. 用手虎钳夹紧工件；B. 小型机用平口钳

（2）用 V 形块支撑夹紧：在圆柱形工件上钻孔，可用带夹紧装置的双面 V 形块，或者把工件放在单面 V 形块上并配以压板压牢，以免工件在钻孔时转动（图 23-3-11）。

（3）直接搭压板夹紧：钻大孔或不便用机用虎钳夹紧的工件可直接在钻床工

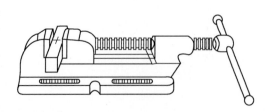

图 23-3-10　用机用虎钳夹紧

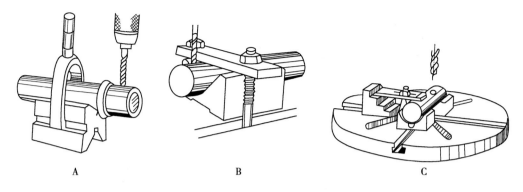

图 23-3-11 圆柱形工件的支承夹紧方法

作台上搭压板、螺栓和垫铁使其固定在钻床工作台上(图 23-3-12)。

搭压板时应注意以下几点:①垫铁应尽量靠近工件,以减少压板的变形。②垫铁必须比工件的被夹表面稍高,而不得比工件表面低;否则夹紧后压板与工件的着力点将在工件的边缘处,当只用一块压板夹紧工件时,工件就要翘起。而垫铁稍高,即使压板略有弯曲变形,仍能保证夹紧的着力点不偏在工件的边缘处。③螺栓应尽量靠近

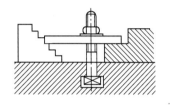

图 23-3-12 用压板夹紧工件

工件,这样可使工件上获得较大的夹紧力。④如工件被夹紧的表面已经过精加工,则表面应垫上铜皮等较软物体,以防被压板压出印痕。

2. 一般工件的钻孔方法 钻孔前,先把孔中心的样冲眼冲大一些,这样可使横刃预先落入样冲眼的锥坑中,钻孔时钻头就不易偏离中心。

钻孔时使钻尖对准钻孔中心(要在相互垂直的两个铅垂面方向上观察),先试钻一浅坑,如钻出的锥坑与所划的钻孔圆周线不同心,可及时予以纠正,靠移动工件或移动钻床主轴(摇臂钻床钻孔时)来解决。如偏离较多,也可用样冲或油槽錾在需要多钻去一些的部位錾几条槽,以减少此处的切削阻力而让钻头偏过来,达到纠正的目的(图 23-3-13)。

当试钻达到同心要求时,即可把钻床主轴中心与工件钻孔中心正确地固定下来,继续钻孔。

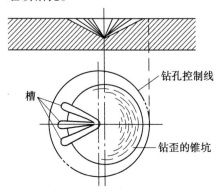

图 23-3-13 用錾槽来纠正钻偏的孔中心

通孔在将要钻穿时,必须减小进给量。如果采用自动进给,最好改换成手动进给,因为当钻头刚钻穿工件材料时,钻芯处进给力突然减小,由于钻床进给机构的间隙和弹性变形的突然恢复,将使钻头以很大的进给自动扎入,以致造成钻头折断或钻孔质量降低等现象。用手动进给操作时,由于已注意减小了进给量,轴向阻力较小,可避免发生上述现象。

钻不通孔时,可按钻孔深度调整钻床上的挡块,并通过测量实际尺寸来检查所需

的钻孔深度是否准确。

钻深孔(一般钻进深度达到直径的 3 倍)时,钻头就要退出排屑。以后每钻进一定深度,钻头再退出排屑一次。要防止连续钻进而排屑不畅的情况发生,以免钻头因切屑阻塞而被扭断。

直径超过 30mm 的大孔可分几次钻削,先用 0.5~0.7 倍孔径的钻头钻孔,然后再按所需孔径的钻头扩孔。这样可以减小进给力,保护机床,同时可提高钻孔质量。

3. 在圆柱形工件上钻孔的方法   在轴类或套类等圆柱形工件上,钻出与工件轴线垂直并通过轴线的孔,是钳工经常要遇到的一项工作(图 23-3-14)。

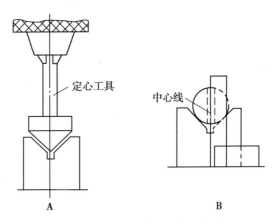

图 23-3-14   在圆柱形工件上钻孔

当钻孔轴线与工件轴线的位置度和同轴度要求较高时,可做 1 个定心工具(图 23-3-14A)。钻孔前,先找正钻床主轴中心与装夹工件的 V 形块的中心位置,使它们保持较高的位置度要求。其方法是:先用指示表来测量定心工具圆锥部分与钻床主轴的同轴度误差,误差应在 0.01~0.02mm 之内。然后使圆锥部分与 V 形块贴合,并用压板把 V 形块位置固定。在端面上画出所需的中心线,用直角尺找正端面的中心线使其保持垂直(图 23-3-14B)。换上钻头并让钻尖对准钻孔中心后,把工件压紧。接着试钻 1 个浅坑,看中心位置是否正确。如有误差,可找正工件再试钻。如果找正和钻孔工作认真细心,钻孔中心钱与工件轴线的位置度误差可控制在 0.1mm 以内。

当位置精度要求不太高时,可不用定心工具,而直接利用钻头的钻尖来找正 V 形块的中心位置。然后再用直角尺找工件端面的中心线,并使钻尖对准钻孔中心,进行试钻和钻孔。

4. 在斜面上钻孔的方法   用标准钻头在斜面上钻孔,由于钻头在单面径向力的作用下,钻头两切削刃将产生严重的偏切削现象,因此钻头势必会产生偏歪、滑移而钻不进工件,即使有时能勉强钻进,钻出的孔也难以保证其轴钱的直线度和圆度,甚至造成钻头折断。为此,可采取以下方法纠偏:

(1) 先用立铣刀在斜面上铣出 1 个平面(图 23-3-15),然后再打样冲眼钻孔。

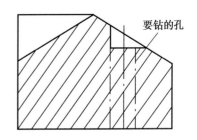

图 23-3-15   先用立铣刀铣出平面

（2）用錾子在斜面上錾出1个小平面后，先用中心钻钻出1个较大的锥坑，或先用小钻头钻出1个浅孔，再钻孔时钻头的定心作用加强，就不容易偏歪了。用中心钻的目的是它的刚性好，不易偏歪。用小钻头先钻浅孔时，为了保证钻头有较高的刚度，也要选用较短的钻头，同时使钻头在钻夹头中的伸出部分尽可能短。

5. **用电钻进行钻孔的方法**　用电钻进行钻孔时，除应遵守电钻安全使用规则外，还必须注意以下几点：

（1）电钻在使用前，须开空机运转1分钟，检查传动部分是否运转正常。如有异常，应排除故障后再使用。

（2）使用的钻头必须锋利。后角应磨得稍大一些，为8°~10°，顶角 $2\varphi=90°~100°$。

（3）钻孔前，孔中心的样冲眼须冲得大一些，这样钻头就不偏离中心。

（4）钻孔时，先试钻一浅坑，如与所划的钻孔圆周线不同心，可依靠钻进方向进行适当调整，使偏离旋转中心较远部多切去一些，予以借正中心。待试钻达到同心要求后才可继续钻下去，此时，两手用力要均匀，用力不宜过猛，钻进方向须与孔轴线保持一致。当孔将要钻穿时，应相应减小压力，以防发生事故。

（三）钻孔时的废品分析和钻头损坏的原因

1. 钻孔时产生废品原因是由钻头刃磨不准确、钻头和工件装夹不当、切割用量选择不当和操作不正确等造成的（表23-3-1）。

2. 钻头损坏的原因是有钻头用钝、切削用量太大、排屑不畅、工件装夹不当和操作不正确等（表23-3-2）。

表 23-3-1　钻孔时的废品分析

废品形式	产生原因
孔径大于规定尺寸	1. 钻头两切削刃长度不等或顶角不对称 2. 钻头摆动（钻头弯曲、钻床主轴有摆动、钻头在钻夹头中未装好和钻头套表面不清洁等引起）
孔壁粗糙	1. 钻头不锋利 2. 进给量太大 3. 钻头后角太大 4. 冷却润滑不充分
孔位偏斜	1. 划线或样冲眼中心不准 2. 工件装夹不稳固 3. 钻头横刃太长 4. 起钻过偏中心未纠正
钻孔歪斜	1. 钻头轴线与工件表面不垂直（工件表面不平整和工件底面有切削等污物所造成） 2. 进给量太大，或钻头细长刚性太差，使钻头弯曲 3. 钻头横刃太长，定心不良

表 23-3-2   钻头损坏的形式及其产生的原因

损坏形式	产生原因
钻头工作部分折断	1. 用钝钻头钻孔 2. 进给量太大 3. 切屑在钻头螺旋槽中堵塞 4. 孔刚钻穿时,未用手动控制,使进给量突然增大 5. 工件装夹松动 6. 钻薄板或铜料时钻头未修磨 7. 钻孔已歪斜而继续工作
切削刃迅速磨损	1. 切削速度太高,而切削液又不充分或进给量过大 2. 钻头刃磨未适应工件的材料 3. 工件表皮或内部硬度高或有砂眼

(四) 扩孔和扩孔钻

对工件上已有的孔(铸孔、锻孔、预钻孔)再进行扩大的工序称为扩孔。

扩孔可用扩孔钻(图 23-3-16)或麻花钻等扩孔刀具扩大工件的孔径。常作为孔的半精加工,也普遍用作铰孔前的预加工。

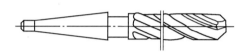

图 23-3-16   扩孔钻

扩孔的质量比钻孔高,公差等级一般可达 IT10~IT9,表面粗糙度能可达 $Ra12.5~3.2\mu m$。

用扩孔钻扩孔与钻孔相比有以下好处:

1. 钻头切削刃不必自外缘延续到中心。避免了由横刃引起的一些不良影响。

2. 由于背吃刀量 a_p 小,排屑容易,因而不易擦伤已加工表面。

3. 扩孔钻的钻芯较粗,刚度较高,因此可以增大进给量,而且加工质量也得到改善。

4. 扩孔钻刀齿较多(3~4 齿)。故扩孔时导向性好,切削平稳,不但提高了孔的加工质量,同时还提高了生产率。

用麻花钻扩孔时,扩孔前的预钻孔直径为孔径的 0.5~0.7 倍;而用扩孔钻扩孔,扩孔前的预钻孔直径可取孔径的 0.9 倍。

扩孔时的背吃刀量 a_p

$$a_p = \frac{1}{2}(D-d)$$

式中 d ——扩孔前预钻孔直径(mm)。

扩孔时的切削速度 v_c 约为钻孔的 1/2,进给量为钻孔的 1.5~2 倍。

(五) 锪孔和锪钻

在钻孔孔口表面用锪削方法加工出倒棱、孔的端面或沉孔的工序称为锪孔。例如,锪圆柱形沉孔(图 23-3-17A)、锪锥形沉孔(图 23-3-17B)和锪凸台端面(图 23-3-17C)。锪削属于扩削的范围。

锪孔工具采用锪钻(或经改制的钻头)。

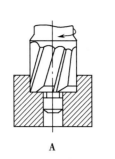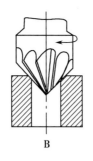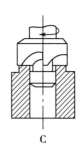

图 23-3-17 锪孔工作

A. 锪圆柱形沉孔;B. 锪锥形沉孔;C. 锪凸台端面

1. **锥形锪钻** 锪锥形沉孔用的锥形锪钻(图 23-3-18)。

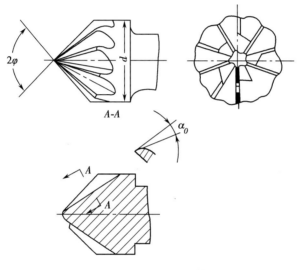

图 23-3-18 锥形锪钻

锥形锪钻的锥角(2φ)按工件锥形沉孔的锥角不同,有 $60°$、$75°$、$90°$ 及 $120°$ 四种。其中 $90°$ 用得最多。直径 d 在 $12\sim60$mm 之间,齿数为 $4\sim12$ 个。$\gamma_0=0°$,$\alpha_0=6°\sim8°$。

锥形锪钻也可用麻花钻改制。2φ 磨成所需的度数,后角和外缘处前角要磨得小些,避免产生振痕,使锥孔表面光滑。

2. **锪孔工作的要点** 锪孔方法与钻孔方法基本相同。锪孔容易产生的主要问题是:由于刀具振动而使锪的端面或锥面上出现振痕。为了避免这种现象,要注意做到以下几个方面:

(1)用麻花钻改制的锪钻长度要尽量短,以减少振功。

(2)锪钻的后角和外缘处的前角要适当减小,以防产生扎刀现象。

(3)切削速度应比钻孔低(一般钻孔速度是锪孔速度的 $1/3\sim1/2$)。在精锪时甚至可利用停机后钻轴的惯性来锪出,以减少振动即获得光滑的表面。

(4)锪钻的刀杆和刀片都要装夹牢固,工件要夹紧。

(5)锪钢件时,要在导柱和切削表面加些机油或牛油润滑。

(六) 铰孔和铰刀

用铰刀从工件孔壁上切除微量金属层,以提高孔的尺寸精度和表面质量的工序称为铰孔。

铰孔后可使孔的标准公差等级达到 IT7~IT9 级,表面粗糙度值达到 $Ra3.2~0.8\mu m$。

1. 铰刀的种类和特点　铰刀的种类很多,钳工常用的有以下几种:

(1) 整体圆柱机用铰刀和手用铰刀(图 23-3-19):铰刀由工作部分、空刀和柄部 3 个部分组成。

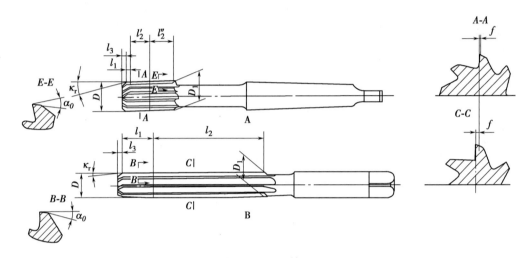

图 23-3-19　铰刀
A. 机用铰刀;B. 手用铰刀

工作部分最前端有 45°倒角(l_3),使铰刀开始铰削时容易进入孔中,并起保护切削刃的作用。紧接倒角的是顶角为 $2\kappa_r$ 的切削部分(l_1 部分),再后面是校准部分。机用铰刀有圆柱形校准部分(l_2')和倒锥校准部分(l_2'')两段,手用铰刀只有一段倒锥校准部分(l_2)。

(2) 可调手用铰刀:可调手用铰刀(图 23-3-20),在单件生产和修配工作中用来铰削非标准孔。在刀体上开有 6 条斜底直槽,具有同样斜度的刀条嵌在槽里,利用前后两个调节螺母压紧刀条的两端。调节两端的螺母可使刀条沿斜槽移动,即可改变铰刀的直径,以适应加工不同孔径的需要。

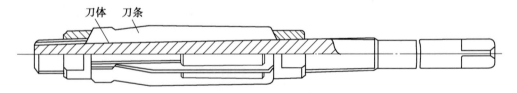

图 23-3-20　可调手用铰刀

目前,工具厂生产的标准可调手用铰刀的直径范围为 6~54mm,适用于尺寸特殊的情况下铰削通孔。直径小于或等于 12.75mm 的,其刀条用合金工具钢制造;直径大于 12.75mm 的,其刀条用高速钢制造。

2. 铰孔工艺

(1) 铰削用量:铰削用量包括铰削余量、切削速度(机铰时)和进给量。其大小对铰削过程中的摩擦、切削力、切削热以及积屑瘤的生成等有很大的影响,并直接影响孔加工的精度和表面粗糙度。

1) 铰削余量:铰削余量不宜太大或太小。因为铰削余量太小时,上道工序残留的变形难以纠正,原有的加工刀痕也不能去除,使铰孔质量达不到要求;同时,当余量太小时,铰刀的啃刮很严重,增加了铰刀的磨损。铰削余量太大时,则将加大铰刀每一刀齿的切削负荷,破坏了铰削过程的稳定性,并且增加了切削热,使铰刀的直径胀大,孔径也随之扩张;同时,切屑的形成必然呈撕裂状态,使加工表面粗糙度值增大。

所以,选择铰削余量时,应考虑到铰孔的精度、表面粗糙度、孔径的大小、材料的软硬和铰刀的类型等。表 23-3-3 列出了铰削余量的范围。

表 23-3-3 铰削余量 (单位:mm)

铰孔直径	<5	5~20	21~32	33~50	51~70
铰削余量	0.1~0.2	0.2~0.3	0.3	0.5	0.8

2) 铰孔的切削速度和进给量:机铰时的切削速度和进给量要选择得适当,不能单纯为了提高工效而选得过大,否则铰刀容易磨损,也容易产生积屑瘤而影响加工质量。但进给量也不能太小,因切屑厚度太小,反而很难切下材料,造成以很大的压力推挤被加工表面,结果被挤压过的材料就会产生塑性变形和表面硬化(图 23-3-21A)。这种被挤压而形成的凸峰,当以后的切削刃切入时就会撕去大片切屑(图 23-3-21B),增大了表面粗糙度值,同时也加速了铰刀的磨损。

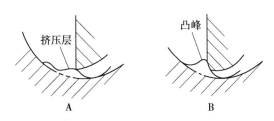

图 23-3-21 进给量太小时,刀尖对材料的挤压

当被加工材料为铸铁时,使用普通的高速钢铰刀铰孔,切削速度 v_c 不应超过 10m/min,进给量 f 在 0.8mm/r 左右;当被加工材料为钢时,切削速度 v_c 不应超过 8m/min,进给量 f 在 0.4mm/r 左右。

(2) 铰孔工艺的要点

1) 工件要夹正,使操作时对铰刀的铅垂方向有一个正确的视觉和标志。对薄壁零件的夹紧力不要过大,以免将孔夹扁,或铰后产生非圆形。

2) 手铰过程中,两手用力要平衡,旋转铰杠的速度要均匀,铰刀不得摇摆,以保持铰削的稳定性,避免在孔的进口处出现喇叭口或将孔径扩大。

3) 注意变换铰刀每次停歇的位置以消除铰刀常在同一处停歇而造成的振痕。

4) 铰削进给时,不要猛力压铰杠,要随着铰刀的旋转轻轻加压于铰杠,使铰刀缓慢引进孔内并均匀地进给,以保证获得较低的表面粗糙度值。

5) 铰刀不能反转,退出时也要顺转,因为反转会使切屑轧在孔壁刀齿的后刀面之间,将孔壁刮毛。同时,铰刀也容易磨损,甚至崩刃。

6) 铰削钢料时切屑碎末容易黏在刀齿上,要经常注意清除,并用磨石修光切削刃,以免孔壁被拉毛。

7）铰削过程中如果铰刀被卡住，不能猛力扳转铰杠，以防损坏铰刀。此时应取出铰刀，清除切屑和检查铰刀。继续铰削时要缓慢进给，以防在原处再次卡住。

8）铰定位锥销孔时，必须对准两结合零件的正确位置，铰削过程中要经常用相配的锥销来检查铰孔尺寸，以防将锥销孔铰深（一般用手按紧锥销时，其头部应高于工件表面2~3mm，但也可略低于该表面）。

9）机铰时要在铰刀退出后再停机，否则孔壁有刀痕，退出时孔也会被拉毛。铰通孔时，铰刀的校准部分不能全部出头，否则孔的下端要刮坏，再退出时也很困难。

10）机铰孔时，要注意检查机床主轴、铰刀和工件上所要铰的孔三者间的同轴度是否符合要求。当铰孔精度要求较高而上述同轴度要求不能满足时，铰刀的安装就不能采用普通的固定安装方式，而应选用适当的浮动安装，以调整铰刀与所铰孔的中心位置。

11）铰刀是精加工刀具，使用完毕要擦拭干净，涂上机油，放置时要保护好切削刃，以防与硬物碰撞而受损伤。

（3）铰孔时的废品分析：铰孔的精度和表面质量要求很高，如果铰削用量选择不当，铰刀质量不好，润滑冷却不当和操作疏忽等都会产生废品，具体分析见表23-3-4。

表23-3-4   铰孔时的废品分析

废品形式	产生的原因
孔壁表面粗糙度达不到要求	1. 铰刀刃口不锋利，切削部分和修整部分不光洁 2. 切削刃上黏有积屑瘤，容屑槽内切削黏积过多 3. 铰削余量太大或太小 4. 铰刀切削刃崩裂 5. 铰刀退出时反转，手铰时铰刀旋转不平稳 6. 切削液不充足或选择不当 7. 铰刀偏摆过大
孔径扩大	1. 机铰时铰刀与孔的轴线不重合，铰刀偏摆过大 2. 手铰时进给量和铰削余量太大，或铰孔时两手用力不均，使铰刀晃动 3. 切削速度太高，使铰刀温度上升，直径增大 4. 操作粗心（未仔细检查铰刀直径和铰孔直径），铰锥孔时，未用锥销适配
孔径缩小	1. 铰刀超过磨损标准，尺寸变小仍继续使用 2. 铰刀磨钝后仍在使用，而引起过大的孔径收缩 3. 铰钢料时加工余量太大，铰好后内孔弹性回复使孔径缩小 4. 铰铸铁时加了煤油，造成孔径收缩
孔轴线不直	1. 铰孔前的预加工孔壁不直，铰小孔时由于铰刀刚性差，而未能使原有弯曲得到纠正 2. 铰刀的主偏角太大，导向不良，使铰削时反向发生偏歪 3. 手铰时，两手用力不均
孔呈多棱形	1. 铰削余量太大和铰刀切削刃不锋利，使铰刀发生"啃切"现象，发生振动而出现多棱形 2. 钻孔不圆，使铰孔时铰刀发生弹跳现象 3. 钻床主轴振摆太大

二、攻螺纹和套螺纹

钳工用丝锥在圆柱内表面上加工或校准内螺纹的操作称为攻螺纹;用板牙在圆柱外表面上加工或校准外螺纹的操作称为套螺纹。单件小批生产中可采用手动攻(套)螺纹,批量生产中则多采用机动(如在车床或钻床上)攻(套)螺纹。

(一) 螺纹种类

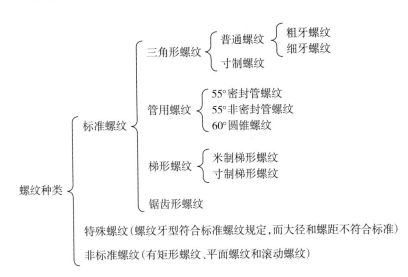

(二) 螺纹的基本要素

螺纹有牙型、大径、螺距(导程)、线数、旋向和精度等六个要素。

1. **牙型** 牙型是指通过螺纹轴线的剖面上螺纹的轮廓形状,有三角形、矩形、梯形、圆弧形、锯齿形等(图 23-3-22)。粗牙普通螺纹的牙型和基本尺寸见图 23-3-23。

2. **大径(D、d)** 大径是指与外螺纹的牙顶或内螺纹的牙底相重合的假想圆柱或圆锥的直径,即公称直径(代表螺纹尺寸的直径)。

3. **线数(n)** 线数是 1 个螺纹上螺旋线的数目。

4. **螺距(P)和导程(P_h)** 相邻两牙在中径线上对应两点间的轴向距离称为螺距。同一条螺旋线上的相邻两牙在中径线上对应两点间的轴向距离称为导程。对于单线螺纹来说,螺距就等于导程;对于多线螺纹来说,则导程等于螺距与螺纹线数的乘积,即 $P_h=nP$。

5. **旋向** 螺纹有左旋和右旋两种旋向(图 23-3-24)。常用的为右旋。顺时针旋转时旋入的螺纹为右旋螺纹;逆时针旋转时旋入的螺纹为左旋螺纹。用图 23-3-24 所示的方法可辨别旋向。

6. **精度** 螺纹精度,按三组旋合长度规定了相应的若干种精度级,用公差带代号表示。

旋合长度是指内外螺纹联接后接触部分的长度。分短旋合长度、中等旋合长度和长旋合长度三组,代号分别为 S、N 和 L。一般情况下选用中等旋合长度,代号 N 省略不标出。螺纹公差带由基本偏差和公差等级组成。

普通螺纹规定了精密、中等、粗糙三种精度级。一般常用的精度级为中等。梯形

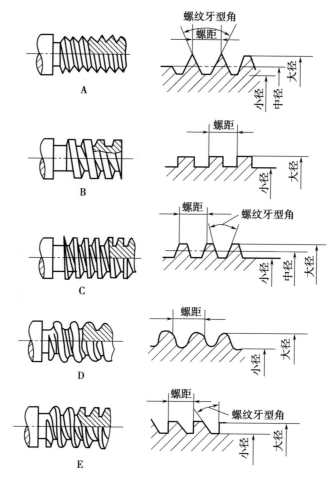

图 23-3-22   螺纹牙型

A. 三角形螺纹;B. 矩形螺纹;C. 梯形螺纹;D. 圆弧形螺纹;E. 锯齿形螺纹

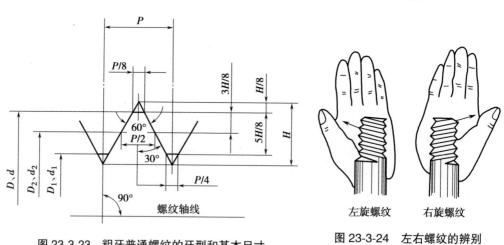

图 23-3-23   粗牙普通螺纹的牙型和基本尺寸

图 23-3-24   左右螺纹的辨别

$$D_2 = D - 2 \times \frac{3}{8}H \qquad d_2 = d - 2 \times \frac{3}{8}H$$

$$D_1 = D - 2 \times \frac{5}{8}H \qquad d_1 = d - 2 \times \frac{5}{8}H \qquad H = \frac{\sqrt{3}}{2}P = 0.866\,025P$$

螺纹和锯齿形螺纹分别规定了中等和粗糙各两种精度,一般用途选中等级。

(三) 丝锥

1. 构造　丝锥是加工内螺纹的刀具,有手用的和机用的、左旋和右旋、粗牙和细牙之分。手用丝锥由工作部分和柄部组成(图 23-3-25)。工作部分包括切削部分和校准部分。切削部分磨出锥角,使切削负荷分布在几个刀齿上。这样不仅工作省力,丝锥不易崩刃或折断,而且攻螺纹时导向作用好,也保证了螺孔的质量。校准部分具有完整的齿形,用来校准已攻螺纹,并引导丝锥沿轴向前进。柄部有方榫,与铰杠的方孔配合,用来传递切削转矩。

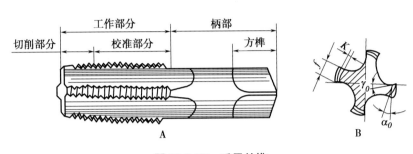

图 23-3-25　手用丝锥
A. 外形;B. 切削部分和校准部分的角度

手用丝锥的材料,一般采用合金工具钢(如 9SiCr)或轴承钢(如 GCr9)制造。机用丝锥则都用高速钢制造。

2. 丝锥工作部分的几何参数　丝锥的工作部分沿轴向有几条容屑槽,以容纳切屑,同时也形成切削刃和前角 γ_0(图 23-3-25B)。标准丝锥的前角 $\gamma_0 = 8° \sim 10°$,为了适用于不同的工件材料,前角可以在必要时作适当增减,具体数值见表 23-3-5。

表 23-3-5　丝锥前角的选择

被加工材料	铸青铜	铸铁	高碳钢	黄铜	中碳钢	低碳钢	不锈钢	铝合金
前角 $\gamma_0/°$	00	50	50	100	100	150	150~200	200~300

丝锥切削部分的锥面上铲磨出后角 α_0,一般手用丝锥 $\alpha_0 = 6° \sim 8°$,机用丝锥 $\alpha_0 = 10° \sim 12°$。齿侧后角为 0°。

丝锥的校准部分,手用丝锥后角等于 0°,机用丝锥的螺纹经过磨削。对 M12 以上的丝锥,则在齿宽 f 上磨出铲背量 $K = 0.01 \sim 0.025mm$,以形成很小的后角。

为了减少校准部分与螺孔的摩擦,也为了减少攻螺纹的扩张量,丝锥校准部分的大径、中径、小径均有 0.05~0.12mm/10mm 的倒锥。

3. 容屑槽　M8 以下的丝锥一般是三条容屑槽,M8~M12 的丝锥有三条也有四条的,M12 以上的丝锥是四条容屑槽。标准丝锥一般都是直槽,以便于制造和刃磨。为了控制排屑方向,有些专用丝锥做成左旋槽(图 23-3-26A),用来加工通孔,使切屑顺利向下排出。也有做成右旋的(图 23-3-26B),用来加工不通孔,使切屑能向上排出。在加工通孔时,为了使排屑顺利,也可在直槽标准丝锥的切削部分前端加以修磨,以形成刃倾角 $\lambda_s = -15° \sim -5°$(图 23-3-27)。

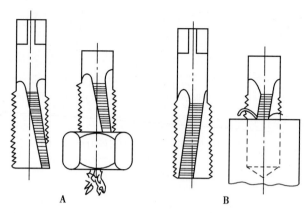

图 23-3-26　容屑槽的方向
A. 左旋；B. 右旋

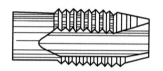 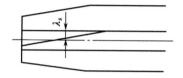

图 23-3-27　负刃倾角

4. 成套丝锥切削量的分配　为了减少手用丝锥切削力、提高其寿命,将整个切削工作量分配给几支丝锥来担任。通常 M6~M24 的丝锥一套有两支,M6 以下及 M24 以上的丝锥一套有三支。因为丝锥越小,越容易折断,所以备三支;而大的丝锥切削负荷很大,需要分几次逐步切削,所以也做成三支一套。细牙丝锥不论大小均为两只一套。

在成套丝锥中,对每支丝锥的切削量分配两种方式:即锥形分配和柱形分配(图23-3-28)。

锥形分配(等径丝锥):每套丝锥内,各锥的大径、中径、小径都相等,只是切削部分的长度及主偏角不同。初锥的切削锥长度为 5~7 个螺距;中锥的切削锥长度为 2.5~

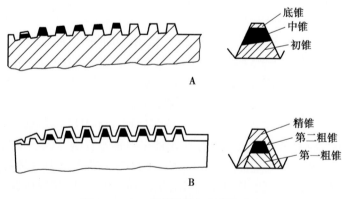

图 23-3-28　成套丝锥切削量的分配
A. 锥形分配；B. 柱形分配

4个螺距;底锥的切削锥长度为1.5~2个螺距(图23-3-28A)。

柱形分配(不等径丝锥):其第一粗锥、第二粗锥的大径、中径、小径都比精锥小些。第一粗锥、第二粗锥的螺纹中径一样,但第一粗锥的大径小,第二粗锥大径大(图23-3-28B)。因此,这种丝锥的切削量分配比较合理,三支一套的丝锥按6:3:1顺序分担切削量。两支套的丝锥则为7.5:2.5分担切削量。这样分配可使各丝锥磨损均匀,寿命较长,攻螺纹时也较省力。同时因精锥的两侧刃也参加切削,所以加工的螺纹表面粗糙度值较低,但丝锥的制造成本较高。攻通孔螺纹时也要攻两次或三次,丝锥的顺序也不能搞错,否则会使生产率降低。因此,对于直径较小的,小于M12的丝锥采用锥形分配;而对于直径较大的丝锥,则来用柱形分配。所以攻M12或M12以上的通孔螺纹时,一定要用最末一支丝锥攻过,才能得到正确的螺纹直径。

机用丝锥一套也有两支。攻通孔螺纹时,一般都是用切削锥较长的初锥一次攻出。只有攻不通孔时才用精锥再攻一次,以增加螺纹的有效长度。

(四)铰杠

手用丝锥攻螺纹时一定要用铰杠。铰杠有普通铰杠(图23-3-29)和丁字形铰杠(图23-3-30)两类。

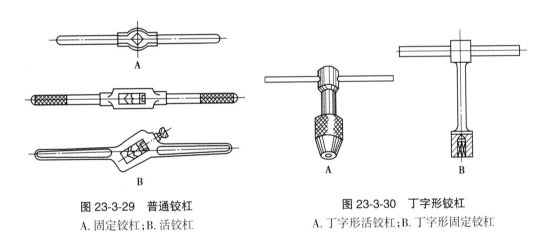

图 23-3-29　普通铰杠　　　　　　图 23-3-30　丁字形铰杠
A.固定铰杠;B.活铰杠　　　　A.丁字形活铰杠;B.丁字形固定铰杠

普通铰杠又有固定铰杠和活铰杠两种。固定铰杠的方孔尺寸和柄长符合一定的规格,使丝锥受力不会过大,丝锥不易被折断,因此操作比较合理,但规格要备得很多。一般攻制M5以下的螺纹孔,宜采用固定铰杠。活铰杠可以调节方孔尺寸,故应用范围较广。活铰杠一般按照长度有六种规格,使用时根据丝锥尺寸按照表23-3-6所列范围选用。

表 23-3-6　活铰杠与丝锥适用范围对照表

活铰杠规格 /mm	150	230	280	380	580	600
适用丝锥范围	M5~M8	M8~M12	M12~M14	M14~M16	M16~M22	M24 以上

当攻制带有台阶工件旁边的螺纹孔或攻制机体内部的螺纹孔时,就必须采用丁字形铰杠。小的丁字形铰杠有活动的(图23-3-30A)和固定的(图23-3-30B)两种。可

调节的活铰杠,其头部是个四爪的弹簧夹头,用以夹紧丝锥的方榫。大尺寸的丁字形铰杠一般都是固定式的,它通常按实际需要制成专用的。

(五)攻螺纹工艺

1. 攻螺纹前底孔直径的确定 用丝锥攻内螺纹时,每个切削刃除起切削作用外,还对材料产生挤压,因此螺纹的牙型在顶端要凸起一部分(图23-3-31),材料塑性越大,则挤压出的越多。此时如果螺纹牙型顶端与丝锥刀齿根部没有足够的空隙,就会使丝锥轧住。所以攻螺纹前的底孔直径(即预钻孔直径)必须大于螺纹标准中规定的螺纹小径。

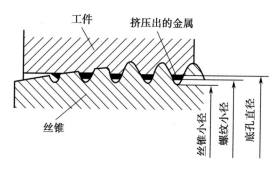

图 23-3-31　攻螺纹前的挤压现象

底孔直径的大小,要根据工件材料的塑性大小和钻孔的扩张量来考虑,使攻螺纹时既有足够的空隙来容纳被挤出的金属,又能保证加工出的螺纹得到完整的牙型。

按照普通螺纹标准(表23-3-6),内螺纹的最小直径 $D_1 = D - 2 \times \dfrac{5}{8} H$,内螺纹的公差是正向分布的。所以攻出的内螺纹小径应在上述范围内,才合乎理想的要求。

根据以上原则,从实践中总结出了钻普通螺纹底孔用钻头直径的计算公式,也可从表23-3-7中查得。

表 23-3-7　普通螺纹攻螺纹前钻底孔的钻头直径　　　　　　(单位:mm)

内螺纹大径 (D)	螺距 (P)	钻头直径 (d_0)	
		铸铁、青铜、黄铜	钢、可锻铸铁、纯铜、层压板
2.0	0.40	1.60	1.60
	0.25	1.75	1.75
2.5	0.45	2.05	2.05
	0.35	2.15	2.15
3.0	0.50	2.50	2.50
	0.35	2.65	2.65
4.0	0.70	3.30	3.30
	0.50	3.50	3.50
5.0	0.80	4.10	4.20
	0.50	4.50	4.50
6.0	1.00	4.90	5.00
	0.75	5.20	5.20
8.0	1.25	6.60	6.70
	1.00	6.90	7.00
	0.75	7.10	7.20

续表

内螺纹大径 (D)	螺距 (P)	钻头直径(d_0)	
		铸铁、青铜、黄铜	钢、可锻铸铁、纯铜、层压板
10.0	1.50	8.40	8.40
	1.25	8.60	8.70
	1.00	8.90	9.00
	0.75	9.10	9.20
12.0	1.75	10.10	10.20
	1.50	10.40	10.50
	1.25	10.60	10.70
	1.00	10.90	11.00

加工钢和塑性较大的材料、扩张量中等的条件下,钻头直径为

$$d_0 = D - P$$

式中　D:内螺纹大径(mm);P:螺距(mm)。

加工铸铁和塑性较小的材料、扩张量较小的条件下,钻头直径为

$$d_0 = D - (1.05 \sim 1.1) P$$

攻不通孔螺纹时,由于丝锥切削部分不能攻出完整的螺纹牙型,所以钻孔深度要大于所需的螺孔深度。一般取

$$钻孔深度 = 所需螺孔深度 + 0.7D（D 为螺纹大径）$$

2. 攻螺纹要点

(1) 工件上螺纹底孔的孔口要倒角,通孔螺纹两端都倒角。这样可使丝锥开始切削时容易攻入,并可防止孔口的螺纹牙崩裂。

(2) 工件的装夹位置要正确,尽量使螺纹孔中心线置于垂直或水平位置,使攻螺纹时容易判断丝锥轴线是否垂直于工件的平面。

(3) 在开始攻螺纹时,要尽量把丝锥放正,然后对丝锥加压力并转动铰杠,当攻入 1~2 圈时,再仔细观察和找正丝锥的位置。根据螺纹质量的要求不同,可以用肉眼直接观察或用金属直尺、直角尺等有直角边的工具检查(图 23-3-32)。检查时,要在丝锥的两个互相垂直的方位上进行检测。一般在攻入 3~4 圈螺纹时,丝锥的位置应正确无误,不宜再有明显偏斜和强行纠正。此后,只须转动铰杠,而不应再对丝锥施加压力,否则螺纹牙型将被损坏。

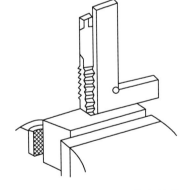

图 23-3-32　用直角尺检查丝锥的位置

为了在开始攻螺纹时,容易使丝锥保持正确位置,可在丝锥上旋上同样规格的光制螺母(图 23-3-33A),或将丝锥插入导向套的孔中(图 23-3-33B)。攻螺纹时只要把螺母或导向套压紧在工件表面上,就容易使丝锥按正确的位置攻入工件孔中。

(4) 攻螺纹时,每扳转铰杠 1/2~1 圈,就应倒转 1/4~1/2 圈,使切屑碎断后容易排出,并可减少切削刃因粘屑而使丝锥卡住的现象。在攻 M5 以下的螺纹孔、韧性材料、

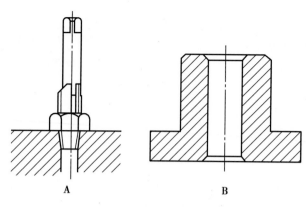

A　　　　　　　　　　　　B

图 23-3-33　保证丝锥正确位置的工具

深孔及不通孔时更要注意经常倒转,以免丝锥折断。

(5) 攻不通的螺孔,要经常退出丝锥,排除孔中的切屑,尤其当将要攻到孔底时,更应及时清除切屑,以免丝锥攻入时被卡住。当工件不便倒向清除切屑时,可用弯的管子吹去切屑,或用磁铁借助铁钉吸出。

(6) 攻螺纹过程中,在调换后一支丝锥时,要用手先旋入至不能再旋进时,然后用铰杠转动,以免损坏螺纹和防止乱牙。在丝锥攻完退出时,也要避免快速转动铰杠,最好用手旋出,以保证已攻好的螺纹质量不受影响。

(7) 攻塑料材料的螺孔时,要加注切削液。以减少切削阻力和提高螺孔的表面质量,并能延长丝锥的使用寿命。

(六) 攻螺纹时的废品分析和工具损坏的原因

1. 攻螺纹时的废品分析见表 23-3-8

2. 攻螺纹时丝锥损坏的原因见表 23-3-9

表 23-3-8　攻螺纹时的废品分析

废品形式	产生的原因
乱牙	1. 螺纹底孔直径太小,丝锥不易切入,孔口乱牙 2. 换用中锥、精锥时,与已攻出的螺纹没有接合好就强行攻入 3. 初锥攻螺纹不正,用中锥、底锥时强行纠正 4. 对塑性材料未加切削液或丝锥不经常倒转,而把已攻出的螺纹啃伤 5. 丝锥磨钝或切削刃有粘屑 6. 丝锥铰杠掌握不稳,攻铝合金等强度较低的材料时,容易被切乱牙
滑牙	1. 攻不通孔螺纹时,丝锥已到底仍继续扳转 2. 在强度较低的材料上攻较小螺孔时,丝锥已攻出螺纹仍继续加压力,或攻完退出时连铰杠转出
螺孔攻歪	1. 丝锥位置不正 2. 机攻时丝锥与螺孔轴线不同轴
螺纹牙深不够	1. 攻螺纹前底孔直径太大 2. 丝锥磨损
螺纹	切屑过多,堵塞刀具与螺孔之间或切屑黏附

表 23-3-9　丝锥损坏的原因

损坏形式	损坏原因
丝锥切削刃崩牙或折断	1. 工件材料中夹有硬物等杂质 2. 断屑排屑不良,产生切屑堵塞现象 3. 丝锥位置不正,单边受力太大或强行纠正 4. 两手用力不均 5. 丝锥磨钝,切削阻力太大 6. 底孔直径太小 7. 攻不通孔螺纹时丝锥已到底仍继续扳转 8. 攻螺纹时用力过猛

3. 从螺孔中取出断丝锥的方法　在取出断丝锥前,应先把孔中的切屑和丝锥碎屑清除干净,以防卡在螺纹与丝锥之间而阻碍丝锥的退出。

(1) 用狭錾或冲头抵在断丝锥的容屑槽中顺着退出的切线方向轻轻敲击,必要时再顺着旋进方向轻轻敲击,使丝锥在多次正反方向的敲击下产生松动,则退出就容易了。这种方法仅适用于断丝锥尚露出于孔口或接近孔口的情况。

(2) 在带方榫的断丝锥上拧上两个螺母,用钢丝(根数与丝锥容屑槽数相同)插入断丝锥和螺母的空槽中,然后用铰杠按退出方向扳动方榫,把断丝锥取出。

(3) 在断丝锥上焊上 1 个六角螺钉,然后用扳手扳动六角螺钉头而使断丝锥退出。

(4) 用乙炔火焰或喷灯对断丝锥加热使其退火,然后用钻头钻 1 个不通孔。此时钻头直径应比底孔直径略小,钻孔时也要对准中心,防止将螺纹钻坏。孔钻好后打入 1 个扁形或方形冲头,再用扳手旋出断丝锥。

(5) 用电火花加工设备将断丝锥熔掉。

三、锯削

用手锯对材料(或工件)进行锯断或锯槽等加工工艺称为锯削。图 23-3-34A 所示为把材料(或工件)锯断,图 23-3-34B 所示为锯掉工件上的多余部分,图 23-3-34C 所示为在工件上锯槽。

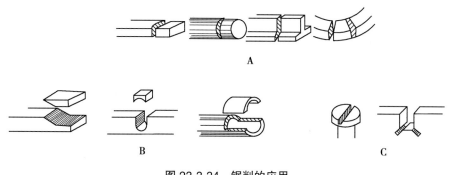

A

B　　　　　　　　　　　　　　　　C

图 23-3-34　锯削的应用

锯削工作也可在锯床上进行,以代替钳工操作。在模具零件(如凹模、凸模的内外型面)加工中,也可采用线切割机床或电火花加工机床以实现钳工工作机械化。

(一) 手锯

手锯由锯架和锯条两部分组成。

1. **锯架** 用来张紧锯条。有固定式和可调节式两种(图 23-3-35)。

固定式锯架只能安装一种长度的锯条。可调节式锯架则通过调整可以安装几种长度的锯条。锯架两端各有1个夹头,锯条孔被夹头上的销钉插入后,旋紧翼形螺母就可把锯条拉紧。

2. **锯条** 锯条一般用渗碳钢冷轧而成,也有用碳素工具钢或合金钢制成,并经热处理淬硬。锯条长度是以两端安装孔的中心距来表示的,钳工常用的是300mm。

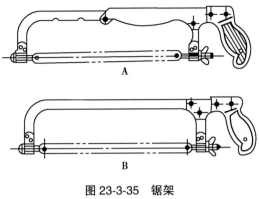

图 23-3-35 锯架
A. 可调节式;B. 固定式

(1) 锯齿的角度(图 23-3-36):锯条的切削部分是由许多锯齿组成的,好像是一排同样形状的錾子。

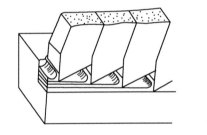 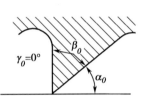

图 23-3-36 锯齿的形状和角度

由于锯削时要求有较高的工作效率,必须使切削部分具有足够的容屑空间,故锯齿的后角较大。为了保证锯齿具有一定的强度,楔角也不宜太小。综合以上要求,锯条的锯齿角度是:

后角 $\alpha_0=40°$,楔角 $\beta_0=500$,前角 $\gamma_0=0°$。

(2) 分齿形式:在制造锯条时,全部锯齿是按一定的规则左右错开,排列成一定的形状称为分齿形式。分齿型式有交叉形和波浪形等(图 23-3-37)。锯条分齿后,可使工件上被锯出的锯缝宽度 H 大于锯条背部的厚度 S。这样,锯削时锯条不会被卡住,锯条与锯缝的摩擦阻力也较小,因此工作比较顺利,锯条也不致过热而加快磨损。

(3) 锯齿粗细:锯齿的粗细是以锯条每 25mm 长度内的齿数来表示的,有 14、18、24 和 32 等几种。齿数越多则表示锯齿越细。

粗齿锯条的容屑槽较大,适用于锯软材料和较大的表面,因为此时每推锯一次所锯下的切屑较多,容屑槽大可防止产生堵塞。

细齿锯条适用于锯硬材料,因硬材料不易锯入,每锯一次的锯屑量较少,不会堵塞容屑槽,而锯齿增多后,可使每齿的锯削量减少,材料容易被切除。在锯削管子或薄板时必须用细齿锯条,否则锯齿很易被钩住甚至折断。严格地讲,薄壁材料的锯割截面上至少应有两个齿以上同时参加切削,才可能避免锯齿被钩住的现象。

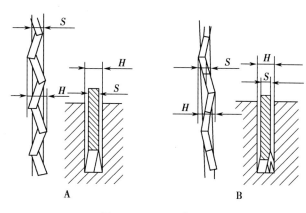

图 23-3-37　分齿型式

A.交叉形分齿;B.波浪形分齿

H:分齿宽度,S:锯条厚度

(二)锯削工艺

1. 锯条的安装　手锯是在向前推进时进行切削的,所以锯条安装时要保证锯齿的方向正确(图 23-3-38A)。如果装反了(图 23-3-38B),则锯齿前角变为负值,切削很困难,不能进行正常的锯削。

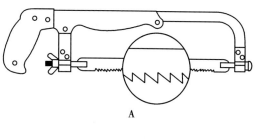

锯条的松紧在安装时也要控制适当,太紧使锯条受力太大,在锯削中稍有卡阻而受到弯折时,就很容易崩断;太松则锯削时锯条容易扭曲,也很可能折断,而且锯缝容易发生歪斜。装好的锯条应使它与锯架保持在同一中心平面内,这对保证锯缝正直和防止锯条折断都比较有利。

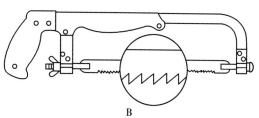

图 23-3-38　锯条安装

2. 锯削基本方法

(1)起锯:起锯是锯削工作的开始,起锯质量直接影响锯削的质量。起锯有远起锯(图 23-3-39A)和近起锯(图 23-3-39B)两种。一般情况下采用远起锯较好,因为此时锯齿是逐渐切入材料的,锯齿不易被卡住,起锯比较方便。如果用近起锯,则掌握不好时,锯齿由于突然切入较深,容易被工件棱边卡住甚至被崩断。无论用哪种起锯法,起锯角 α 都要小(宜小于 15°)。若起锯角太大(图 23-3-39C),则起锯不易平稳;但起锯角也不宜太小,否则由于锯条与工件同时接触的齿数较多,反而不易切入材料,使起锯次数增多,锯缝就容易发生偏离,造成被锯表面锯出多道锯痕而影响锯削质量。为了起锯平稳和准确,可用左手拇指挡住锯条,使锯条保持在正确的位置上起锯(图 23-3-39D)。起锯时施加的压力要小,往复行程要短,速度要慢些。

(2)锯削时锯架的运动:锯削时,锯架前进的运动方式有两种:一种是直线运动,两手均匀用力,向前推动锯架;另一种是弧线运动,在前进时右手下压而左手上提,操

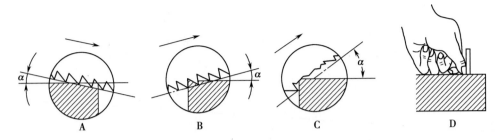

图 23-3-39　起锯方法

A. 远起锯；B. 近起锯；C. 起锯角太大；D. 用拇指挡住锯条的起锯

作自然,可减轻疲劳。一般锯缝底面要求平直的槽子和薄壁工件适用前一种运动方式,而锯断材料时大部采用后一种运动方式。两种方式在回程中都不应对手锯施以压力,否则会加快锯齿的磨损。

(3) 锯削速度:以 20~40/min 次为宜。锯软材料可以快些;锯硬材料应该慢些。速度过快,锯条发热严重,容易磨损。必要时可加水、乳化液或机油进行冷却润滑,以减轻锯条的发热磨损。速度过慢时工作效率太低。

锯削时要尽量使锯条的全长都利用到,若只集中于局部长度使用,则锯条的使用寿命将相应缩短。因此,一般锯削的工作行程应不小于锯条全长的 2/3。

(4) 不同材料的锯削工艺

1) 棒料的锯削:棒料的锯削断面如果要求比较平整,应从起锯开始连续锯到结束。若锯出的断面要求不高,可改变几次锯削的方向,使棒料转过一个角度再锯,这样由于锯削面变小而容易锯入,可提高工作效率。

锯毛坯材料时断面质量要求一般不高,为了节省时间,可分几个方向锯削,每个方向不锯到中心,然后把它折断(图 23-3-40)。

2) 管子的锯削:锯削管子时,首先要把管子正确地装夹好。对于薄壁管子和加工过的管件,应夹在有 V 形或弧形槽的木块之部(图 23-3-41),以防夹扁和夹坏表面。锯削时必须选用细齿锯条,一般不要在一个方向从开始连续锯到结束,因为锯齿容易被管壁钩住而崩断,尤其是薄壁管子更应注意这点。正确的方法是锯到管子内壁处,然后把管子转过一个角度,仍旧锯到管子的内壁处,如此逐渐改变方向,直至锯断为止(图 23-3-42)。薄壁管子改变方向时,应使已锯的部分向锯条推进方向转动,否则锯齿仍有可能被管壁钩住。

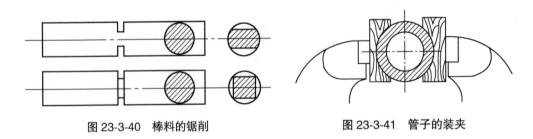

图 23-3-40　棒料的锯削　　　　**图 23-3-41　管子的装夹**

3) 薄板料的锯削:锯薄板料除选用细齿锯条外,要尽可能从宽的面上锯下去,锯条相对工件的倾斜角应不超过 45°,这样锯齿不易被钩住。如果一定要从板料的狭面锯下去时,应该把它夹在两木块之间,连木块一起锯下,也可避免锯齿钩住,同时也增起了板料的刚度,锯削时不会弹动(图23-3-43A);或者把薄板料夹在台虎钳上,用手锯作横向斜推锯,使锯齿与薄板接触齿数增加,避免锯齿崩裂(图23-3-43B)。

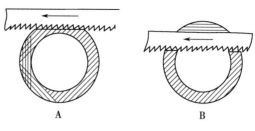

图23-3-42　管子的锯削

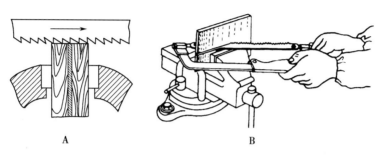

图23-3-43　薄板料锯削方法
A.用木板夹紧锯削;B.横向斜推锯

　　4)锯深缝:当工件的锯缝深度超过锯架高度时属于深缝(图23-3-44A)。这时,工件应夹在台虎钳的左面,以便操作。为了控制锯缝不偏离画线,锯缝线条主要与钳口侧面保持平行,距离在20mm左右。工件夹紧要牢靠,既要防止工件变形或被夹坏,又要防止工件在锯削时弹动、损坏锯条或影响锯缝质量。当锯架碰到工件前,应将锯条转过90°重新安装,使锯架转到工件的左侧(图23-3-44B),也可把锯条安装成使锯齿朝锯架内进行锯削(图23-3-44C)。

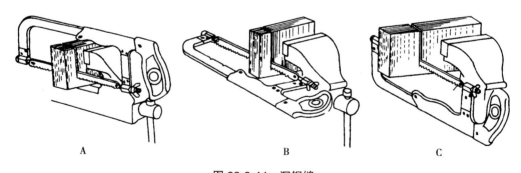

图23-3-44　深锯缝

(三) 锯条损坏原因及锯削的废品形式

1. 锯条损坏原因　锯条损坏有锯齿崩断、锯条折断和锯齿过早磨损三种。

(1)锯齿崩断的原因

1)锯薄壁管子和薄板料时没有选用细齿锯条。

2)起锯角太大或采用远起锯时用力过大。

3)锯削时突然加大压力,锯齿容易被工件棱边钩住而崩断。

当锯条中有几个锯齿被局部崩断时,要及时把断裂处在砂轮上磨光,并把后面相邻两三个齿磨斜(图 23-3-45),再用来锯削时,后面这几个齿就不会因受突然的冲击力而被折断。若不经过这样的处理,继续使用时则锯齿就会连续崩断,直至锯条无法使用。

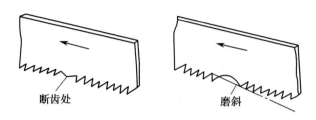

断齿处   磨斜

图 23-3-45   锯齿崩断的处理

(2) 锯条折断的原因

1) 锯条装得过紧或过松。

2) 工件装夹不正确,锯削部位距钳口太远,以致产生抖动或松动。

3) 锯缝歪斜后强行借正,使锯条被扭断。

4) 用力太大或锯削时突然加大压力。

5) 新换锯条在旧锯缝中被卡住而折断。一般要改换方向再锯,如只能从旧锯缝锯下去,则应减慢速度和压力,并要特别细心。

6) 工件锯断时没有及时掌握好,使手锯与台虎钳等相撞而折断锯条。

(3) 锯齿过早磨损的原因

1) 锯削速度太快,使锯条发热过度而退火。

2) 锯削较硬材料时没有冷却或润滑措施。

3) 锯削过硬的材料。

2. 锯削时的废品

(1) 尺寸锯得过小。

(2) 锯缝歪斜过多。

(3) 起锯时把工件表面锯坏。

四、锉削

用锉刀对工件进行切削加工的方法称为锉削。锉削的工作范围较广,可以对各种形状工件的内外表面进行加工,并可达到一定的加工精度,即工件加工后的实际几何参数(尺寸、形状和表面位置)与理想几何参数的符合程度。在现代化生产条件下,仍有些不便于机械加工的场合需要用锉削来完成。例如,装配过程中对相配零件的最后修整;维修工作中或在单件、小批生产条件下,对某些形状较复杂的相配零件的加工,以及手工去毛刺、倒圆和倒钝锐边(除去工件上尖锐棱角)等。锉削技能的高低,往往是衡量钳工技能水平高低的一个重要标志。因此,钳工必须掌握好这项重要的基本功,并力求形成熟练技巧。

(一) 锉刀

锉刀是锉削的刀具,用高碳工具钢 T12 制成,并经热处理,其硬度达 62HRC 以上,目前已经标准化。

1. **锉刀的构造及名词、术语**　钳工常用的锉刀包括钳工锉、异形锉和整形锉三类（图 23-3-46）。现将锉刀的术语介绍如下：

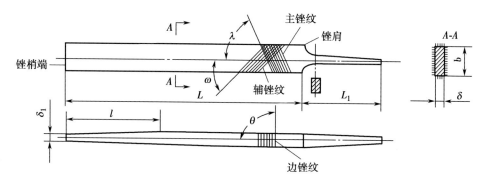

图 23-3-46　齐头扁锉的构造

（1）锉身：锉梢端至锉肩之间所包含的部分（图 23-3-46 中的长度 L 部分）。

（2）锉柄：锉身以外部分为锉柄（L1 部分）。

（3）锉身平行部分：锉身平行部分是锉身中母线互相平行的部分。

（4）梢部：梢部是锉身截面尺寸开始逐渐缩小的始点到梢端之间的部分（图 23-3-46 中的 l 部分）。

（5）主锉纹：主锉纹就是在锉刀工作面上起主要锉削作用的锉纹。

（6）辅锉纹：主锉纹覆盖的锉纹。

（7）边锉纹：锉刀窄边或窄面上的锉纹。

（8）主锉纹斜角（λ）：主锉纹与锉身轴线的最小夹角。

（9）辅锉纹斜角（ω）：辅锉纹与锉身轴线的最小夹角。

（10）边锉纹斜角：边锉纹与锉身轴线的最小夹角。

（11）锉纹条数：锉刀轴向上，单位长度（以每 10mm 计）内的锉纹数量称。

（12）齿底连线（图 23-3-47）：在主锉纹法向垂直剖面上，过相邻两齿底的直线。

（13）齿高：齿尖至齿底连线的距离。

（14）齿前角：在主锉纹过齿尖的法面上，锉齿切削刃面和法面的交线与齿底连线的垂直线的夹角（图 23-3-47）。

2. **锉刀形状及规格**

（1）规格：钳工锉的规格是指自锉梢端至锉肩之间的距离 L（图 23-3-46）。异形锉

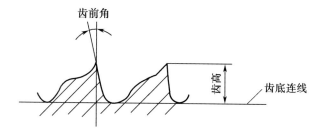

图 23-3-47　齿前角与锉齿高

和整形锉则以锉刀全长作为规格标准。

(2) 锉刀的横截面:钳工锉、异形锉和整形锉在近光坯锉纹处的横截面图 23-3-48 所示。

(3) 锉刀的基本尺寸(对照图 23-3-48)

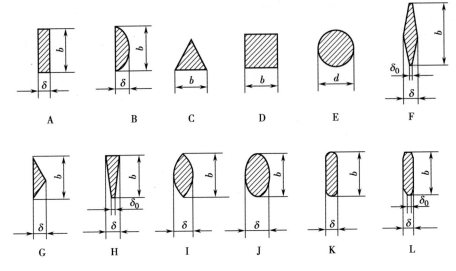

图 23-3-48 锉刀的横截面形状

A. 扁锉;B. 半圆锉;C. 三角锉;D. 方锉;E. 圆锉;F. 菱形锉;G. 单面三角锉;H. 刀形锉;
I. 双半圆锉;J. 椭圆锉;K. 圆边扁锉;L. 棱边锉

钳工锉的基本尺寸见表 23-3-10。

表 23-3-10 钳工锉的基本尺寸

规格 L	扁锉(尖头、齐头)		半圆锉			三角锉 B	方锉 b	圆锉 b
	b	δ	b	薄型 δ	厚型 δ			
100	12	2.5(3.0)	12	3.5	4.0	8.0	3.5	3.5
125	14	3.0(3.5)	14	4.0	4.5	9.5	4.5	4.5
150	16	3.5(4.0)	16	4.5	5.0	11.0	5.5	5.5
200	20	4.5(5.0)	20	5.5	6.5	13.0	7.0	7.0
250	24	5.5	24	7.0	8.0	16.0	9.0	9.0
300	28	6.5	28	8.0	9.0	19.0	11.0	11.0
350	32	7.5	32	9.0	10.0	22.0	14.0	14.0
400	36	8.5	36	10.0	11.5	26.0	18.0	18.0
450	40	9.5					22.0	

资料来源:QB/T 2569.1—2002。

注:空白处表示无此尺寸。

（4）钳工锉的锉刀手柄：为了握住锉刀和用力方便，钳工锉刀必须装上手柄。锉刀手柄（图 23-3-49）用硬木或塑料制成，圆柱部分应镶铁箍，其安装孔的深度和直径以能使锉柄长的 3/4 插入柄孔为宜。手柄表面不得有毛刺、裂纹，涂漆均匀，手感舒适。

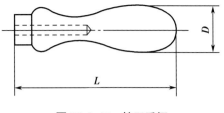

图 23-3-49　锉刀手柄

3. 锉刀的选择

（1）锉齿粗细的选择：锉削可以进行粗加工、半精加工和精加工。锉刀锉齿粗细的选择取决于工件的加工余量、尺寸精度和表面粗糙度要求。表 23-3-11 列出了五种锉刀的适用场合。

表 23-3-11　锉齿粗细的选择

锉刀	适用场合		
	加工余量 /mm	尺寸精度 /mm	表面粗糙度值（Ra）/μm
1 号（粗齿锉刀）	0.5~1.0	0.2~0.5	100~25
2 号（中齿锉刀）	0.2~0.5	0.05~0.20	25~6.3
3 号（细齿锉刀）	0.05~0.20	0.02~0.05	12.5~3.2
4 号（双细齿锉刀）	0.1~0.2	0.01~0.02	6.3~1.6
5 号（油光锉刀）	<0.1	0.01	1.6~0.8

（2）按工件材质选用锉刀：锉削非铁金属等软材料工件时，应选用单纹锉刀，否则只能选用粗锉刀。因为用细锉刀去锉软材料，易被切屑堵塞。锉削钢铁等硬材料工件时，应选用双齿纹锉刀。

（3）按工件表面形状选择锉刀断面形状：图 23-3-50 所示为锉刀断面形状的选择。

（4）按工件加工面的大小和加工余量多少来选择锉刀规格：加工面尺寸和加工余量较大时，宜选用较长的锉刀；反之，则选用较短的锉刀。

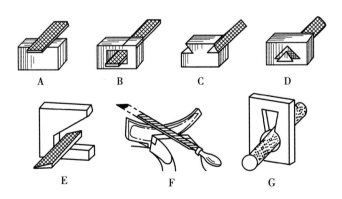

图 23-3-50　锉刀断面形状的选择

A、B. 锉平面；C、D. 锉燕尾槽和三角孔；E. 锉交角；F. 锉凹弧面；G. 锉小圆弧

4. 锉刀的保养

合理使用和保养锉刀可以延长锉刀的使用期限，否则将过早地损坏。为此，必须注意下列使用和保养规则：

（1）不可用锉刀来锉毛坯的硬皮及工件上经过淬硬的表面。

（2）锉刀应先用一面,用钝后再用另一面。因为用过的锉齿比较容易锈蚀,若两面同时都用,则总的使用期会缩短。

（3）锉刀每次使用完毕后,应用钢丝刷刷去锉纹中的残留切屑,以免加快锉刀锈蚀。

（4）锉刀放置时不能与其他金属硬物相碰,锉刀与锉刀不能互相重叠堆放,以免锉齿损坏。

（5）防止锉刀沾水、沾油:齿面有油渍的锉刀,可用煤油或清洗剂清洁。

（6）不能把锉刀当做装拆、敲击或撬功的工具。

（7）使用整形锉时用力不可过猛,以免折断。

(二) 锉削工艺

1. 工件的装夹　工件装夹得正确与否,直接影响锉削质量,因此,装夹工件要符合下列要求:

（1）工件尽量夹在台虎钳钳口宽度的中间。

（2）装夹要稳固,但不能使工件变形。

（3）待锉削面离钳口不要太远,以免锉削时工件产生振动。

（4）工件形状不规则时,要加适宜的衬垫后夹紧。例如夹圆柱形工件要衬以 V 形块或弧形木块。

（5）装夹精加工面时,台虎钳的钳口应衬以软钳口(铜或其他较软材料),以防表面夹坏。

2. 平面的锉法

（1）顺向锉(图 23-3-51):顺向锉是最普通的锉削方法。不大的平面和最后锉光都用这种方法,它可得到正直的刀痕。

（2）交叉锉(图 23-3-52):交叉锉时锉刀与工件的接触面较大,锉刀容易掌握平稳。同时从刀痕上可以判断出锉削面的高低情况,所以容易把平面锉平。为了使刀痕变为正直,当平面将锉削完成前应改用顺向锉。

不管采用顺向锉还是交叉锉,为了使整个平面都能均匀地锉到,一般应在每次抽回锉刀时向旁边略作移动(图 23-3-53)。

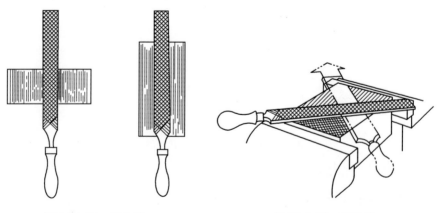

图 23-3-51　顺向锉　　　　　　图 23-3-52　交叉锉

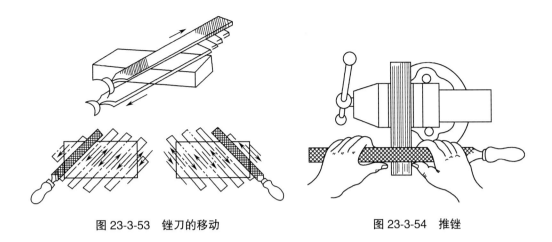

图 23-3-53　锉刀的移动　　　　　　　　　图 23-3-54　推锉

（3）推锉（图 23-3-54）：推锉法一般用来锉削狭长平面。若用顺向锉法而锉刀运动有阻碍时也可采用。推锉法不能充分发挥手的力量，锉齿切削效率也不高，故只适用于加工余量较小的场合。

平面锉削时需要检验平面度误差。一般可用金属直尺或刀口形直尺以透光法来检验（图 23-3-55），刀口形直尺沿加工面的纵向、横向和对角线方向多处进行检验，以判定整个加工面的平面度误差。如果检验处透光微弱而均匀，表示此处较平直；如果透光强弱不一，则表示此处高低不平，其中光线强处比较低，光线弱处比较高。当每次改变刀口形直尺的检验位置时，刀口形直尺应先提起，然后再轻放到另一位置，而不应在平面上拖动，否则直尺的边缘容易磨损而降低测量精度。

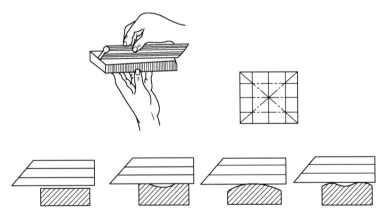

图 23-3-55　检验平面度误差

3. 曲面的锉法

（1）凸圆弧面的锉法：锉凸圆弧面一般采用顺向滚锉法（图 23-3-56），在锉刀作前进运动同时，还绕工件圆弧的中心摆动，摆动时右手把锉刀柄部往下压，而左手把锉刀前端向上提，这样锉出的圆弧面不会出现带棱边的现象。但这种方法不易发力，锉削效率不高，故适用于加工余量较小的场合。

当加工余量较大时，可采用横向滚锉法（图 23-3-56），由于锉刀做直线推进，便于发力，故效率较高。当粗锉成多棱形后，再用顺向滚锉法精锉成圆弧。

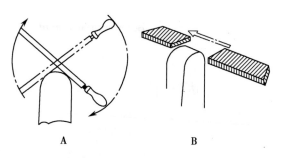

图 23-3-56   凸圆弧面锉法

A.顺向滚锉法;B.横向滚锉法

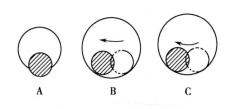

图 23-3-57   凹圆弧面锉法

A. 只有前进运动;B. 只有前进运动和自左(或向右)移动;C. 3 个运动同时协调

(2) 凹圆弧面锉法:锉凹圆弧面时锉刀要同时完成 3 个运动(图 23-3-57):

1) 前进运动。

2) 向左(或向右)移动(约半个到一个锉刀直径)。

3) 绕锉刀中心线转动(顺时针或逆时针方向转动约 90°)。

如果只有前进运动,锉出的凹圆弧就不正确;如果只有前进运动和自左(或向右)移动,凹圆弧也锉不好,因为锉刀在圆弧面上的位置不断改变,若锉刀不转动,手的压力方向就不易随锉削部位的改变而改变,切削不顺利;只有 3 个运动同时协调进行,才能锉好凹圆弧面。(图 23-3-57)

4. **球面的锉法**   锉圆柱端部球面的方法是:锉刀在做凸圆弧面顺向滚锉法动作的同时,还要绕球面的中心和周向摆动(图 23-3-58)。

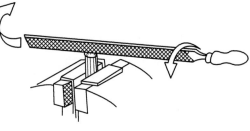

图 23-3-58   球面的锉法

5. **直角面的锉法**   锉内外直角面时不仅要使平面锉平,而且要使两直角面保证一定的垂直度要求(图 23-3-59)。

为简要起见,只说明 A、B、C、D 4 个面的锉削方法,且已经粗加工。其余各面假定都已加工过。

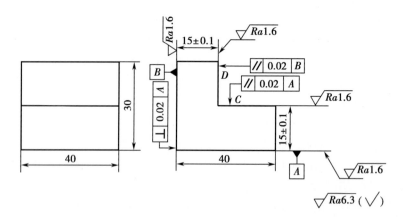

图 23-3-59   直角形工件

（1）检查各部分尺寸、垂直度和平行度的误差情况，合理分配各面的加工余量。

（2）锉平面 A，至平面度与表面粗糙度达到图样要求。不允许在未达要求前就急于去锉其他平面。

（3）锉平面 B，直至平面度、表面粗糙度和垂直度达到图样要求。

垂直度误差可用直角尺以透光法检验。检验时将直角尺的短边紧靠平面 A，长边靠在平面 B 上透光检验（图 23-3-60）。如果平面 B 与平面 A 垂直，则直角尺长边与平面 B 之间透过的光线是微弱且在全长上是均匀的。如果不垂直，则在 1 处或 2 处将出现较大的隙缝。若 1 处有缝隙，说明 1 处锉得太多，两面的夹角大于 90°，应修锉 2 处；若 2 处有隙缝，说明 2 处锉得太多，两面的夹角小于 90°，应修锉 1 处。经过反复的检验和修锉，最后便可达到要求。

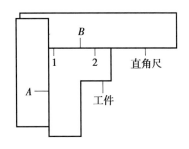

图 23-3-60　用直角尺检验垂直度

用直角尺检验时，短边与平面 A 必须始终保持紧贴，而不应受平面 B 的影响而松开，否则检验结果不会准确。此外，在改变检验位置时，不允许将直角尺在工件表面上拖动，而应提起后再轻放到新的检验位置，以免直角尺磨损而降低精度。

（4）锉平面 C，使平面度、尺寸、表面粗糙度和平行度都符合图样要求。锉时要防止锉坏平面 D。

（5）锉平面 D，使平面度、尺寸、表面粗糙度和平行度都符合图样要求，同样要防止锉坏平面 C。

（6）修掉各边毛刺。

由上述加工方法可知：有几个面都要锉削时，一般尽可能选择较大的或较长的平面为基准，把它先加工好，因为这种平面容易锉准，而且作为检验时的基准也较可靠；内外表面都要锉削时，尽量先锉外表面，因为外表面的加工和检验都比较容易。

（三）锉削的废品分析

锉削大多用来修整已经机械加工的工件，并且常作为最后一道精加工工序，一旦失误则前功尽弃，损失较大。为此钳工必须具有高度的工作责任心，牢固树立"质量第一"的观念，注意研究锉削废品的形式和产生原因，特别要精心操作，以防废品的产生。

锉削时产生废品的形式主要有以下几种：

1. 工件夹坏

（1）加工过的表面被台虎钳口夹出伤痕，其原因大多是台虎钳口未加保护衬垫。有时虽有衬垫，如果工件材料较软而夹紧力过大，也会使表面夹坏。

（2）工件被夹变形，其原因是夹紧力太大或直接用台虎钳口夹紧而变形，对薄壁工件尤要注意。

2. 尺寸和形状不准确　锉削时尺寸和形状尚未准确，而加工余量却没有了，其原因除了可能是锉削不准确或锉削时测量有误差外，也可能是因锉削量过大又不及时检查造成的。此外，由于操作技术不高或采用中凹的再生锉刀，也会造成锉削的平面有中凸的弊病。锉削角度面时，如果不细心，就可能把已锉好的相邻面锉坏。

3. 表面不光　由于表面不光而造或废品的原因有以下几种：

（1）锉刀粗细选择不当。

（2）粗锉时刀痕太深，以致在精锉时也无法去除。

（3）切屑嵌在锉刀纹中未及时清除而把工件表面拉伤。

防止锉削废品的措施如下：夹紧力要适当，正确地选择锉刀，锉削时要勤查看，勤测量。